瑜伽文库
YOGA LIBRARY

瑜伽文库
YOGA LIBRARY

正行·实践

阿育吠陀瑜伽

（第二版）

AYURVEDIC YOGA

王志成◉编著

四川人民出版社

图书在版编目（CIP）数据

阿育吠陀瑜伽 / 王志成编著. -- 2版. -- 成都：
四川人民出版社, 2022.9
ISBN 978-7-220-12756-4

Ⅰ.①阿… Ⅱ.①王… Ⅲ.①瑜伽—基本知识 Ⅳ.
①R793.51

中国版本图书馆CIP数据核字（2022）第119840号

AYU FEITUO YUJIA

阿育吠陀瑜伽

王志成　编著

出 品 人	黄立新
责任编辑	何朝霞　蒋科兰
封面设计	李其飞
版式设计	戴雨虹
责任印制	周　奇
出版发行	四川人民出版社（成都三色路238号）
网　　址	http://www.scpph.com
E-mail	scrmcbs@sina.com
新浪微博	@四川人民出版社
微信公众号	四川人民出版社
发行部业务电话	（028）86361653　86361656
防盗版举报电话	（028）86361653
照　　排	四川胜翔数码印务设计有限公司
印　　刷	成都蜀通印务有限责任公司
成品尺寸	146mm×208mm
印　　张	13
字　　数	330千
版　　次	2022年9月第2版
印　　次	2022年9月第1次印刷
书　　号	ISBN 978-7-220-12756-4
定　　价	69.00元

"瑜伽文库"总序

古人云：观乎天文，以察时变；观乎人文，以化成天下。人之为人，其要旨皆在契入此间天人之化机，助成参赞化育之奇功。在恒道中悟变道，在变道中参常则，"人"与"天"相资为用，相机而行。时时损益且鼎革之。此存"文化"演变之大义。

中华文明源远流长，含摄深广，在悠悠之历史长河，不断摄入其他文明的诸多资源，并将其融会贯通，从而返本开新、发闳扬光，所有异质元素，俱成为中华文明不可分割的组成部分。古有印度佛教文明的传入，并实现了中国化，成为华夏文明整体的一个有机部分。近代以降，西学东渐，一俟传入，也同样融筑为我们文明的一部分，唯其过程尚在持续之中。尤其是20世纪初，马克思主义传入中国，并迅速实现中国化，推进了中国社会的巨大变革……

任何一种文化的传入，最基础的工作就是该文化的经典文本之传入。因为不同文化往往是基于不同的语言，故文本传入就意味着文本的翻译。没有文本之翻译，文化的传入就难以为继，无法真正兑现为精神之力。佛教在中国的扎根，需要很多因缘，而前后持续近千年的佛经翻译具有特别重要的意义。没有佛经的翻译，佛教在中国的传播就几乎不可想象。

随着中国经济、文化之发展，随着中国全面参与到人类共同体之中，中国越来越需要了解更多的其他文化，需要一种与时俱进的文化心量与文化态度，这种态度必含有一种开放的历史态度、现实态度和面向未来的态度。

人们曾注意到，在公元前8至前2世纪，在地球不同区域都出现过人类智慧大爆发，这一时期通常被称为"轴心时代"。这一时期所形成的文明影响了之后人类社会2000余年，并继续影响着我们生活的方方面面。随着人文主义、新技术的发展，随着全球化的推进，人们开始意识到我们正进入"第二轴心时代"（the Second Axial Age）。但对于我们是否已经完全进入一个新的时代，学者们持有不同的意见。英国著名思想家凯伦·阿姆斯特朗（Karen Armstrong）认为，我们正进入第二轴心时代，但我们还没有形成第二轴心时代的价值观，我们还需要依赖第一轴心时代之精神遗产。全球化给我们带来诸多便利，但也带来很多矛盾和张力，甚至冲突。这些冲突一时难以化解，故此，我们还需要继续消化轴心时代的精神财富。在这一意义上，我们需要在新的处境下重新审视轴心文明丰富的精神遗产。此一行动，必是富有意义的，也是刻不容缓的。

在这一崭新的背景之下，我们从一个中国人的角度理解到：第一，中国古典时期的轴心文明，是地球上曾经出现的全球范围的轴心文明的一个有机组成部分；第二，历史上的轴心文明相对独立，缺乏彼此的互动与交融；第三，在全球化视域下不同文明之间的彼此互动与融合必会加强和加深；第四，第二轴心时代文明不可能凭空出现，而必具备历史之继承性和发展性，并在诸文明的互动和交融中发生质的突破和提升。这种提升之结果，很可能就构成了第二轴心时代文明之重要资源与有机部分。

简言之，由于我们尚处在第二轴心文明的萌发期和创造期，一切都还显得幽暗和不确定。从中国人的角度看，我们可以来一次更大的觉醒，主动地为新文明的发展提供自己的劳作，贡献自己的理解。考虑到我们自身的特点，我们认为，极有必要继续引进和吸收印度正统的瑜伽文化和吠檀多典籍，并努力在引进的基础上，与中国固有的传统文化，甚至与尚在涌动之中的当下文化彼此互勘、参照和接轨，努力让印度的古老文化可以服务于中国当代的新文化建设，并最终可以服务于人类第二轴心时代文明之发展，此所谓"同归而殊途，一致而百虑"。基于这样朴素的认识，我们希望在这些方面做一些翻译、注释和研究工作，出版瑜伽文化和吠檀多典籍就是其中的一部分。这就是我们组织出版这套《瑜伽文库》的初衷。

由于我们经验不足，只能在实践中不断累积行动智慧，以慢慢推进这项工作。所以，我们希望得到社会各界和各方朋友的支持，并期待与各界朋友有不同形式的合作与互动。

"瑜伽文库" 编委会

2013年5月

"瑜伽文库"再序

经过多年努力，"瑜伽文库"已粗具体系化规模，涵盖了瑜伽文化、瑜伽哲学、瑜伽心理、瑜伽冥想、体位和呼吸、瑜伽疗愈、阿育吠陀瑜伽乃至瑜伽故事等，既包含着古老的原初瑜伽经典，又包括了现代的瑜伽实践文化。瑜伽，这一生命管理术，正在滋养着现代的瑜伽人。

时间如梭，一切仿佛昨日，然一切又永远不同。自"瑜伽文库"设立起，十余年来，世界巨变如沧海桑田，无论是个人，还是环境、社会，抑或世界，正经历着种种影响难以估量的重大全球性事件。尤其庚子肇起，世界疫情严重，全球化进程突变，经济危机一触即发。在这个进程中，有压力是人们普遍的感受。这个压力来自个人的工作，来自家庭的关系，来自社会的变故，来自身体的透支，来自自我的反省，来自世界的不确定性。伴随着压力的是不知所措，更严重的则是无力或无奈，是生命在追求确定性过程中的某种虚幻和漂浮。

不确定性，是我们的世界普遍的特征。我们总是渴望确定。但在这尘世间，种种能量所建构起来的一切，都变动不居。我们人所赋予的一切的名相都是暂时的、有限的。我们需要适应这不确定性。与不确定性为友，是我们唯一的处世之道。

期盼，是我们每个人的自然心理。我们期盼世界和平，期盼身体康健、工作稳定，期盼家庭和睦、关系美好，期盼良善的安身立命。

责任，是我们每个人都需要面对、需要承担的。责任就是我们的存在感，责任越大，存在感越强。逃避责任或害怕责任，则让我们的存在萎缩。我们需要直面自身在世上的存在，勇敢地承担我们的责任。

自由，是我们每个人真正的渴望。我们追求自由，即是追求无限、追求永恒。从最简单的身体自由，到我们在日常生活中种种功能性自由，到终极存在中内心获得安住的自由，自由即是无限。

身份，是我们每个人都期望确定的。我们的心在哪里，我们的身份就在哪里。心在流动，身份也不断在转变。但我们渴望恒久的身份，为的是在尘世中的安宁。

人是生成的。每一个个人做好，社会就会做好，世界就会做好。而个人自己做好，最重要的就是身心安宁。身心安宁，首先就需要一个健康的身体。身体是我们在这世上存在的唯一载体，唯有它让我们种种生活的可能性得以实现。

其次，身心安宁，意味着我们有着抗压的心理能量，有着和压力共处的能力，有着面对不确定的勇气和胆识，有着对自身、对未来、对世界的期盼，意味着对生活的真正信心，对宇宙的真正信心，对我们人的真正信心。有了安宁的身心，我们才能履行我们的责任，不仅是个体的责任，也是家庭的责任、社会的责任、自然和世界的责任，才能够拥有一种宇宙性的信心来承担我们的责任。在一切的流动、流变中，"瑜伽文库"带来的信息，可以为这种种的责任提供深度的根基和勇气，以及人的实践之尊严。

"瑜伽文库"有其自身的愿景，即希望为中国文化做出时代性的持续贡献。"瑜伽文库"探索生命的意义，提供生命实践的道路，奠定生命自由的基石，许诺生命圆满的可能。她敬畏文本，敬畏语言，敬畏思想，敬畏精神。在人类从后轴心时代转向新轴心时代的伟大进程中，为人的身心安宁和精神成长提供她应有的帮助。

人是永恒的主题。"瑜伽文库"并不脱离或者试图摆脱人的身份。人是什么？在宏阔的大地上，在无限的宇宙中，人的处境是什么？"瑜伽文库"又不仅仅是身份的信息。相反，透过她的智慧原音，我们坦然接受我们作为人的身份，但又自豪并勇敢地超越人的身份，我们立足大地，但我们又不只是属于大地的；我们是宇宙的，我们又是超越宇宙的。

时代在变迁，生命在成长。人的当下的困境，不在于选择什么，而在于参与、在于主动的担当。在这个特别的时代，我们见证一切的发生，参与世界的永恒游戏。

　　人的经验是生动活泼的。存在浮现，进入生命，开创奋斗，达成丰富，获得成熟，登上顶峰，承受时间，生命重生，领略存在的不可思议和无限的可能。

　　"瑜伽文库"书写的是活生生的人。愿你打开窗！愿你见证！愿你奉献热情！愿你喜乐！愿你丰富而真诚的经验成就你！

"瑜伽文库"编委会

2020年7月

目　录

下　篇

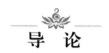

导　论

瑜伽在当今世界已经成了一种普遍的文化和运动现象。你可以在发祥地印度看到，你可以在全世界众多国家看到，更可以在中国看到。瑜伽，不仅仅在大中城市流行，也广泛地出现在小城市。

当今的瑜伽，既是一种时尚，也是一种健身之道，更是一种生活方式。人们或在瑜伽馆，或在公园，或在某个自然环境里习练瑜伽。尽管瑜伽这项运动，参与者更多的是年轻人，尤其是年轻的女性，但你也可以看到越来越多的中老年人开始学习瑜伽。瑜伽，不仅是一种富有生机活力的新时尚，也是一种让生活增添色彩的技巧运动，更是一种充实而有味的生活——瑜伽习练，让瑜伽练习者更加自律、更加从容，也更加自信。

我个人认识瑜伽并不是从瑜伽体位而是从瑜伽哲学经典开始的。早在1993年，因为一点因缘，接触了印度的伟大经典《薄伽梵歌》，我被其中的智慧之言所吸引。我曾在一段时间内连读三遍《薄伽梵歌》，反复思考其中的哲学含义。但当时对印度哲学的理解还不够深入，有些问题还没有明白。不过这本著作对我的影响已经埋下了种子。

由于韩德（Alan Hunter）教授的委托，我开始组织翻译印度伟大的思想家、改革家、瑜伽士辨喜的文集《瑜伽之路》。此后，我走向了瑜伽典籍的翻译之路。先后独立或合作翻译了一系列瑜伽经典作品，包括《帕坦伽利〈瑜伽经〉及其权威阐释》《薄伽梵歌》《哈达瑜伽之光》《冥想的力量》《虔信瑜伽》《至上瑜伽》《九种奥义书》《室利·罗摩克里希那言行录》等。同时，我自己也开始注释一些瑜伽哲学经典，如《智慧瑜伽》是对吠檀多不二论哲学家、印度吠檀多哲学集大成者商羯罗大师《自我知识》一书的翻译和释论，《瑜伽喜乐之光》是对后商羯罗时代的思想家室利·维迪安拉涅·斯瓦米的《潘查达西》最后五章的翻译和释论，《直抵瑜伽圣境》是对吠檀多经典《八曲本集》（也译为《八曲仙人之歌》）的翻译和释论。另外，也出版了自己撰写的书，如《瑜伽的力量》等。

由于我一直从事哲学研究，所以对于某些问题的关注和看法与一般人有些差别。很多时候，我并不对身体的瑜伽感兴趣，而是对瑜伽的哲学和思想感兴趣。对瑜伽的兴趣，在很长时间内都是因为其背后的哲学思想，具体说就是数论哲学和吠檀多哲学。古典瑜伽的经典《瑜伽经》本来就是印度古代正统六派哲学之一的瑜伽派之经典。所以，从上面提到的已经出版的多部作品中可以看到，我一直把瑜伽视为一种哲学，而没有把眼睛投向瑜伽的其他领域。瑜伽，不仅是一种健身术，它也是具有悠久历史的古老文化，尤其有自身深刻的哲学内涵。

有关瑜伽的著作可谓汗牛充栋。我们无法为大家提供一个关于瑜伽的最权威的解释，也无法提供所谓的完整的瑜伽知识体系。以前，我所做的探讨更多的是在理论层面，但从《瑜伽之海》开始，我从"天上"回到"人间"，开始注重我们日常的、身心健康的问题。但这还远远不够。在《瑜伽是一场冒险》中，我进一步转向"形而下"，更加明确地关注身心健康这一实际层面。

关于阿育吠陀瑜伽，目前国内外真正关注和实践的人还不是很多。但它确实非常重要。我们尝试通过自己的努力，编撰一部介绍阿育吠陀瑜伽的书，以便用于教学和实践指导。

考虑到更多读者理解的方便性，同时保持阿育吠陀瑜伽理论和实践的相对完备性，本书采取了比较容易理解的通俗语言，提供了切实可行的简便的实际操作方法。但毕竟阿育吠陀瑜伽具有理论和实践兼备的品质，一些专业术语还是无法避免，我们在书中尽可能提供了比较容易理解的解释。我把这本书作为一部高级瑜伽教程来编写，对于那些学习瑜伽、希望全面提升自己瑜伽素养的教练、瑜伽爱好者，具有较大的参考价值。

本书分上、下篇。上篇八章，讨论阿育吠陀瑜伽的理论以及五大元素、道夏、三德、三身五鞘、脉轮、经络和穴位、瑜伽之火等重要概念及其应用；下篇九章，基于个体体质，详细介绍帕坦伽利八支瑜伽和声音瑜伽的理论和实践方法。

第一章详细介绍阿育吠陀瑜伽是什么、可以做什么、阿育吠陀瑜伽为什么重要，它的重要理论根基和主要内容及其与其他瑜伽形态之间的重要差别。

第二章介绍瑜伽何以可能的基础，即宇宙和身心灵构成的基础——地、水、火、风、空五大元素——它们各自的性质，以及基于其性质之上的瑜伽应用。瑜伽，只有知其所以然，才能更好地知其然、行其然。

第三章详细论述阿育吠陀的核心道夏（doshas）理论。知道身体基本的体质——道夏三类型（风型、火型和水型），才可能正确实践瑜伽。

第四章论述三德理论。尽管三德（tri-gunas）思想来源于数论哲学，但瑜伽没有停留在数论上，而是坚定地走向了瑜伽的实践。萨埵、罗阇、答磨三德是理解诸多现象的有效工具。正确掌握三德理论，可以有效地理解和解释瑜伽中的诸多问题。

第五章论述三身五鞘理论。三身，即粗身、精身和因果身；五鞘，即粗身鞘、能量鞘、心意鞘、智性鞘和喜乐鞘。不同的瑜伽形态可以对应不同的身鞘。瑜伽是一门科学，只有了解身心灵的问题所在，才有可能有针对性地实践某一形态的瑜伽，才可受益、收益。

第六章论述脉轮。人体是一个既复杂又精微的生命系统，其复杂性和精微性体现在脉轮上。左脉、右脉和中脉以及海底轮（根轮）、生殖轮、脐轮、心轮、喉轮、眉间轮（额轮）和顶轮（梵轮）七轮，都和我们生命精微的能量系统密切相关。尤其是哈达瑜伽，在很大程度上处理的就是我们的能量系统。

第七章介绍经络（nadis）和穴位（marmas）理论。经络是精身的能量通道。本章在第六章脉轮的基础上，进一步详细介绍更加精微的经络和穴位，以便瑜伽人精确地实践瑜伽。

第八章论述瑜伽之火（agni）的思想。瑜伽，一个重要的现实目的就是健康。Agni，一种转化的力量、光明的力量。从瑜伽修习的角度看，生命之火受到不同程度的遮蔽就会影响健康。明白生物之火、能量之火、心意之火、智性之火和爱之火，才能利用火这一转化之力，助力瑜伽成就。

第九章论述阿斯汤迦之路，也就是八支瑜伽。在这一章，将整体性地介绍古典瑜伽的代表人物帕坦伽利所编撰的《瑜伽经》及其八支瑜伽模式。在数论基础上，帕坦伽利创造性地提出具有普世性的瑜伽实践模式——八支模式，为我们今人的瑜伽实践提供了整体基础。本章详细分析八支瑜伽的结构、彼此间的关联、实践展开的次第，对我们瑜伽行者建立整体瑜伽实践框架，具有非常重要的指导意义。

第十章分析八支瑜伽模式中的第一支禁制瑜伽。禁制，不只是瑜伽人在社会上所需遵循的道德规范，而是基于瑜伽成就所需要的萨埵品质的建立。只有遵行禁制、培养起萨埵品质，才有可能真正成就瑜伽。

第十一章论述劝制瑜伽。我们修习瑜伽不仅需要遵循外在的社会规则，内在更需要遵行劝制。尽管我们发现，不同德性和体质的人在禁制和劝制上会有不同的表达，但无论是纯净（shaucha）还是满足（santosha）、苦行（tapas）、研读（svadhyaya）甚至是内在的敬神（ishvarapranidhana），这些劝制会让我们的瑜伽处在安全中。

第十二章论述身体瑜伽。本章从《瑜伽经》对体位的论述开始，到《哈达瑜伽之光》中的体位，从体位在瑜伽系统中的地位、目的和作用，到个体独特的体质道夏和体位、体位和调息、道夏之间的关系，再到适合不同道夏的体位序列分析，以及根锁、脐锁、喉锁、舌锁等七种瑜伽锁印的作用等，全方位提供阿育吠陀瑜伽体系化的体位法。不同于就体位论体位的瑜伽，本章致力于为瑜伽人提供基于道夏视角的哈达体位法。

第十三章论述调息。调息是一种呼吸的艺术。但调息又不仅仅是一呼一吸，更多的是精微能量系统的调整。本章详细介绍调息的本质，分析调息类型和调息原则，基于不同的道夏体质，详细介绍Om调息法、

Soham和Hamsa调息法、太阳脉贯穿法、乌加伊调息法、圣光调息法等28种主要调息的具体方法。

第十四章论述制感瑜伽。制感，常常被我们有意或无意地忽视，但是制感却是瑜伽的核心。如果说，调息是控制我们的能量，制感瑜伽则是要控制我们的感官。没有制感，瑜伽就无法达成。制感是瑜伽从外在转向内在的关键。对于不同道夏体质的人，对于不同三德德性的人，制感具有不同的意义。本章告诉我们什么是制感、如何制感——包括如何控制感官、普拉那、行动器官，如何摄回心意等具体方法。

第十五章论述冥想。八支瑜伽中，专注、冥想和三摩地，尽管它们之间存在程度上的差异，但它们构成的是一个有机的整体。本章分别介绍了帕坦伽利冥想系统、吠檀多冥想系统等四大冥想系统，尤其详细指导基于瓦塔、皮塔和卡法这三种不同体质之人的冥想之法，以及阿育吠陀瑜伽中的八大冥想实修方法，以便读者根据自身的体质选择使用。

第十六章论述声音瑜伽。唱诵（japa）在瑜伽中具有特殊的价值和意义，因为声音就是能量的振动。在阿育吠陀瑜伽中，最基本的治疗就可以用曼陀罗疗法。不过，不同的曼陀罗也具有不同的德性。要达成针对性的瑜伽疗愈，就需要了解不同曼陀罗所具有的不同功能。本章系统介绍对应五大元素的曼陀罗、对应身体不同部位的曼陀罗、13个经典的曼陀罗、基于不同道夏体质的针对性的曼陀罗，以及这些曼陀罗的具体应用。

第十七章论述三摩地瑜伽。三摩地或自我觉悟，是我们每一位瑜伽人所追求的终极目标。在瑜伽修持中，达成自我觉知是特别重要的一环。三摩地可以发生在五个不同的心意层面，发生在不同德性基础上的三摩地也具有不同的作用。如何区分不同的三摩地？如何知晓我们所处的三摩地是什么？根据我们的体质，最终我们应该达成什么三摩地？本章就这些问题给出了答案。

阿育吠陀瑜伽是个开放的系统，是基于对体质准确认知基础上的瑜伽系统，目的是推动自我生命的转化，成就瑜伽的最高目标——觉悟和三摩地。本书上、下篇共十七章，是作者奉献给每一位瑜伽人的瑜伽玛拉（Mala，花环）。本书中的每个主题都是开放的，它们完全可以依靠你自身的瑜伽经验得到进一步地深化和提高。

　　　　　　　　　　唵·塔·萨

阿育吠陀瑜伽

上篇

第一章

阿育吠陀瑜伽及其哲学

一、瑜　伽

瑜伽，Yoga，源于梵文词根yuj，意思是"结合；给……上轭；驾驭"。在印度吠陀文明的早期，代表瑜伽的词是苦行，tapas。其后的梵书、森林书、早期奥义书以及《罗摩衍那》中，瑜伽基本上都被描述为"苦行"。在《泰帝利耶奥义书》中，瑜伽指向的是对心意和感官的控制。到了《薄伽梵歌》时代，瑜伽指的则是各种修行，是走向自我觉悟的各种方法或道路。

在《薄伽梵歌》中，我们可以看到三种重要的瑜伽道路，即行动瑜伽、智慧瑜伽和虔信瑜伽。这三种瑜伽都和人的心态有关。行动瑜伽，也就是以一种不执着的心态在世间生活。《薄伽梵歌》中所谈及的智慧瑜伽，基底是数论哲学，其瑜伽就是要分辨原质（自然）和原人（人的本性、普鲁沙）的真相，明白我们（自我）就是原人，从而和原质分离。虔信瑜伽是要把生活和生命中的一切都安住在如克里希那那里。

在古典瑜伽时代，也就是帕坦伽利《瑜伽经》时代，瑜伽达到了一个历史新境界。帕坦伽利编撰《瑜伽经》，确立了系统完整的瑜伽体系。帕坦伽利瑜伽的理论基础也是数论哲学，但是，他没有停留在数论哲学理论上，他主张要真正觉悟自我、达成自由或者三摩地，就需要切实地行动。他的《瑜伽经》为我们提供了瑜伽实践的八个步骤，也就是八支瑜伽，即阿斯汤迦瑜伽。

10世纪之后，印度纳塔派非常重视身体，把我们的身体视为达成瑜伽最高目标的一个中介。纳特派明确主张哈达瑜伽的目标就是胜王瑜伽，也就是三摩地。当代的哈达瑜伽和传统的哈达瑜伽有着重要的继承关系和关联，但当代哈达瑜伽发生了重大变化。特别是经过西化之后的哈达瑜伽，其重心已经转移到了我们的身体，当代哈达瑜伽更加重视身体的灵活、轻盈和健康，对于觉悟自我真理或达成三摩地则不如传统的哈达瑜伽。甚至有人说，当代哈达瑜伽就是一种健身运动。当今哈达瑜伽将会如何发展，也存在不少争议。尝试把当代哈达瑜伽对身体的关注和传统哈达瑜伽对生命意识的提升结合起来，确实是一个重大的挑战，不过，这也是一条新的整合和发展之道。

瑜伽在当代得到了巨大的发展，是瑜伽发展史上一个新的凯罗斯（kairos）时代。从2015年开始，联合国把每年的6月21日定为"国际瑜伽日"。这一事件是瑜伽全球化的标志。

20世纪80年代，当代意义上的瑜伽在中国开始出现。在过去几十年中，瑜伽在中国得到了巨大发展，这一发展有以下几个特征：

第一，出现了大量的瑜伽馆、瑜伽静修中心、瑜伽健身中心、瑜伽学校、瑜伽健身协会。

第二，大量资本开始进入瑜伽行业。瑜伽产业开始形成并逐渐成熟。

第三，出现一大批瑜伽教练。

第四，瑜伽出版物不断增多，一些重要的瑜伽经典被介绍进来并翻译出版。众多的瑜伽网络平台、微信群、公众号、瑜伽专业APP、专业瑜伽杂志层出不穷。

第五，瑜伽国际化程度较高。包括印度在内的众多国外瑜伽教练和导师来华传授瑜伽，中国的瑜伽人也纷纷参与国际瑜伽的交流和培训。

第六，出现瑜伽本土化的理论建设，更加关注瑜伽的中国化。

第七，政府相关部门不断加强管理和协调。

二、阿育吠陀

阿育吠陀，Ayurveda，ayur的意思是"生命、长寿"，veda指"知识"，更确切地说指"科学"。Ayurveda就是"有关生命的科学"。

作为印度传统医学的阿育吠陀，可以追溯到公元前1500年的吠陀时代。历史上，有关阿育吠陀的记载最初出现在印度古老的《梨俱吠陀》（*Rig Veda*）中。阿育吠陀作为副吠陀附属于晚些时候出现的《阿闼婆吠陀》（*Atharva Veda*），并正式开始形成一门专业的学问。在阿育吠陀中，可以找到包括利用曼陀罗、苦修、瑜伽、护身符、仪式、草药等方法治疗身心疾病的实践。

根据神话传说，阿育吠陀是由印度三大主神中的创造神梵天（Brahma）在创造人类之前为保护人类而创建的。梵天把阿育吠陀传授给药神双马童（Aswini Kumars），药神传授给雷雨神因陀罗（Indra），因陀罗传授给人间的修行者阿提耶（Atreya）等，最终构成阿育吠陀的内科医学。因陀罗把外科学透露给迪沃达萨（Divodasa）国王，迪沃达萨是阿育吠陀之神昙梵陀利（Dhanvantari）的化身，他又把外科学传授给妙闻（Sushruta）等一群医生。

阿育吠陀医学有多种著作，比较重要的有三部：遮罗迦（Charaka）的《遮罗迦本集》（*Charaka Samhita*）、妙闻（Sushruta）的《妙闻本集》（*Susruta Samhita*）以及瓦拔塔（Vagbhata）的《八支心要集》（*Astanga Hridaya*）。

《遮罗迦本集》和《妙闻本集》著于公元前1世纪上半叶。《遮罗迦本集》由印度的医祖遮罗迦所著，并经阿提耶修改补充，至今仍是印度应用最为广泛的阿育吠陀内科医学著作。《妙闻本集》则收集了修复外科的各种知识，包括换肢手术、整形外科手术、剖腹手术，甚至脑外科手术。同时，妙闻还发明了鼻整形术。大约在公元500年，《八支心要集》问世，它综合了阿育吠陀医学各大学派的观点。

传统上，阿育吠陀医学主要有八支：（1）Kayachikitsa（内科）；（2）Shalakya Tantra（五官科）；（3）Shalya Tantra（外科）；（4）Agada Tantra（毒药科）——解毒学；（5）Bhuta Vidya（精神科）；（6）Kaumarabhritya（儿科）；（7）Rasayana（长寿科）——采取种种手段，保养身体，延年益寿；（8）Vajikarana（性学科）——通过催情

药和促进生殖手段以提高性功能和增强生殖组织。

作为系统化的治疗体系，阿育吠陀历史悠久。但在英国殖民印度期间，阿育吠陀受到了压制。随着西方医学的发展，阿育吠陀更加被忽视。但在现当代，阿育吠陀得到了传承和发展。不过，基本上，当代的阿育吠陀是在西方医学背景下的医学，很大程度上迎合着西方的医学。这使得阿育吠陀脱离了传统身心整体主义的主张。但在印度，依然有人坚持阿育吠陀整体主义的传统观点。

三、阿育吠陀瑜伽

阿育吠陀瑜伽（Ayurvedic Yoga）有狭义和广义的理解。

狭义上说，阿育吠陀瑜伽就是利用阿育吠陀的基本原则来指导瑜伽实践。特别是哈达瑜伽体位法和调息法，利用阿育吠陀的基本原则十分重要。人体是一个复杂的身心系统，哈达体位、调息对于不同体质的人具有不同的意义。脱离个体具体的体质特征，而毫无区分地从事高强度的体位习练和调息实践，会带来不少问题，甚至带来瑜伽伤害。

广义上说，阿育吠陀本身就是一种瑜伽实践的艺术。这里的阿育吠陀瑜伽不仅凸显瑜伽体位和调息需要基于平衡三个道夏（doshas），达成能量平衡，促进身心健康，更要发展一种完美的健康，推动道夏的意识维度。这里，阿育吠陀瑜伽就是一种吠陀瑜伽、坦特罗瑜伽，最终让我们的生命原则得到发展，进入人的圆满之境。

本书所谈论的阿育吠陀瑜伽，包含狭义和广义这两个方面。对于初级阶段的阿育吠陀瑜伽，侧重于狭义的阿育吠陀瑜伽；对于高级阶段的阿育吠陀瑜伽，则侧重于广义的阿育吠陀瑜伽。

阿育吠陀瑜伽是一门实践的瑜伽。戴维·弗劳利（David Frawley）把从事阿育吠陀瑜伽的人分为四类：（1）阿育吠陀身体瑜伽教师；（2）阿育吠陀心理瑜伽教师；（3）阿育吠陀冥想瑜伽教师；（4）阿育吠陀能量瑜伽教师。

阿育吠陀身体瑜伽教师：熟悉阿育吠陀瑜伽基本原理，从事体位教学以及身体疗愈的教师。要从事这一工作，就需要在瑜伽体位上得到良好的训练，对人体有比较深入的认识，具有阿育吠陀的诊断和疗愈能力，需要学习一些阿育吠陀的按摩、健身和其他疗法。

阿育吠陀心理瑜伽教师：通晓阿育吠陀瑜伽心理学，并用以疗愈心理问题的瑜伽教师。具有心理咨询资格的教师，通过系统学习阿育吠陀瑜伽，可以更好地从事心理咨询工作，可以成为阿育吠陀心理瑜伽教师。心理学分不同的层面。很多心理问题，单靠药物并不能有效解决，需要调整人心。阿育吠陀瑜伽对人心有着极其深刻的洞察，可以帮助人们积极、智慧、充满阳光地生活。要做合格的阿育吠陀瑜伽教师，除了需要学习一般的阿育吠陀知识外，还需要学习诸如吠陀占星和身体的关系、吠陀堪舆和身体的关系，等等。拥有良好东西方哲学、心理学基础的人从事这一工作，效果会更好。

阿育吠陀冥想瑜伽教师：专业传授冥想的瑜伽教师。需要通晓阿育吠陀道夏理论、数论中的三德理论，一般还需要通晓吠檀多哲学理论。需具有广泛的瑜伽理论知识，才可以把控教学中遇到的各种问题。

阿育吠陀能量瑜伽教师：精通瑜伽调息法、曼陀罗、脉轮和冥想的教师。他们不仅在理论上需要熟悉道夏理论，还需要通晓能量理论。

学习阿育吠陀瑜伽的瑜伽行者，初期需学习这一领域的基础理论，并需要结合自身体质的特点，集中精力把重点放在某个方面。要精通阿育吠陀瑜伽的所有领域则需要长时间的学习和实践。

四、阿育吠陀瑜伽的重要性

瑜伽的本质是提升我们生命的质量，目的是促进我们意识的转化。古典传统的瑜伽没有把注意力集中在我们的身体上。在瑜伽的发展中，瑜伽士逐渐认识到身体对于意识转化的重要性，开始发展起独立的哈达瑜伽。当代的哈达瑜伽则把瑜伽的核心集中在身体上，以致哈达瑜伽成了身体（体位）的瑜伽。之所以出现这样的局面，是因为西方人注意到了哈达瑜伽给身体带来的变化，尤其是在减压、减肥、塑形、养生、静心、物理治疗方面等的作用；其次是因为哈达瑜伽体位法这一运动的形式对于人的个性彰显、自信确立具有明显的作用；再次则是西方运动生理学、解剖学的发展使得哈达瑜伽在科学的精细化层面上得到了快速发展。

然而，阿育吠陀关注的是我们人的生命和生活的质量，关心的是我们身体的健康和满足，其方式是通过平衡我们身体的能量。更深层次的阿育吠陀，则从身体的关怀上升到生命的觉醒、自由、圆满。总体上，瑜伽关注我们意识的转化和升华；而哈达瑜伽同样关注人的意识转化，只是通过或借助人的身体这一通道（或媒介）；其他形式的瑜伽也只是强调了其他不同的通道（或媒介）。虽然当代哈达瑜伽远离了传统哈达瑜伽的目标，但从整体上看，它对身体的调整依然值得我们关注，特别是基于个体生命的体质差异做出合理的调整。

阿育吠陀瑜伽是一种充分意识到瑜伽的追求和身体诉求的瑜伽。首先，阿育吠陀瑜伽关切人的意识之转化，也就是传统上说的，关切我们人的觉醒、自由、三摩地。瑜伽的根本价值就在于为我们生命意识的转化提供方法上的指导。大量的经典，诸如《奥义书》《薄伽梵歌》《瑜伽经》《哈达瑜伽之光》等，为生命走向觉醒、自由、三摩地提供了目标和实践方式。其次，阿育吠陀瑜伽充分认识到我们当代人面临的种种身心压力，把瑜伽特别是哈达瑜伽视为一种减缓压力、自我疗愈的重要方式。

总体上，相比传统哈达瑜伽，阿育吠陀瑜伽强化了基于个体特质的对身体健康的关注，又没有丢失瑜伽原本的转化和提升意识的目标。阿育吠陀瑜伽是一种真正意义上的身心灵之路。阿育吠陀瑜伽，对意识转化的关注，体现了瑜伽的垂直维度；对身体的关注，体现了瑜伽的水平维度。完美的瑜伽是身心灵真正合一的瑜伽，会带来身心灵整体的健康。在当下新时代背景下，阿育吠陀瑜伽具有特别重要的意义。

五、阿育吠陀瑜伽解决什么问题

阿育吠陀瑜伽关注我们人的整体健康，主要帮助我们解决三个层面的问题：身体层面、心理层面、精神和灵性层面的问题。

第一，身体健康。基于对人的整体性认识，阿育吠陀瑜伽比传统的哈达瑜伽或当代哈达瑜伽更有效地处理身体的问题。换言之，阿育吠陀瑜伽通过自然疗法，让我们有效地增强免疫力，摆脱亚健康以及一般性的疾病。我们常常说，健康是人生第一要务。健康是1，财富、名声等是1后面的0。没有健康这个1，后面再多的0也没有意义。但身体如何才能健康呢？这包含了很多的健康艺术。阿育吠陀瑜伽抓住了健康的奥秘，那就是能量。我们健康地活，主要依靠的是能量。能量堵塞，就会出现健康问题；能量不够强盛，就会出现身体虚弱问题；能量不平衡，就会遇到亚健康和疾病。

第二，心理健康。心理问题主要发生在心意层，表现在情绪上。阿育吠陀瑜伽始终关心人的心理意识，其独立的哲学基础建立在数论和吠檀多基础上。

第三，精神和灵性健康。人在世上过活，不仅需要维持身体的、心理的健康，更要维持精神和灵性的健康。身体只是粗身，所有人都应该解决粗身问题。心理现象源于精身的心意鞘，我们大部分人也需要慎重处理。而精神主要在精身的智性鞘，更需要我们关注和处理。灵性的健康涉及因果身的喜乐鞘。当然，身心灵健康问题的总根源在因果身，在于我们对自我的无明（或无知）。

阿育吠陀瑜伽，首先要帮助我们解决第一层问题，同时解决第二层问题，最终通过更深的智慧解决我们根本的无明问题。因此，阿育吠陀瑜伽在整体上综合解决我们的身心灵问题。弗劳利教授说，其实瑜伽实践不是单一的，而是综合的，并且大致可以在以下六个层面展开：（1）身体净化。为了净化身体，就需要了解我们个体的体质，排除毒素，强化粗身。（2）生命力（普拉那，prana）的平衡和加强。这是瑜伽实践的核心。这也是火瑜伽实践中的重要内容。（3）私我（我慢，ahamkara）的消除。私我并不是真正的我。有时我们会把私我和小我混同。私我应该消除，但小我必须保留，但应净化小我以消除意识的遮蔽，而走向大我（阿特曼、至上之梵，atman）。（4）心意和感官的受控和内化。瑜伽是控制心意的科学。修持瑜伽，就需要学会控制心意，控制感觉器官和行动器官。（5）智性的定向化、敏锐化。智性是一种能力。需要调整这一能力，使其服务于我们更高的目标。（6）心质（chitta）得到控制，平静、自然、喜乐。

以上六个层面彼此联结，并不能截然分开。斯瓦米·库瓦拉雅南达（Swami Kuvalayananda）曾说："瑜伽有着关于人类的完整信息。它有关于人体的信息，有关于人心的信息，也有关于人的灵性的信息……"[①]阿育吠陀瑜伽就是这样一种整合性的生命探索和实践之道。

六、阿育吠陀瑜伽的文化资源

阿育吠陀瑜伽是一个组合词，它包含两个方面：阿育吠陀和瑜伽。阿育吠陀瑜伽的文化资源是综合性的。阿育吠陀的文化资源只是一个方面。这就意味着这一瑜伽需要吸收阿育吠陀中的基本原则、基本理论、某些技能、阿育吠陀的基本生活方式，等等。

阿育吠陀是一个庞大的系统。在整个吠陀文明中，阿育吠陀是一个方面，瑜伽是另外一个方面。阿育吠陀瑜伽不是阿育吠陀医学，它有其自身的特点，即它的第二维度，也即瑜伽维度。广义的阿育吠陀接纳和包含瑜伽，但我们并不主张把瑜伽纳入阿育吠陀，而是突出瑜伽自身的独立性。

阿育吠陀瑜伽吸收了当代科学发展的元素。例如，阿育吠陀瑜伽思想的主要发展者戴维·弗劳利不仅精通阿育吠陀，也精通瑜伽，同时他也是当代西方人，具有西方科学素养，他的当代性思维使得他对阿育吠陀瑜伽有一个非常清晰、系统的认识以及实践进路。在这本书中，我们也会把他的阿育吠陀瑜伽思想介绍进来。阿育吠陀瑜伽不是封闭的，而是开放的瑜伽之海。它的文化资源，不仅是阿育吠陀的，不仅是瑜伽

---

① 斯瓦特玛拉摩著，G. S. 萨海、苏尼尔·夏尔马英译并注释，王志成、灵海译：《哈达瑜伽之光》，四川人民出版社，2017年，第5页。

的，而且也是科学的，更是中国化的。

我们已经谈到，阿育吠陀侧重在身体层面，瑜伽的重点在灵性层面。阿育吠陀让我们沿着人的水平维度发展，使身心健康、快乐生活，活在永恒之法中；瑜伽则让我们直接沿着人的垂直维度发展，让意识得到转化、提升，超越三德的钳制，最终达到不二的境界、觉悟自由的境界。

阿育吠陀瑜伽肩负双重使命，既关注我们的身心健康，让我们摆脱亚健康，疗愈疾病，又关注我们精神的健康和灵性的发展，达到自我的觉悟和最终的自由。在实践中，不同的阿育吠陀瑜伽士的教导或有侧重，有的偏重身体，有的偏重灵性，但这两者不能分离，而要彼此联结。一个侧重面的发展和成长，必定引导和促进另一个侧重面的发展和成长。

阿育吠陀瑜伽把人的身心灵的发展视为一个有机整体。基于对人的整体主义认识，它从阿育吠陀以及瑜伽中汲取各种有效的理论。

七、阿育吠陀瑜伽哲学

阿育吠陀瑜伽哲学是哲学的一支，具体说，是瑜伽哲学之下的一个分支。哲学（Φιλοσοφία /Philosophia）一词由2500年前的古希腊人创造。希腊文philosophia，由philo和sophia两部分构成，philein动词，指爱和追求；sophia名词，指智慧。希腊文philosophia的意思是"爱智慧"。最早使用philosophia（爱智慧）和philosophos（爱智者）这两个词的是毕达哥拉斯（Pythagoras）。毕达哥拉斯第一次使用了philosophia（爱智慧）这个词，并把他自己称作philosophos（爱智者）。毕达哥拉斯还进一步说，在生活中一些奴性的人天生就是追求名利的，而philosophos（爱智者）生来就寻求真理。他明确地把爱智者归为自由人。

传统上，印度和中国没有哲学一词，但都有哲学。如今我们在讨论中国和印度古代哲学思想时，广泛使用"哲学"一词。

古代印度有六个正统的哲学流派，分别是：

1. 胜论（Vaisheshika），属于原子论学派，创始人是迦那陀

（Kannada），代表作《胜论经》。

2．正理（Nyaya），属于逻辑学派，创始人是乔答摩，代表作《正理经》。

3．数论（Samkhya），属于宇宙原则学派，创始人迦毗罗（Kapila），代表作有自在黑的《数论颂》。主张原质（自然）和原人（意识、精神）二元论。

4．瑜伽（Yoga），属于瑜伽派，创始人是传奇人物金胎（Hiranyagarbha），代表作有帕坦伽利的《瑜伽经》。这一学派持数论哲学立场。

5．弥曼差（Mimamsa），属于仪轨派，创始人阇弥尼（Jaimini），代表作《弥曼差经》。

6．吠檀多（Vedanta），属于形而上学派，创始人跋达罗衍那（Badarayana），代表作《梵经》。吠檀多哲学是六派哲学中影响最大的，它关心形而上学问题，重点讨论灵魂（jiva，个体灵魂）、自在天（Ishvara，上帝）和梵（Brahman，终极实在、纯粹意识）之性质。

狭义上，瑜伽哲学是指基于数论的瑜伽哲学，但随后发展起来的瑜伽哲学涉及的范围更广泛。数论思想和吠檀多思想彼此差异较大。吠檀多哲学，在某种意义上，可以被视为智慧瑜伽或知识的瑜伽。

阿育吠陀瑜伽哲学是对传统瑜伽哲学的扩展。传统的瑜伽哲学并不讨论或涉及阿育吠陀的内容。但因为瑜伽哲学关注我们人，不仅仅关注我们人的意识之转化、灵性之提升、生命之觉悟，也关注为达成这样的崇高目标借用的身体这一中介的圆满。阿育吠陀促进瑜伽人身体的健康，以便更好地推进意识的提升。尽管身体本身不是目的，但没有健康的身体，没有充足的身心能量，要使得意识顺利地发生良性转化，是不容易的。

八、阿育吠陀瑜伽和其他瑜伽形态的差异

阿育吠陀瑜伽作为一种新的瑜伽形态，和其他瑜伽形态具有密切

的关系。这里就阿育吠陀瑜伽和行动瑜伽、智慧瑜伽、胜王瑜伽、唱诵瑜伽（声音瑜伽）、昆达里尼瑜伽、哈达瑜伽之间的关系做一简要的区分。

（一）行动瑜伽

《薄伽梵歌》高度肯定了行动瑜伽。行动瑜伽的核心是出于非私我的行动，也就是不执着地生活。行动瑜伽士关心的是无私、非私我中心地活动，全心服务他人、社会、世界。对于有神论的瑜伽士，则服务他人、社会、世界，并把一切行动的果实归于他们的至上主。行动瑜伽士并不关注身体，更不关注自身身心能量的调理，他们把一切归于更高的对象，不执行动的结果，坦然面对自己所发生的。行动瑜伽基本上是一种外向的瑜伽。阿育吠陀瑜伽充分肯定行动瑜伽，认为这种行动态度本身就具有深度的自我疗愈效果，是一个真正健康人的心态。但阿育吠陀瑜伽更直接地关心身体本身的健康。

（二）智慧瑜伽

智慧瑜伽的重点是透过知识让我们明白真实和虚假、存在和非存在，明白我们的本质不是这个身体，也不是心意，不是一个具体对象，而是纯粹的意识。传统上，吠檀多不二论最为关注这样的问题，强调只有通过智慧之道，也就是知识之道、分辨之道，才能消除私我的束缚和幻象。智慧瑜伽士高度关注"真理"本身，但他们往往忽视身体。历史上，有些著名的智慧瑜伽士或准智慧瑜伽士，他们的精神得到巨大发展，达到极高境界，但往往身体很差，有的受病魔折磨而寿命不长。阿育吠陀瑜伽接受智慧瑜伽的真理诉求，但同样关注身体本身的健康。

（三）胜王瑜伽

胜王瑜伽被视为瑜伽之王，因为它追求的目标之崇高、要求之严格，非我们常人可以跟从。不过，尽管胜王瑜伽要求较高，但其核心是冥想，通过冥想达到对心意的真正控制。传统上，人们把帕坦伽利的瑜伽视为胜王瑜伽，而他的《瑜伽经》就是胜王瑜伽的经典之作。但当代著名的瑜伽哲学大师巴迦纳南达（Swami Bajanananda）认为，这是对帕坦伽利的严重误解。帕坦伽利的瑜伽是阿斯汤迦瑜伽，也就是八支瑜伽，其哲学基础是数论哲学。我们认为，从哲学上说，帕坦伽利瑜伽并不是胜王瑜伽，但从八支瑜伽模式上，则可以被理解为胜王瑜伽。帕坦伽利的最大贡献不是他采用二元论的数论哲学，而是他创造性地提出的八支瑜伽模式。胜王瑜伽是综合性的，具有各种效能，但同时可以肯定的是，胜王瑜伽具有较强的出世主义色彩。阿育吠陀瑜伽没有什么出世情结，它打破入世和出世的二元对立。从阿育吠陀瑜伽对身体的高度关注看，阿育吠陀瑜伽是高度入世的；而从阿育吠陀瑜伽的目标看，可以说它具有出世主义的色彩。但事实上，在阿育吠陀瑜伽士那里，入世或出世都不是问题。

（四）唱诵瑜伽（声音瑜伽）

唱诵瑜伽是一种通过声音达成心意平静的瑜伽。达成人的圆满有不同的道路，唱诵瑜伽类似于声音法门。实践不同瑜伽之道的人，都可以接纳唱诵瑜伽（声音瑜伽），把它作为自身瑜伽修习的一部分。阿育吠陀瑜伽接纳唱诵瑜伽（声音瑜伽），并根据我们个体自身体质的特点，提供具有不同层面疗效的瑜伽唱诵方法。传统上的唱诵瑜伽（声音瑜伽），是觉悟导向的。但在阿育吠陀瑜伽看来，唱诵瑜伽包含身体导向的唱诵，目的是用于疗愈。

（五）昆达里尼瑜伽

昆达里尼瑜伽强调通过种种方法唤醒处于海底轮的灵能。它要求将能量从海底轮上升，达到眉间轮，和至上意识（希瓦意识）结合，达到阴阳合一。这一瑜伽并不容易实践，具有极大的风险，也容易被误解。相比于昆达里尼瑜伽，阿育吠陀瑜伽要安全得多。阿育吠陀瑜伽同样强调能量，但它所突出的能量不是单一的，而是多层次的，它首先突出的是生命能量，身体健康的能量。阿育吠陀瑜伽首先关注我们的能量鞘。

能量鞘，向下发展就是我们的身体体能和生命活力；向上发展，就是我们的心理能量、精神能量。阿育吠陀瑜伽对能量的层次化理解和关注，具有更大的适应性，也具有更广泛的适用性。

（六）哈达瑜伽

哈达瑜伽又分传统哈达瑜伽和当代哈达瑜伽。传统哈达瑜伽和阿育吠陀瑜伽关系十分密切。在哈达瑜伽经典中，有些显然包含了对阿育吠陀思想的运用，例如《哈达瑜伽之光》的有些版本，本身就包含着瑜伽治疗的内容，这无疑体现了传统哈达瑜伽和阿育吠陀瑜伽的密切关系。但遗憾的是，最接近阿育吠陀瑜伽的传统哈达瑜伽，在发展过程中慢慢脱离了传统瑜伽的目标，同时，对大部分人来说，它也没有很好地继承阿育吠陀治疗部分的内容。当代哈达瑜伽更多地受到西方文化的改造，其唯身体化、体育化的倾向十分明显，更多体现的是西方人的身体观和瑜伽实践观，而非传统瑜伽以及哈达瑜伽的观念。

阿育吠陀瑜伽，它的宇宙生成论吸收了阿育吠陀的思想，也吸收了瑜伽的思想，具有一种更加完整的整合思想。在终极层面上，它认同吠檀多不二论的主张，认为一切都归于纯粹意识、至上之梵。根据吠檀多不二论，个体灵魂、自在天、至上自我和梵，是印度文化中的四个实在原则。当然，这四个实在层次不同。从个体实践来看，吠檀多也对人的身体有着清晰的认识，提供了具有高度差异的精身内容。这个精身包括：五个运动器官（口、手、脚、生殖器和肛门）、五个感觉器官（眼、耳、鼻、舌和身）、五种生命气（命根气、下行气、上行气、平行气和遍行气）、五大元素（地、水、火、风和空）、内在器官四个部分（契达或心质[①]、菩提、心意和我慢）、无明、欲望和业。弗劳利就认为，无明、欲望和业是精身之原则的驱动力，是原质活动背后的主要因素。阿育吠陀在继承传统数论和吠檀多哲学有关宇宙基本原则的基础上，增加了身体的原则，这些

---

① 在数论中，契达（Chitta）或心质包含菩提、心意和我慢。在吠檀多中，契达指记忆。

原则包括：三个道夏、十四条经络、七个组织、十四个系统和七种火。通过这些身体原则，具体地认识我们的身体，从而疗愈身体，促进我们身心灵的健康和长寿，为我们生命的觉醒提供支持。

第二章

五大元素

一、宇宙之砖

古代印度数论哲学、吠檀多哲学和阿育吠陀哲学都认为，我们的这个宇宙以及宇宙中的所有一切，从最基础的层面来讲，都是由基本元素地（prthvi）、水（apas）、火（tejas）、风（vayu）和空（akasa）构成的。这"五大元素"合称Pancha Mahabhuta。这五大元素就好像是建造宇宙的砖头，它们是宇宙最基本的构成。

数论哲学认为，五大元素来自"我慢"（ahamkara，即私我），而最终归于"原质"，即原初物质（prakriti），并且，原质是永恒的。同数论哲学一样，吠檀多哲学也认为五大元素最终归于原质。但是，与数论哲学不同的是，吠檀多哲学认为包含五大元素的原质属于摩耶（maya），也就是，原质是不真的——需要注意的是，这里的不真，是从终极意义上说的，说的是它们是变化的、会毁灭的。阿育吠陀哲学是实践的哲学，它并不特别关注哲学终极层面的分歧和争论，而是强调它们在现实生活中的作用。不过，总体上说，阿育吠陀哲学基本认同吠檀多哲学的立场，但在现象层面上进一步细化了对物质现象的分析，尤其是对人体（身心）健康的分析。

吠檀多哲学认为，宇宙中第一个形成的元素是"阿卡夏（akasa）"，即"空"。"空"由"梵"和"摩耶"结合而成。"空"不可见，但它遍布一切。

阿卡夏（akasa），即"空"。

"空"进化出"瓦予（vayu）"，即"风"。

"风"进化出"特伽斯（tejas）"，即"火"。

"火"进化出"阿帕斯（apas）"，即"水"。

"水"进化出"帕尔维（prthvi）"，即"地"（"地"也可以翻译成"土"）。

五大元素具有三个特征：精微性、基础性和不混性。精微性，就是在进化中五大元素不参与任何活动；基础性，就是各个元素具有独特性；不混性，就是五大元素相互之间不会混合。为了理解五大元素在宇宙衍化过程中所处的位置或阶段，这里介绍数论哲学中的宇宙演化。

最初有两个永恒的原则，即原人和原质。

原人，purusha，普鲁沙，精神原则。

原质，prakriti，也可以翻译成"自然"，物质原则。物质原则具有萨埵（善良）、罗阇（激情）和答磨（愚昧）这三德。

原质和原人结合，成为宇宙性的"大"（mahat，或菩提Buddhi，宇宙理智）。

这个"大"演化出宇宙性的"我慢"（ahamkara，私我）。

"我慢"由"答磨"占主导，它和"罗阇"结合，演化出"五唯"，即"色、声、香、味、触"这五大精微元素。这五大精微元素是非经验的，难以辨认。

"五唯"演化出"五大元素"，即地、水、火、风、空。它们可以经验，可以辨认。

"我慢"由萨埵占主导，它和"罗阇"结合演化出"心意"（manas，末那）。

"心意"再演化出"五知根"和"五作根"，即眼、耳、鼻、舌、身和手、足、嘴巴、肛门、生殖器。

这里，五唯和五大元素属于客体，心意、五知根和五作根则属于主体。

弗劳利把宇宙诸原则（实在）列成了一个表。我们进行整理补充，形成下表：

普鲁沙	自在天/宇宙之主	原质/三德
因果身	大、菩提	私我、我慢
	宇宙理智	
	个体灵魂	
精身	外在心意、末那 五气 五个精微元素	五个精微行动器官 （手、足、嘴巴、肛门、生殖器） 五个精微感觉器官 （眼、耳、鼻、舌、身）
粗身	三个道夏 （瓦塔、皮塔、卡法） 五个粗糙感觉器官 （眼、耳、鼻、舌、身）	五个粗糙元素 （地、水、火、风、空） 五个粗糙行动器官 （手、足、嘴巴、肛门、生殖器）

二、五大元素的属性与功能

需要注意的是，我们所见到的五大元素和五大元素本身并不是一个概念。在阿育吠陀瑜伽看来，五大元素本身远远超出我们所能把握到的五大元素的粗糙意象。例如：对具体的人来说，体质中"地"这一元素越多，则身体的密度就越大，人所拥有的观念和信念就越稳定；体质中"水"元素越多，则越有可能依附他人、他事或其他观念；体质中"火"元素越多，则身体暖和、不怕冷，消化力也更强，心意更加强烈，富有批判精神；体质中"风"元素越多，心意和行动就越快；体质中"空（以太）"元素越多，就越具有更为精微的意识，甚至这一意识使我们开启离居的模式。

五大元素具有不同的属性和功能。

（一）五大元素的基本属性

地：密度、重、粗糙、不冷不热、坚硬、不活跃、稳固、稠密、硕大。

水：溶解、重、流动、冷、软、不活跃、黏滑、稠密、湿。

火：转变、轻、扩展、热、干燥、高速、光明、色彩、强烈、清晰。

风：运动、轻、震动、不热不冷、粗糙、清晰、原子性。

空：精微、轻、无抵抗、不热不冷、软、光滑、分离、差异。

（二）五大元素的基本功能

1. 运动功能以及对应的五气

地：朝下，下行气。

水：朝下，命根气。

火：朝上，平行气。

风：离心，遍行气。

空：朝上，上行气。

2. 主导味道和伴随的味道

地的味道是甜的，伴随的味道是涩的。

水的味道是甜的，伴随的味道是咸的。

火的味道是辛辣的，伴随的味道是酸的和咸的。

风的味道是辛辣的，伴随的味道是苦和涩的。

空的味道是苦的。

可以注意到：地和水的味道是甜的，火和风的味道是辛辣的，空的味道是苦的，而涩和咸是伴随的味道。

3. 对应的感觉以及器官

地，对应的感觉是香，对应的感觉器官是鼻子，对应的行动器官是肛门。

水，对应的感觉是味，对应的感觉器官是舌头，对应的行动器官是生殖器。

火，对应的感觉是色，对应的感觉器官是眼睛，对应的行动器官是脚。

风，对应的感觉是触，对应的感觉器官是皮肤，对应的行动器官是手。

空，对应的感觉是声，对应的感觉器官是耳朵，对应的行动器官是喉咙。

三、五大元素和身体组织以及废物之关系

根据阿育吠陀瑜伽，人体有七大组织（dhatus），分别是血浆（rasa）、血液（rakta，尤其红血球）、肌肉（mamsa）、脂肪（meda）、骨（asthi）、神经和骨髓（majja）、精子（或生殖，shukra）。

七大组织和五大元素之间的关系如下：

血浆，rasa，占主导的是水元素。

血液，rakta，占主导的是水和火元素。

肌肉，mamsa，占主导的是地元素。

脂肪，meda，占主导的是水和地元素。

骨，asthi，占主导的是地和风元素。

神经和骨髓，majja，占主导的是水元素。

生殖组织，shukra，占主导的是水元素。

另外，还有次一级的组织：乳腺（stanya）和经血（raja），其主导的元素分别是水和火。

人体通过代谢排出废物（mala），包括屎（purisha）、尿（mutra）、汗（sveda）、呼气（svasa）。屎的主导元素是水和地，尿的主导元素是水和火，汗的主导元素是水，呼气的主导元素是地和风。

七大组织（除了骨组织）在平衡、不平衡时候都有一些标志，如下表[①]：

---

① 资料来源：Sahara Rose Ketabi, *Ayureda*, Indiana: Dorling Kindersley Limited, 2017, pp.191—192.

组织（dhatus）	身体的相关部分	平衡	增加导致不平衡	减少导致不平衡
rasa	血浆	健康、荷尔蒙平衡、能量丰富、头脑清晰、身体漂亮	充血、冰冷、肿胀、痤疮、死气沉沉（卡法）	便秘、脱水、懒惰、月经不足（甚至不来月经）、疲惫、焦虑（瓦塔）
rakta	血液	稳定的体温、良好的血液循环、忍耐、充满动力、激情	过多出汗、体温增加、月经时间过长、发烧（皮塔）	胀气、吸收不良、月经时间过短（瓦塔）
mamsa	肌肉	肌肉强健、韧带好、有勇气、活力、自信	肌肉僵硬、关节缺乏弹性、沉重（卡法）	关节弱、肌肉差、运动过度（瓦塔）
meda	脂肪	健壮，体重稳定，身体美，关节好	肥胖、糖尿病、高血压、甲状腺机能低下、过多出汗、口渴、呼吸无力（卡法）	体重不足、皮肤干燥、关节咯咯响、关节炎、体温偏低、能量不足、骨质疏松、甲状腺机能亢进、脾肿大（瓦塔）
majja	神经和骨髓	能量高、沟通技巧好、感官感知力强、精神健康	沉重、死气沉沉、迟钝（卡法）	焦虑、贫血、多发性硬化、注意力不集中、沟通能力差、癫痫、帕金森综合征（瓦塔）
shukra	生殖组织	良好的生殖功能、精子和卵子质量好、具有创造性直觉	性沉溺、早泄、卵巢囊肿（卡法）	性冷淡、痛经、交媾疼痛、阳痿、月经不足（瓦塔）

四、五大元素和活动性质

世间万物都存在各种活动的属性，概括起来主要有冷、热、黏性或油性、干、重、轻、软、锋锐。这些属性和五大元素之间的关系如下：

冷，对应的元素是地和水；

热，对应的元素是火；

黏性或油性，对应的元素是水；

干，对应的元素是风；

重，对应的元素是地和水；

轻，对应的元素是火、空和风；

软，对应的元素是水和空；

锋锐，对应的元素是火。

五、五大元素和三德

原质由三德构成，五大元素来自原质，它们基于不同的三德比率构成自身。阿育吠陀认为，五大元素和三德有如下的对应关系：

空，对应的主导属性是萨埵（sattva）；

风，对应的主导属性是罗阇（rajas）；

火，对应的主导属性是萨埵和罗阇；

水，对应的主导属性是萨埵和答磨（tamds）；

地，对应的主导属性是答磨；

有关三德的更多论述，请参见第四章。

六、五大元素和六种味道

在众多的味道中，有六种基本的味道，分别是：甜（Madhura）、酸（Amla）、咸（Lavana）、辛辣（Katu）、苦（Tikta）、涩（Kashaya）。

这些味道所具有的能量特点分别是：甜为冷；酸、咸和辛辣为热；苦和涩为冷。

这六种味道分别对应五大元素：

甜，对应地和水；

酸，对应地和火；

咸，对应水和火；

辛辣，对应火和风；

苦，对应风和空；

涩，对应风和地。

简化如下表：

甜=地+水	辛辣=火+风
酸=地+火	苦=风+空
咸=水+火	涩=风+地

地，对应甜、酸和涩；

水，对应甜和咸；

火，对应辛辣、酸和咸；

风，对应辛辣、苦和涩；

空，对应苦和涩。

简化如下表：

地=甜+酸+涩
水=甜+咸
火=辛辣+咸+酸
风=辛辣+苦+涩
空=苦+涩

七、五大元素和身体部位

地元素，对应身体的所有器官、力量和稳定；对应脊髓、骨头、牙齿、指甲、头发、肌腱、肌肉、皮肤、粪便。

水元素，对应身体的一切流体；对应血、脂肪组织、尿、粪便、汗、唾液、精子、胃液、肠液、关节液、涕、泪等。

火元素，遍布全身，有的展示，有的没有展示；对应身体的热、光泽。

风元素，对应全身的活动；各种气；肺部、大小肠；身体的各种运动，如肌肉运动、细胞运动。

空元素，对应全身的活动；身体中更大的空间，如胸腔、腹部以及身体中的通道和凹处，如鼻腔、嘴巴。

从上述元素和身体的对应关系，可以了解到五大元素在身体上的稳定性或状况。根据阿育吠陀，如果某些方面长期得不到改善，就意味着某个元素可能严重缺乏或存在问题，就需要找到相应的元素调整方法进行调整。

八、五大元素、季节和六味

五大元素、季节和六味之间也有对应关系：

深冬季（shishir），主导元素是风和空，主导味道是苦；

春季（vasant），主导元素是风和地，主导味道是涩；

夏季（greeshma），主导元素是风和火，主导味道是辛辣；

雨季（varsha），主导元素是地和火，主导味道是酸；

秋季（sharad），主导元素是水和火，主导味道是咸；

早冬季（hemant），主导元素是地和水，主导味道是甜。

这里六个季节的区分是印度传统的区分，并且在不同地区会有差别。我们在应用时，要根据季节的特征灵活调整。

从阿育吠陀瑜伽的角度看，在不同季节（或时日），瑜伽的习练应该体现差异。例如，夏季，某些呼吸法就应该少练，而清凉呼吸法等则可以适时习练。

九、五大元素和滋补用药

根据阿育吠陀，五大元素主导身体的不同位置。一般而言，地和水主导下部身体，空和风主导上部身体，火则可以在上下部。

从滋补用药的角度看，辛辣由地和风主导，平稳和刺激由风、水和地主导，消化液由水和火主导，滋补由地和水主导，冷却由水主导，肿胀由地和水主导，减轻肿胀由空和风主导，消化由火主导，疗伤由地、水和风主导。

十、五大元素和道夏

道夏（doshas）包含三个部分，分别是瓦塔（Vata）、皮塔（Pitta）和卡法（Kapha）。道夏的内容将在第三章系统阐发。这里只简单介绍五大元素和道夏之间的关系。

瓦塔，由风和空主导；代表：运动和空间；暗示：推动原则。

皮塔，由火和水主导；代表：能量和流动；暗示：转化原则、新陈代谢原则。

卡法，由地和水主导；代表：密度和黏合；暗示：保持原则、维系原则。

十一、五大元素的代表性食物

我们每天吃的食物其实就是五大元素。不同食物的主导元素有差别，相应地对人体的影响也有很大差异。我们需要基于体质来考虑食物摄入。如果遇到身体不平衡，则可以根据五大元素对人的不同影响来调理。传统上的食疗具有强大的哲学和实践依据。

五大元素的食物代表：

未加工的、十字花科的蔬菜是风元素占主导的食物。

果汁、螺旋藻是空元素占主导的食物。

姜、辣椒是火元素占主导的食物。

木瓜、黄瓜是水元素占主导的食物。

根茎蔬菜、坚果是地元素占主导的食物。

十二、五大元素、三德和道夏

世界种种现象发端于瓦塔、皮塔和卡法这三种能量。

空，主导属性是萨埵；风，主导属性是罗阇；

——瓦塔主导属性：萨埵和罗阇，也就是空和风的结合。

火，主导属性是萨埵和罗阇的结合；

——皮塔主导属性：萨埵和罗阇的结合，主导是火，但含水。

水，主导属性是萨埵和答磨的结合；地，主导属性是答磨；

——卡法主导属性：萨埵和答磨的结合，也就是水和地的结合。

十三、五大元素和脉轮

根据瑜伽脉轮理论，人体有多个脉轮。但是，其中最重要的只有七个，分别是海底轮、生殖轮、脐轮、心轮、喉轮、眉间轮和顶轮。

五大元素对应前面五个脉轮，即：

地元素——海底轮

水元素——生殖轮

火元素——脐轮

风元素——心轮

空元素——喉轮

眉间轮没有对应的元素。有脉轮学者认为眉间轮对应的是心意。

顶轮超越五大元素，没有对应的元素。

有关脉轮的详细论述，请参见第六章。

十四、五大元素和心意

五大元素和我们的心意之间关系密切。

尽管心意超越五大元素，但我们还是可以察觉到它与五大元素之间的关系，并且可以利用这种关系，为心意的健康活动提供指导。

"心意"主要从"空（以太）"中创造出来，具有扩展、开放和遍布的特点。心意越扩展、开放和遍布，就越延伸、不可穷尽、无限。例如，悲伤只是心意受到了限制，而极乐（bliss）则是心意空间的无限扩展。所以，如果心意得到良好的扩展，则心胸就越广大，就会越发感到快乐，就如大鹏鸟一样，天空越宽广、越辽阔，飞翔就越自由、越自在。

"风"是造就心意的第二个元素。心意如风。神话中风神跑得飞快。心意具有极速运动的特点，心猿意马，心如风动，就是这个意思。心意总是不停，收集信息，做出判断，情绪反应，不断思考。

心意和其他元素也有关系。心意中的火元素，可以察觉事物；心意中的水元素，体现在情绪、移情、情感上；心意中的地元素，发挥着承载记忆、依附等功能。弗劳利就说，心意之空比物理之空更精微，心意之风比风还要快，心意之火甚至可以察觉到光的所有外在形式。

十五、五大元素和曼陀罗

在瑜伽实践中，五大元素不仅对应着五大脉轮，也对应着相应的种子曼陀罗。

地（土）对应的曼陀罗是LAM；

水对应的曼陀罗是VAM；

火对应的曼陀罗是RAM；

风对应的曼陀罗是YAM；

空对应的曼陀罗是HAM。

十六、五大元素和手印

根据印度手印理论，人体是一个全息系统。五根手指对应着五大元素：

地——无名指
水——小拇指
火——大拇指
风——食指
空——中指

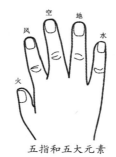

五指和五大元素

从瑜伽实践角度看，可以针对不同元素，习练手印：

——地印：

无名指和大拇指指头轻触，其他手指自然放松，伸直。地印促进健康、增强体魄、降火。对普通感冒有疗愈作用。

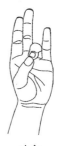

地印

——水印：

小拇指和大拇指的指头轻触，其他手指自然放松，伸直。水印促进皮肤柔软、光泽、消肿，平衡水元素。但是，水印习练时间不宜过久。

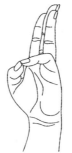

水印

——火印（太阳印、阿耆尼印）：

无名指轻触鱼际线，大拇指压在无名指上，其他手指自然放松，伸直。火印促进代谢、增加胃火、改善视力。但是，火印习练时间不宜过久。

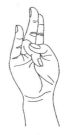

火印

——风印：

食指弯曲到大拇指根部，大拇指压住食指，其他手指自然放松，伸直。风印健胃。可以勤加习练。

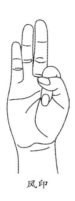

风印

——空印：

中指和大拇指指头接触，其他手指自然放松，伸直。空印调整体内空元素，促进心脏健康，调理呼吸异常。可以勤加习练。

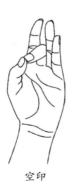

空印

——生命力印：

小指、无名指和大拇指指尖接触，其他放松，伸直。生命力印可以提升免疫力。

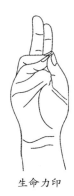

生命力印

十七、五大元素和养生

地水火风空和人的健康关系密切。五大元素都不能缺，也不能太不平衡。缺少或不平衡会带来身心健康问题。

（一）地

滋养离不开地。离开喧闹之所，到大自然中静养，就是一种接受地的滋养的方式。当然需要注意的是，静养之地不要暴露于风的环境中，静养中不要着凉，不要太热，不要太潮湿。接触大地中的矿物质，如和群山接触，也对健康有益。使用适合自身体质的"宝石"也有益，因为"宝石"中包含着精微的地能量。"大地崇拜"（即便是心理的而非完全外在化、形式化的崇拜），即敬畏大地，是一种自我得到大地滋养的方式。例如，结合"大地崇拜"的户外瑜伽就是一种接受大地滋养的方式。

（二）水

身体的大部分都是水。身体不能缺水，身体的能量通过水这一元素输运、传递、扩散。从阿育吠陀瑜伽养生的角度看，多喝水，多喝好水，接近水，经常洗澡，接受水的滋养，甚至在洗澡的时候使用养生曼陀罗—— aim, srim, klim。另外，如有条件，也可以接受自然的雨水来洗澡。雨水具有净化和治疗之效果。物质之水就是粗糙的五大元素中的水元素；心意之水就是由人的心意所构成的世界。我们不能脱离心意之水，但我们要谨慎，不要让心意之水淹没我们。而至上之水就是纯粹意识的海洋。

（三）火

火不仅具有摧毁性的力量，更具有转变之力。获得了某种火的转变，就更容易得到地和水的滋养。参加火祭或篝火晚会，或瑜伽中的火凝视法都是很好的。身体内的火，一般叫消化火（Jatharagni，消化力），促进此火很重要。通过不太强烈的日光浴可以促进消化火。瑜伽的拜日式则是一种处理和火的关系特别有效的方式。关于火，更多的内容请参考第八章"瑜伽之火"。

（四）风

在阿育吠陀瑜伽中，风具有特别的地位。风承载的主要是普拉那能量。正因为如此，我们要让房子透风，保持清洁，也可以用合适的香气来净化空气，使得空间充满更多的普拉那能量。但需要注意的是，不要过于暴露在风中。过于暴露在风中容易导致能量不平衡。平衡风元素，调息是最基本的方式。特别要提醒的是，调息要有合适的环境——不要在人群拥挤、不通风的地方调息！调息更需要符合自身体质，要有和能量容量相适应的合适指导，否则有害无益。

（五）空

空元素主要表现为物理空间、心理空间和精神空间。生活的场所需要有足够大的空间，或合适的空间。生活空间太过狭小，容易带来心烦意乱，导致人际关系紧张。与人共处，需要保持个人之间的物理空间，也需要保持彼此之间的心理空间。心理空间可以通过物理空间得到改善。凝视天上的云彩，观看浩瀚的太空，甚至参加一些涉及空间扩展的活动，可以和空元素建立更好的关系。要有足够大的心理空间，以便容纳、消纳各种不同的心绪、意见甚至批评。要有更大的精神空间，以便容纳天地万物。空元素最接近梵，很多身心疾病可以通过"空疗法"得到治愈。也可以在心中确立神圣的空间。传统观念认为，宗教圣地就是一种神圣的空间。也可以在家里创造一个神圣的空间，例如，辟出相对独立的一小块地方，作为相对固定的冥想之地。

十八、对五大元素的反思

根据阿育吠陀瑜伽哲学，人的构成是五大元素，而这五大元素在身体中配置的合理和平衡与否，决定了身体的健康状况以及精神状况。从健康的角度看，五大元素的平衡和稳定就是健康的；如果有一定程度的不平衡、不稳定，就是亚健康；如果出现比较严重的不平衡或不稳定，就会生病；出现根本性的不平衡或不稳定，就意味着生命有机体的瓦解、死亡。了解个体五大元素的平衡和稳定状况，可以更好地让自己或他人有的放矢地找到平衡和稳定五大元素的瑜伽方法。

处理五大元素之平衡和稳定的方法主要有以下一些：

1. 食物补充法。也就是传统上说的"缺什么，补什么"。

2. 生活方式调理法。科学合理的生活方式有助于五大元素的平衡和稳定，如足够的睡眠、避免糟糕的生活习惯、稳定的心理素质、日常的锻炼、良好的人际关系等。

3. 合理的瑜伽体位锻炼。可以坚持做拜日式、木桩瑜伽、手印等。

某些看似非常简单的体位，只要一直坚持，对身心健康非常有益。

4. 调息法运用，特别是日常养生调息法。根据个体体质选定调息法非常重要。

5. 调整身心的曼陀罗。如歌雅特瑞曼陀罗（Gayatri mantra）、希瓦曼陀罗（Siva mantra）、喜乐曼陀罗（Ananda mantra）等。

6. 稳定而开放的世界观或宇宙论、人生观。找到可以安身立命并适合自己的世界观、人生观非常重要。世界观、人生观要稳定，并始终保持对一切可能性开放的态度。接受稳定而开放的世界观、人生观，容易安住自我和生活。人一旦有了根本性的自我安住，就会发生生命的转变，达成瑜伽的终极目标。在这一背景下，其他的"安住"就会随缘而生。在我们这个特别的时代，觉悟要变得日常化。

利用上述方法，五大元素就容易获得平衡和稳定，我们就可能比较容易过上一种健康、智慧和喜乐的生活。

第三章

道 夏

一、宇宙的三种力量

上一章讨论的五大元素有助于我们了解这个宇宙、这个世界。这一章讨论的道夏（doshas）理论则有助于我们认识人体本身。如果说五大元素是宇宙之砖，三道夏则可以被视为人体三种基本的能量。

根据弗劳利的观点，吠陀哲学认为宇宙有三种力量，即能量、光和物质。能量，生命力之源，是种种力量中最为强大的。光，心意的源头，通过光，我们看到、知道和领悟。物质，则是身体的基础，因为物质，在时空中我们才有了形式和本质的表达。能量、光和物质这三种力量主要通过三个核心的元素（风、火、水）发挥作用。

能量和生命通过风元素发挥功能，风元素的特征是运动。风推动万物运动。要注意的是，风元素并不只是简单的气的力量，它还包括利用"空（间）"而生发的各种流动、吸引，它存在于一切自然之中。"空（间）"并不是空的，不是什么也没有，它充满了眼睛无法看见的活跃的能量。甚至我们体内的神经运动也是一种"风"。而心意的力量就如"风"一样运动。

光和智性通过火元素发挥作用，火的特性是带来光明。光有各种形式，如星星的光，以及各种植物、各种人体的感官，还有心意的视力。

物质，特别是在生物学层面，主要由水主导。水为人提供稳定性，并维持身体的各种组织。生命出于水，由水维系和滋养。可以说，水在各个层面作为结合的力量让各种事物联结在一起。

当能量、光和物质这三种力量被注入"普拉那能量"（Prana）的时候，就创造了三种道夏（doshas），即瓦塔（Vata）、皮塔（Pitta）和卡法（Kapha）。"道夏"的字面含义是，变得模糊、损害以及引发腐烂的东西。作为活跃的要素，它们决定生命的成长和衰败的过程。

瓦塔为风，一般通过神经系统给予能量、生命、运动和表达。

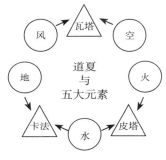

道夏与五大元素关系图

皮塔为火，创造热和光，通过光看见，通过热消化和转化。

卡法为水，包含、支持和滋养其他两个作为生物组织的力量。

根据弗劳利的看法，能量最终是神圣意志的力量，是让宇宙以及其中的一切运作的力量。在吠檀多哲学中，这个力量就是梵的力量，即摩耶（maya）。它不只是简单的自然力量，也是意识的力量。光是神圣的意志，是所有个体灵魂的基础，是所有生物中有意识的自我。能量是无形的灵。光是灵魂，具有形式，就如使得水成形。

二、道　夏

道夏（doshas）理论是阿育吠陀瑜伽的核心概念。三种道夏构成了人的体质、精神能力、情感特征的基础。一个人的特质可能是以某一种类型特质为主导的，如瓦塔型、皮塔型、卡法型，但更多的是瓦塔–皮塔型、

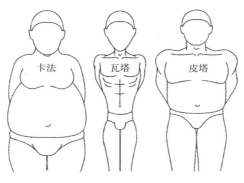

道夏和人体形象

瓦塔-卡法型或皮塔-卡法型等特质的混合。我们的饮食、生活方式都会影响我们体质的平衡，而阿育吠陀瑜伽疗法的核心就是要平衡道夏。

瓦塔：涉及身体的能量和神经系统，主要元素是空和风，而其中，风则是主导性的元素。瓦塔的特征是轻、冷、干、精微、流动、清澈和散开。在自然状态中，它维持自主神经系统、吸气、呼气、身体运动、组织的平衡以及感官的敏感性。而瓦塔不平衡则容易导致诸如疲倦、失眠、便秘、打嗝等生理现象。瓦塔主要处于结肠。瓦塔体质的人一般比较瘦弱，皮肤干燥，活跃，怕冷，关节较差，精神焦躁不安，语速较快。记忆力一般不佳，容易受惊吓，有不安全感。从神话学上说，瓦塔对应毁灭之神——希瓦。

皮塔：涉及脾气、生化过程。主要元素是火和水，而火是主导性的元素。皮塔的特征是轻、热、油性、液体、酸性、辛辣。在通常情况下，皮塔负责消化，是饥饿、智性、决断和勇气的原因。皮塔不平衡则导致消化问题、脸部色斑和尿液问题，惧怕强光。皮塔所在位置在小肠。皮塔类型的人，体态中等，头发美丽，皮肤红润，眼睛明亮，多呈现心形脸，具有强大的消化力，喜欢吃刺激、甜和苦味的食物，不喜欢油炸食品，身体气味较大。男士容易秃顶。从神话学上说，皮塔对应创造之神——梵神。

卡法：维系骨骼系统、力量和体形。主要元素是水和地，而水是主导性的元素。卡法的特征是重、冷、慢、油性、黏滑、密集、软、静态、甜美。在通常情况下，卡法负责健康和稳定性，维持身体体液、爱和宽恕。卡法不平衡会导致黏液过多、哮喘、乏力和呼吸困难。卡法所在位置之一是胸部。卡法类型的人，形体硕大。他们动作缓慢，富有同情心，情绪上给人安全感，理性，喜欢刺激和辛辣的味道，喜欢拥抱，喜饮咖啡或浓茶，对人有依赖感。从神话学上说，卡法对应维系之神——毗湿奴。

三、道夏的位置

在人体中，道夏拥有所在的核心位置。人体的五大脉轮大致对应五大元素，即地—海底轮、水—生殖轮、火—脐轮、风—心轮、空—喉轮。[①]从三类体质来分析，瓦塔位于身体较低的部位，皮塔则在身体中间的部位，卡法在身体胸部或较高的部位。具体而言，三种道夏散布在身体的不同部位：

瓦塔（风+空）：结肠、大腿、臀部、骨头、耳朵、头、皮肤，主要在结肠。

皮塔（火+水）：小肠、胃、血、汗水、皮脂腺、淋巴、眼睛，主要在小肠。

卡法（水+地）：胸部、喉咙、头、胰腺、胃、淋巴、脂肪、鼻子、舌头，主要在胃。

四、道夏的生理功能

根据阿育吠陀医学，瓦塔是三种道夏中最活跃的，几乎控制了身体的所有活动，它让血液、体液循环运动，并让其他两种道夏运行。风

---

① 参见第六章。

（瓦予，vayu）的核心功能是维持、支持生命的运转，所以，有时风也被称为普拉那（能量），在阿育吠陀中就是生命的呼吸。而风是瓦塔的主导元素。

瓦塔的功能可以概括为：

1. 维持身体这台机器，保证身体良好运作。

2. 引发、组织和控制身体的所有行动。

3. 调整、指导心意。

4. 启动、联结所有的感官，诸如看、听、闻、触和尝。

5. 建立不同组织的特定结构并将它们连接在一起。

6. 发声。

7. 展示欲望和快乐。

8. 点燃内在之火。

9. 让体内过多地潮湿或干燥。

10. 排尿、大便等废弃物。

11. 区分和形成体内不同的通道，它们有些粗糙、有些精微。

12. 形成不同的胎儿结构。

皮塔的主要功能是为身体提供热。火是皮塔的主导元素，皮塔的功能可以概括为：

1. 视力。

2. 消化。

3. 热（体温）。

4. 饥饿、干渴、皮肤的柔软。

5. 发光、欢乐、理智。

6. 色彩和色素。

卡法的主要功能是提供身体水性的物质，形成和维持身体。水元素是主导元素。卡法的功能可以概括为：

1. 维持身体黏性。

2. 黏合和滋润关节。

3. 保持力量。

4. 给身体提供稳固性和力量。

5. 提供性活力。

6. 刚毅、忍耐、耐心、节制。

7. 滋养。

8. 提供免疫力和抵抗力。

五、道夏的节律

人体道夏并不是固定不变的。事实上，不同年龄、不同季节、每日的不同时间，道夏都会发生变化。

就人的一生来说：

童年，卡法容易占主导；

中年，皮塔容易占主导；

老年，瓦塔容易占主导。

就一天来说：

06:00—10:00，卡法占主导；

10:00—14:00，皮塔占主导；

14:00—18:00，瓦塔占主导；

18:00—22:00，卡法占主导；

22:00—02:00，皮塔占主导；

02:00—06:00，瓦塔占主导。

就一年的季节来说：

9月—11月，瓦塔占主导；

11月—2月，卡法占主导；

2月—5月，卡法或皮塔占主导；

5月—9月，皮塔占主导。

下表可以清楚地表达道夏随着时间的变化而变化的情况：

春天（暖湿）	V-	P+	K+
夏天（潮热）	V-	P++	K-
秋天（凉干）	V+	P-	K-
冬天（冷潮）	V+	P-	K+

备注：V：代表瓦塔。V-：代表瓦塔减少。V+：代表瓦塔增加。

P：代表皮塔。P-：代表皮塔减少。P+：代表皮塔增加。

K：代表卡法。K-：代表卡法减少。K+：代表卡法增加。

就饮食来说：

刚吃下去的第一阶段，卡法占主导；

之后消化的第二阶段，皮塔占主导；

最后处理的第三阶段，瓦塔占主导。

上述的细节并不是绝对的。事实上，我们需要根据实际情况做出某种合理的调整，例如，不同季节中每天的道夏时间应有微妙的差异；四季不分明的地方、在世界不同的时区，甚至对不同的人种，我们都需要谨慎分析，而不能生搬硬套地理解和应用。

六、先天体质和后天体质

根据阿育吠陀，我们拥有生下来就一辈子稳定的特征，如肤色、身高、发色等，这些特征来自我们的先天道夏体质（Prakriti，在数论中也翻译成原质）。但我们实际呈现的道夏体质却有很大的变化，它受到饮食、生活方式、环境、年龄、压力、运动等因素的影响，阿育吠陀中称之为维库茹蒂（Vikruti，当下或后天道夏体质）。阿育吠陀健康的核心是让后天的维库茹蒂和先天的道夏体质相匹配。为此，就需要了解我们本来的道夏状态，并通过各种可能的方式改善后天不平衡的道夏状况。如果我们后天的饮食、生活方式、环境、年龄、压力、运动等因素和我们先天的体质有冲突，我们或许暂时会达成我们的"目标"，但最后身体会做出"反馈"，这对我们的健康是不利的。在本书中，我们对道夏的考察以及调理方式，都基于维库茹蒂和先天道夏体质相匹配这一真正的健康原则。

要理解这一关系，我们可以用经济学中价值和价格的概念来说明。我们先天的道夏体质为价值，后天的道夏体质为价格。如果价格远离价值，就会出现问题。合理的关系是，尽管价格不能完全符合价值，但价格不能偏离价值太远。在阿育吠陀瑜伽中，如果后天道夏体质太过偏离先天的道夏体质，我们就会出现健康问题。解决的方式是让影响后天道夏体质的因素匹配先天道夏体质，这包括调整我们的生活方式、环境、饮食、运动，等等。

七、次道夏

瓦塔、皮塔和卡法还是比较宏观笼统的。每种道夏还可以细分为五种次级道夏。

瓦塔（风），包含命根气（prana）、上行气（udana）、平行气（samana）、遍行气（vyana）和下行气（apana）五个次级瓦塔。这五种次级瓦塔的位置和一般功能如下：

五种次级瓦塔（总体上发挥各种运动的功能）		
次级瓦塔	所在位置	一般功能
命根气	心、头脑、肺部、眼睛、鼻、舌头	呼吸，吞食，打嗝，打喷嚏，吐（口水等）
上行气	脖子、喉、脐区、心肺	发声，说话，唱诵，用力
平行气	脐区、胃、小肠、排泄流汗的通道	胃火，消化食物，分离消化的食物，向下输送废物
遍行气	胸部、全身	影响血液和淋巴的循环，影响身体的运动以及血液外流和身体出汗
下行气	下腹、直肠、大肠、膀胱、生殖器、大腿、脐	用力生胎儿，让尿、大便、精液、月经往下流，向下使劲

在阿育吠陀瑜伽中，对瓦塔的重视程度要远远超过皮塔和卡法。这五种次级瓦塔，如何在瑜伽中加以运用，可以参见第十二章，以及其他相关章节。

皮塔有五种次级皮塔，其类型、位置和功能如下：

五种次级皮塔（总体上发挥身心不同层面的消化功能）		
次级皮塔	所在位置	一般功能
帕查哥（Pachaka）	十二指肠	消化食物，分解食物到淋巴和排泄物，补充其他四种次级皮塔，维持身体的热度
岚伽哥（Ranjaka）	肝、脾脏	把红色素传输到淋巴液（包含淋巴和乳状脂肪）和血液
萨哈哥（Sadhaka）	心和脑	吸收印迹，帮助达成愿望，保持智性和记忆力
阿罗查哥（Alochaka）	眼睛	保持一般的视力，消化印迹，如艺术赞赏，消化观念和经验
布洛伽哥（Bhrajaka）	皮肤	吸收阳光，消化油性物质，让皮肤发光，保持体温

卡法有五种次级卡法，其类型、位置和功能如下：

五种次级卡法（总体上发挥防止来自瓦塔的干燥和皮塔的燥热的影响）		
次级卡法	所在位置	一般功能
克勒达哥（Kledaka）	胃部	给食物加湿并分解，润滑胃
阿瓦拉巴哥（Avalambaka）	胸腔（心肺）	避免心肺过热，使其运行正常 让肩胛骨处于合适位置
薄哈哥（Bodhaka）	舌根、喉	舌头保持潮湿，保护味觉
塔帕哥（Tarpaka）	脑壳、脑部	让不同感官清凉 润滑脑脊髓
希勒夏哥（Shleshaka）	关节	保护关节稳定 润滑并保护不同的关节

阿育吠陀瑜伽特别重视五种次级瓦塔，即五气。五气和人的身心健康关系异常密切。

八、道夏和寿命

个体寿命取决于很多因素。道夏和寿命关系密切。

一般情况下，卡法体质的人更加长寿，因为他们拥有较好的身体结构、完善的组织和抵御疾病的能力。相比之下，瓦塔体质的人寿命短些，因为瓦塔引发身体组织的干枯和耗损，免疫力低下，缺乏抵抗疾病的能力。而皮塔体质的人寿命居中。要长寿，从道夏的角度看，体质的平衡很重要。特别是瓦塔体质的人，要特别注意各种增加瓦塔的因素，要避免过多地增加瓦塔。

在本章的后面，有一张体质测试表。读者可以自行测试自己的体质。一个人可能是瓦塔体质、皮塔体质或卡法体质，也可能是其中某两种体质的结合：如瓦塔–皮塔型、瓦塔–卡法型、皮塔–卡法型。也有少数人是三者平衡的。对混合二元型的体质，一般来说，皮塔–卡法型的人比较长寿，因为他们结合了卡法的忍耐力和皮塔的温暖。瓦塔–卡法型的人长寿但多病，缺乏动力。瓦塔–皮塔型的人智商较高，但可能寿命较短。

长寿的秘方就在于找到反瓦塔的疗法，同时，促进卡法，恰当地减少皮塔。这其中的方法很多，包括饮食法、药疗、充分休息、避免过分的压力和刺激。

弗劳利说，由于寿命和卡法关系密切，所以要保持稳定的卡法，这个卡法反映的是清凉的能量，也就是苏磨（Soma）之力。要保持稳定的卡法，就应该避免卡法黏液的累积，要保持好的体重，坚持锻炼身体，要有合适的活动模式。个体体质不同，对于采取的养生法或回春法也具有不同的特点，在实践过程中需要充分考虑体质特质。

卡法体质的人，古板、懒惰，难以接纳新的疗法。不过，一旦他们形成了某种方法，却可以坚持下去，很有耐心。所以，对于卡法体质的人，要努力培养起科学而有效的养生习惯。

瓦塔体质的人，吸收新思想较快，也很容易接纳积极的健康疗法。他们十分开放，但是缺乏坚持和耐心，很容易过段时间就会放弃，容易被新思想或新疗法所吸引。

皮塔体质的人，他们介于瓦塔体质的人和卡法体质的人之间，能够很好地执行一种健康疗法，缺点是太个人化，太过于个人努力。因为有太多个人化因素参与其中，所以，有时他们难以选择合适的疗法。

瓦塔体质的人潜能上寿命较短，但同时，他们的寿命最不确定，因为他们具有最大的自我调节能力。只要他们调整生活方式，采用合理的健康养生疗法，就会长寿。所以，对于瓦塔体质的人，科学、合适的养生疗法非常重要。卡法体质的人潜能上最长寿，但他们最不容易调整自己的健康养生疗法，难以形成好的生活方式。对于他们，需要某种强制力从而形成健康的生活方式，适应良好的健康疗法。皮塔体质的人，处于瓦塔和卡法两者之间，他们聪明、智慧、决断有力，要提醒的是不要过于自我，如此便可以极大地改善自己的身体状况。

弗劳利总结了三道夏和长寿的基本规则：

1. 卡法体质的人，重点在于控制体重。如果不能控制体重，要长寿是很难的。当然，控制体重绝不意味着狂热地减肥或追求苗条，而是避免过度肥胖。

2. 瓦塔体质的人，要注意合理的营养以支持他们的各种生命活动。但他们需要有耐心，要有坚持力，也就是定力。

3. 皮塔体质的人，要跟随正确的疗法，不走极端，不要过于追求完美，不要让机体过热。

在个体走向衰老的进程中，弗劳利说，不同体质的人有一些具体的表征，可以通过下表看出瓦塔、皮塔和卡法体质的差异，也可以从中了解到一些需要解决的关键点。

瓦塔	皮塔	卡法
体重轻，体重不规律地增加	中等体重，体重中等地增加	超重，肥胖
消化变化大	胃口超大	胃口稳定

续表

瓦塔	皮塔	卡法
新陈代谢高	新陈代谢中	新陈代谢低
皮肤干裂	红或红肿的皮肤，皮疹	厚皮肤
骨头和关节脆弱	血液有毒	过多的脂肪和水
便秘，鼓胀	胃酸多	充血
神经系统脆弱	肝脏、胆囊功能弱	肺和淋巴系统弱
听力丧失	视力丧失	味觉丧失，流涎症
身体运动强烈	身体运动中等	身体运动弱
不稳定，震动	发炎，对光的忍受力弱	惰性，昏睡
失眠，缺乏睡眠	睡眠障碍	睡眠过度
关节炎	高血压	心脏病
记忆丧失	偏执，古怪	迟钝，缺乏同情心
神经敏感	精神回应	情绪懒散
恐惧，焦虑	愤怒，过敏	执着，贪婪
行为古怪	强迫症	缺乏动机
虚弱，无活力	慢性感染，发炎	黏液（如痰）血丝，闭尿
对冷和风敏感	对热、火和光敏感	对冷和潮湿敏感
因风而起的疾病	因火而起的疾病	因黏液而起的疾病

九、六味、六性和道夏

甜、酸、咸、辛辣、苦和涩这六味，与道夏关系密切。

甜——增加卡法，降低瓦塔和皮塔；降温，降低胃火，放慢消化。代表性食物，如米、小麦、牛奶、大麦、椰子、南瓜子。

酸——刺激皮塔和卡法，降低瓦塔；驱寒，增强胃火，促进消化。代表性食物，如柠檬、西柚、米醋、梅子、酸奶、奶酪。

咸——刺激皮塔和卡法，降低瓦塔；驱寒，增强胃火，改善胃口，促进新陈代谢。代表性食物，如酱油、食盐。

辛辣——加强瓦塔和皮塔，降低卡法；驱寒，增强胃火，促进胃口，帮助消化。代表性食物，如姜、胡椒、芥末、辣椒、洋葱、大蒜。

苦——加强瓦塔，降低皮塔和卡法；降温，降低胃火，解毒，减脂，减轻体重。代表性食物，如苦瓜、绿叶蔬菜。

涩——加强瓦塔；通过冷来降低皮塔，降温；通过干来降低卡法；对胃火没有相对的影响，减脂，减血压，防感染。代表性食物，如绿茶、柿子、多种豆类。

六味和道夏的关系：

六味	材质的力量	功能			代表性食品及其对养生的影响
		瓦塔	皮塔	卡法	
甜	降温、凉	↓	↓	↑	米、小麦、牛奶、椰子、南瓜子 适量养生，过分则导致疾病和衰老
酸	驱寒、加热	↓	↑	↑	柠檬、西柚、米醋、梅子、酸奶、奶酪 帮助消化，净化，平衡胆固醇。一般可以促进养生，但酸性本身并不养生，量不可多
咸	驱寒、加热	↓	↑	↑	酱油、食盐 以补充方式促进养生，尤其是粗盐
辛辣	驱寒、加热	↑	↑	↓	姜、胡椒、芥末、辣椒、洋葱、大蒜 增强胃火，促进新陈代谢，但本身不养生
苦	降温、凉	↑	↓	↓	苦瓜、绿叶蔬菜 解毒，减脂，减轻体重。除了很少的草药，苦不促进养生
涩	降温、凉	↑	↓	↓	绿茶、柿子、多种豆类 减脂，减血压，防感染。除了很少的草药，涩不促进养生

也可以通过食品的性质来了解它们和道夏的关系：

性质	功能			代表性食品
	瓦塔	皮塔	卡法	
重	↓	↓	↑	起司（奶酪）、小麦
轻	↑	↑	↓	大麦、玉米、苹果、菠菜
油	↓	↓	↑	各种油、油性食品、乳制品
干	↑	↑	↓	大麦、玉米、各种豆
热	↓	↑	↓	香料、高温食品
寒	↑	↓	↑	冷食、一些海鲜、绿叶菜

　　知道了六味和道夏的关系，知道了食物的性质和道夏的关系，就可以比较容易地分辨出某种食物对人体的影响和作用。

十、道夏和食物（上）

　　瓦塔体质：

　　多食用：（味）甜、酸、咸；（性质）重、油、热；

　　少食用：（味）苦、辣、涩；（性质）轻、干、凉。

　　皮塔体质：

　　多食用：（味）甜、苦、涩；（性质）重、油、凉；

　　少食用：（味）酸、咸、辣；（性质）轻、干、热。

　　卡法体质：

　　多食用：（味）苦、辣、涩；（性质）轻、干、热；

　　少食用：（味）甜、酸、咸；（性质）重、油、凉。

　　不同的食物直接影响三种道夏。即便不知道具体的食物性质，通过看、吃，也可以知道它们是否适合自身食用或食多食少。

　　首先，我们了解一些基本的食物和道夏之间的关系。

	基本性质	瓦塔	皮塔	卡法
谷物	重	↔	↔	↑
牛奶和奶酪	重、潮、凉	↔	↔	↑
酸奶和其他发酵过的奶制品	重、潮、暖	↔	↑	↑
坚果	重、潮、暖	↔	(稍微)↑	↑
种子	轻、干	↑	↔	↔
豆类	重、干	↑	↔	↑
甜果类	轻、潮、凉	↑	↔	↑
酸果类	轻、潮、暖	↔	↑	↑
绿叶蔬菜	轻、干	↑	↔	↔
根用蔬菜	重	↔	↔	↑
家禽白肉	重、干、凉	↑	↔	↑
家禽深色肉（指禽类的腿等部分烧不白的肉）	重、潮、暖	↔	↑	↑
蛋	中性	↔	↔	↔
油	重、潮	↔	(稍微)↑	↑
白糖	重、潮、易变	↑	↑	↑
鲜蜜/糖浆/蔗糖	重、潮、暖	↔	↑	↑（卡法不平衡的人食用要少，并且不要食用鲜蜜。要食用放六个月以上的陈蜜）
槭糖/麦芽糖	重、潮、凉	↑	↔	↑
香料/调味品	轻、干、暖	↔（微）	↔（中）	↔（重）

（说明：↔表示平衡，↑表示上升。）

基于此，各种体质适用的食物：

对瓦塔体质的人最佳食物：谷物、牛奶、奶酪、坚果、酸果、根茎蔬菜、黑肉、蛋、油、鲜蜜、蔗糖、调味品。最不好的食物：十字花科蔬菜、白肉、白糖、麦芽糖。

对皮塔体质的人最佳食物：谷物、牛奶、奶酪、种子、豆类、甜果、根茎蔬菜、绿叶蔬菜、白肉、蛋、麦芽糖。最不好的食物：酸奶、发酵过的奶制品、酸果、黑肉、白糖、蔗糖。

对卡法体质的人最佳食物：种子、绿叶蔬菜、陈蜜、调味品（重）。最不好的食物：谷物、牛奶、奶酪、发酵的奶制品、坚果、甜果、酸果、根茎蔬菜、白肉、黑肉、油、糖。

不同体质的人，需要有一个合理的食物结构。弗劳利做了总结，我在他的基础上，根据中国人的习惯，做了一些修改。

（一）水果

瓦塔	皮塔	卡法
一般适合食用甜的水果：香蕉（成熟）、樱桃、椰子、无花果（鲜、煮熟或浸泡过）、杏（鲜）、葡萄、奇异果（猕猴桃）、柠檬、甜瓜、草莓、罗望子果、凤梨、葡萄柚、杧果、橙子、木瓜、桃、李子、菠萝、苹果（煮熟）、苹果酱、椰枣（鲜、煮熟或浸泡过）、西瓜（只在热天食用）	食用甜的以及涩的水果：苹果（甜）、椰子、牛油果（鳄梨）、无花果、西瓜、甜橙、李子、菠萝、梅子、杏子（甜）、葡萄（干）、石榴、甜瓜、无花果、樱桃（甜）、杧果（熟）、木瓜	一般食用涩的水果和干果：苹果、杏桃、浆果（葡萄、番茄等）、梅子、无花果（干）、桃子、梨、苹果泥、樱桃、柠檬、西洋梨、柿子、石榴、葡萄干、草莓
忌干的水果，下面果子当避免或少食用：葡萄（干）、石榴、柿子（干）、无花果（干）、苹果（干）、椰枣（干）、西洋梨	忌酸的水果：苹果（酸）、杏桃（酸）、香蕉、樱桃（酸）、葡萄柚、葡萄（青）、奇异果（偶尔食用）、杧果（青）、桃、凤梨（酸）、柿子、李子（酸）、草莓、罗望子果	忌最甜和最酸的水果：香蕉、椰子、椰枣、无花果（新鲜）、葡萄柚、甜瓜、橙子、凤梨、李子、西瓜、杧果

（二）蔬菜

瓦塔	皮塔	卡法
适合煮熟的蔬菜：可以多食用根用蔬菜。芦笋、甜菜、高丽菜、胡萝卜、大蒜、煮熟的洋葱、绿叶蔬菜、莴苣、秋葵、香芹、芥菜、韭菜、黄瓜、豆芽菜、菠菜（熟）、南瓜、四季豆、大头菜、西洋菜	适合甜的和苦的蔬菜：芦笋、大白菜、黄瓜、花椰菜、绿豆、莴苣、青豆、香菜、土豆、豆芽菜、豌豆、苦瓜、高丽菜、西洋芹、四季豆、秋葵、甜椒、番薯、蘑菇、黄瓜、南瓜、芋艿	适合辣和苦的蔬菜：芦笋、甜菜叶、苦瓜、玉米、高丽菜、大白菜、萝卜、花椰菜、芹菜、芥菜、大蒜、蘑菇、茄子、蒜、马铃薯、洋葱、香菜、豌豆、菠菜、豆芽菜
忌冰冷、生鲜或干的蔬菜：苦瓜、甜菜叶、高丽菜（生）、花椰菜（生）、西洋芹、玉米（鲜，偶尔食用无妨）、茄子（生）、蘑菇、洋葱（生）、甜椒和辣椒、马铃薯（生）、豌豆（生），特别要避免食用十字花科蔬菜	忌辛辣味蔬菜：白萝卜、玉米（鲜，偶尔食用无妨）、茄子（偶尔食用无妨）、蒜、大头菜（偶尔食用无妨）、韭菜、洋葱（生）、菠菜（熟，偶尔食用无妨）、西红柿	忌甜味和多汁的蔬菜：黄瓜、西红柿（熟）、南瓜、冬瓜、番薯

（三）谷物

瓦塔	皮塔	卡法
富有营养的谷物：燕麦（煮熟的）、米、糙米、小麦松饼	清凉的谷物：米（香米）、小麦、大麦松饼 避免食用：黑麦、玉米粥、发酵面包、小米、荞麦	干的谷物：大麦、荞麦、玉米、黑麦、小米、干燕麦片（少量的）、米 避免食用：发酵面包、面食、小麦

（四）豆类、豆制品

瓦塔	皮塔	卡法
除了绿豆以及特别处理过的豆，通常避免食用豆类 可以食用豆腐、豆浆等	除了扁豆，各种豆类都适合	适合：绿豆、黑扁豆、豌豆 不适合：黄豆、豆酱、豆腐乳、芸豆

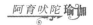

（五）坚果

瓦塔	皮塔	卡法
各种坚果都适合,但用量要小:杏仁、芝麻、胡桃、腰果、花生 避免食用烤的加盐的坚果	通常避免坚果	通常避免食用坚果,但可以食用葵花子、南瓜子

（六）糖类

瓦塔	皮塔	卡法
适合食用适度的天然糖	适合食用适度的自然清凉的,但不适合食用蜂蜜	通常避免食用糖类 但可食用含有少量蜂蜜的

（七）辣物的食用

瓦塔	皮塔	卡法
各种辣味和食品一起吃都是好的,但微辣最佳	通常避免食用辣味,如食用,则要少量	适合所有的辣味

（八）奶制品

瓦塔	皮塔	卡法
适合所有奶制品,但最好避免冷藏的酸奶、冰淇淋、非有机奶制品、奶粉	适合清凉的奶制品	通常避免食用奶制品

（九）油

瓦塔	皮塔	卡法
各种油都适合,特别是芝麻油、酥油、杏仁油、橄榄油,但最好避免食用玉米油、菜籽油	清凉的油适合,如椰子油、橄榄油、亚麻籽油 不适合的油:葵花子油、豆油、菜籽油、玉米油、花生油	食用少量的油,如玉米油、菜籽油、葵花子油

（十）动物性食品

瓦塔	皮塔	卡法
适合食用强化力量的肉:牛肉、鸡肉、猪肉、鸭肉、海鲜、蛋。避免食用:羊肉、兔肉、火鸡肉(白)	只食用清凉的肉:鸡肉、猪肉(但避免多食红烧肉)、鸭肉、兔肉 可以食用:淡水鱼、虾、鸡蛋(蛋白)、鸭蛋 避免食用:牛肉、鸡肉(红)、鱼(海水)	只吃瘦肉,如:鸡肉、鸡蛋、兔肉、虾、淡水鱼、瘦猪肉

（十一）生活方式

瓦塔	皮塔	卡法
避免过度压迫自己； 避免过多习练、重活、旅行； 避免禁食或随意不吃； 避风口、避窗口、避空调； 减少压力、忧虑、怒火； 避免吃生冷食物，吃温热味重有油的食物，适合吃甜食和熟食； 常温的饮料，葡萄汁是饮料中的佳品。 总体上说，多食甜、酸、咸的食物，少吃苦、辣、涩的食物	避免过热； 避免腌制品、醋、辣椒、番茄酱、碳水饮料； 晚上别睡太迟； 避免在火边工作； 避开接触太阳； 避免冲突和争论； 适合吃沙拉和冷食； 常温的饮料，石榴汁是饮料中的佳品； 避免多食辛辣、油腻食物，少食红肉，少喝酒，少用食盐。 总体上说，多食甜、苦、涩的食物，少吃酸、咸、辣的食物	保持活力和警觉； 避免白天睡觉； 避免冷食和速冻食物； 不吃太甜或太油的食物； 尽量不喝冰水和饮料，如果要食用，苹果汁为佳品； 避免久坐的工作； 避免潮湿环境的工作； 避免冷和潮湿； 减少依附； 避免冰块，可以多喝点咖啡或茶； 早餐要迟点吃，两餐之间不吃零食，晚餐要吃得早； 总体上说，多食用苦、辣、涩食物，少食用甜、酸、咸食物

十一、道夏和食物（下）

　　只有极少数人的体质全然地表现为瓦塔、皮塔和卡法。绝大多数都是某个道夏占据主导。还有一种情况，即其中的两种道夏占据主导：瓦塔-皮塔、瓦塔-卡法、皮塔-卡法。当然，也有三者平衡的体质之人。在道夏和食物的前一部分，我们已经了解道夏和食物之间的关系，并且了解了三种体质如何搭配饮食。在这部分，我们将道夏和食物的关系再深化一步，以便更好地指导科学饮食。

　　大致来说，瓦塔-皮塔体质的人，具有风、空、火、水，但缺地，需要通过补充地元素来平衡体质。这样的人适合多吃甜食（地和水），不适合多吃绿叶、热辣的食品。最优的食物味道的排列，从最好到最差依次为：甜、涩、酸、咸、苦和辛辣。

　　瓦塔-卡法体质的人，具有地、水、空、风，但缺火，需要通过补充火元素来平衡体质。这样的人适合多吃熟食，微辣，防冷，不适合冷、湿的食品。最优的食物味道的排列，从最好到最差依次为：辛辣、酸、咸、涩、甜和苦。

皮塔–卡法体质的人，具有火、水、地，但缺空和风，需要通过补充空和风元素来平衡体质。这样的人多表现为热（皮塔）、重（卡法）和油性（卡法和皮塔），食物适合采用清、凉的，如沙拉、未炒过的蔬菜。适合多吃一些苦味的食物，适合吃绿叶蔬菜。最优的食物味道的排列，从最好到最差依次为：苦、涩、辛辣、甜、酸和咸。

也有少数人三种道夏是比较平衡的，他们的饮食需要平衡。有的食物本身就是平衡的，那样的食物是最好的。他们会表现出几个特点：重（卡法）、暖（皮塔）和干（瓦塔）。这样的人，饮食需要注意突出轻、凉和湿。根据季节调整饮食，例如，冬季和早春，饮食需要轻、暖和干一些；春末和夏天，饮食需要清凉一些；秋天和早冬，饮食应该重、暖和油一些。但是，也有人尽管三种道夏功能差不多，但却都处于不平衡状态，这样的人需要专门治疗，仅仅调整饮食是不够的。

结合弗劳利《阿育吠陀自然医学》提供的资料，下面提供关于瓦塔–皮塔、瓦塔–卡法、皮塔–卡法以及三者平衡之人合理的食物结构，根据中国人的特点，我们做了部分修改、删减以及技术处理。

（一）基本原则

	瓦塔–皮塔	瓦塔–卡法	皮塔–卡法	道夏平衡
需要减少	热、轻、干	冷、干、重	热、重、湿	热、重、干
最佳味道	甜	辛辣、酸	苦、涩	平衡
少量使用	涩、酸	咸、涩	辛辣、甜	无
最糟味道	咸、辛辣、苦	甜、苦	酸、咸	无

（二）谷物类

	瓦塔–皮塔	瓦塔–卡法	皮塔–卡法	道夏平衡
食用要旨	最好吃烹调过的谷类或未发酵过的面包	最好吃烹调过的谷类	最好吃烹调过的谷类或发酵过的面包	吃烹调过的谷类或发酵过的面包
最佳	小麦、燕麦、优质大米	大米、大麦、糙米、荞麦	大麦、大米、玉米面粉产品（玉米面煎饼是例外）、黑麦	优质大米
少量	大麦、小米	小米、黑麦	小米	大麦、糙米、荞麦、玉米面粉产品、小米
避免	荞麦、玉米、玉米面粉产品、干燕麦	玉米面、燕麦、小麦	荞麦、燕麦、糯米	无

（三）奶制品

	瓦塔–皮塔	瓦塔–卡法	皮塔–卡法	道夏平衡
食用要旨	食用有机奶或未加工的奶；奶应该是温热的，并带一点姜或小豆蔻	食用有机奶或未加工的奶；奶应该是温热的，并带一点姜或小豆蔻	食用有机奶或未加工的奶；奶应该是温热的，并带一点姜或小豆蔻	食用有机奶或未加工的奶；奶应该是温热的，并带一点姜或小豆蔻
最佳	黄油、白软干酪、奶油干酪、牛奶	白脱牛奶、酥油、低脂酸奶酪	脱脂牛奶	酥油
少量	白脱牛奶、酸奶油、酸奶	酸奶油、酸奶酪	酥油、羊奶、低脂酸奶酪	黄油、酪乳、酸奶油、松软干酪、羊奶、全脂牛奶
避免	冰淇淋、冷冻酸奶	黄油、干酪、冰淇淋、速冻酸奶酪	黄油、奶酪、奶油、速冻酸奶酪、冰淇淋、全脂牛奶	硬质奶酪、冰淇淋、冻酸奶

（四）糖类

	瓦塔–皮塔	瓦塔–卡法	皮塔–卡法	道夏平衡
食用要旨	不能食用过多	不能食用过多	不能食用过多	不能食用过多
最佳	鲜蜜、麦芽糖、枫糖	蜂蜜		鲜蜜
少量	葡萄糖、黑糖	糖浆、黑糖	鲜蜜	葡萄糖、果糖、枫蜜、麦芽糖、糖蜜、大米糖浆
避免	白糖	葡萄糖、白糖、枫糖	红糖、葡萄糖、白糖、麦芽糖、果糖、枫糖	白糖

（五）油

	瓦塔–皮塔	瓦塔–卡法	皮塔–卡法	道夏平衡
食用要旨	皮肤干者当多用	多用油，轻油不会增加卡法	少量食用，用轻、较干和清凉的油	最好食用轻、凉、干的油
最佳	椰子油、橄榄油、葵花子油、酥油、鳄梨油	亚麻籽油、酥油	菜籽油、玉米油、豆油、葵花油	菜籽油、玉米油、大豆油、葵花籽油
少量	芝麻油、杏仁油、玉米油、酱油	杏仁油、玉米油、菜籽油、橄榄油、花生油、芝麻油	人造黄油、红花油	椰子油、亚麻籽油、猪油、花生油、人造黄油、红花油、芥末油
避免	花生油、猪油、红花油、人造黄油、芥末油	猪油、葵花油、鳄梨油	杏仁油、鳄梨油、椰子油、芥末油、花生油、芝麻油、猪油	无

（六）水果

	瓦塔–皮塔	瓦塔–卡法	皮塔–卡法	道夏平衡
食用要旨	当吃成熟的、甜的果子；不能吃太多	适合食用酸的或没有熟透的果子；不能吃太多，不能当主食，偶尔食用	夏天可以多食用轻、凉的水果	适合食用轻、凉、湿的水果

续表

	瓦塔-皮塔	瓦塔-卡法	皮塔-卡法	道夏平衡
最佳	杏子、牛油果（鳄梨）、香蕉（甜）、蓝莓、柠檬、橙子、杧果、橘子、桃、李、草莓、梨、椰子、无花果、枣（煮过）、葡萄、柿子	杏子、樱桃、葡萄柚、柠檬、木瓜、石榴	苹果、蓝莓、柠檬、石榴	杏、苹果、黑莓、蓝莓、甜瓜、哈密瓜、樱桃、葡萄柚、葡萄、杧果、柠檬、桃、梨、西瓜、李、菠萝、酸橙、石榴、枣、山竹、橘子
少量	苹果、香蕉（酸）、葡萄干、菠萝（甜）、西瓜	苹果、香蕉（酸）、蓝莓、黑莓、酸橙、杧果、橘子（酸）、菠萝、李（酸）、西梅、橘子	梨、菠萝（甜）、李（甜）、枣、葡萄柚、甜瓜、黑莓、杏、橘子、西瓜、桃子	香蕉、无花果、柿子
避免	樱桃、干果、枣（干）、菠萝（酸）、李（酸）、橘子（酸）、木瓜、橄榄	牛油果（鳄梨）、香蕉（甜）、椰子、无花果、葡萄（甜）、枣、西瓜、甜橙、桃、油桃、梨、李（甜）、草莓、柿子、葡萄干	无花果、葡萄、菠萝（酸）、草莓	酸梅、草莓

（七）蔬菜

	瓦塔-皮塔	瓦塔-卡法	皮塔-卡法	道夏平衡
食用要旨	吃烹调过的蔬菜，部分蔬菜可以生食，但要看身体状况	吃烹调过的蔬菜。部分蔬菜可以生食，但要看身体状况	大部分蔬菜降低皮塔和卡法。夏天适合生吃	通常食用轻、凉、干的蔬菜
最佳	豆芽、玉米、韭菜、秋葵、西红柿、南瓜、土豆	甜菜、花椰菜、玉米、韭菜、洋葱、土豆、油葵苗、番茄	芦笋、豆芽、甜椒、苦瓜、芹菜、花椰菜、卷心菜、熟洋葱、茄子、青椒、莴苣、蘑菇、豇豆、南瓜、甜豆、油葵苗	豆芽、花椰菜、新鲜玉米、烹调过的洋葱、烹调过的韭菜、土豆、海藻、油葵苗

续表

	瓦塔-皮塔	瓦塔-卡法	皮塔-卡法	道夏平衡
少量	苜蓿芽、甜菜、甜椒、苦瓜、西兰花、蘑菇、番薯、菠菜、莴苣、胡萝卜、卷心菜、芹菜、黄瓜、茄子	甜椒、小洋白菜、香菜、莴苣、蘑菇、秋葵、海藻、菠菜、老南瓜	甜菜、玉米、萝卜、黄瓜、熟大蒜、韭菜、土豆、菠菜、番薯、芥菜、海藻	芦笋、牛油果（鳄梨）、甜椒、苦瓜、卷心菜、茄子、青椒、莴苣、蘑菇、洋葱、甜豆、南瓜、菠菜、萝卜、黄瓜、海藻、烹调过的大蒜
避免	辣椒、生洋葱、小萝卜、小洋白菜	芦笋、苦瓜、卷心菜、黄瓜、茄子、番薯	牛油果（鳄梨）、辣椒、生洋葱、青南瓜	红辣椒

（八）坚果、种子

	瓦塔-皮塔	瓦塔-卡法	皮塔-卡法	道夏平衡
食用要旨	尽可能少吃	不能烤得太干，盐不能多	大部分坚果和种子都增加皮塔和卡法	不能多食
最佳	葵花子（瓜子）	南瓜子、葵花子	南瓜子、葵花子	南瓜子、香瓜子
少量	杏仁、莲子、腰果、胡桃、山核桃、开心果、南瓜子	榛子	芝麻籽、榛子	杏仁、腰果、椰子、榛子、莲子、山核桃、开心果、芝麻籽、胡桃
避免	花生	杏仁、胡桃、腰果、莲子、花生、山核桃、开心果	杏仁、腰果、莲子	无

（九）肉类

	瓦塔-皮塔	瓦塔-卡法	皮塔-卡法	道夏平衡
食用要旨	不反对肉食，但过多肉食对身体不利	不反对肉食，但过多肉食对身体不利	不反对肉食，但过多肉食对身体不利	不反对肉食，但过多肉食对身体不利
最佳	鸡肉（白）、蛋、淡水鱼、猪肉	无	无	无

续表

	瓦塔–皮塔	瓦塔–卡法	皮塔–卡法	道夏平衡
少量	鸭肉、牛肉、羊肉、鹿肉	鸡肉、咸水鱼	鸡肉、鸡蛋、淡水鱼	牛肉、羊肉、鸡肉、鸭肉、鸡蛋、鱼、猪肉
避免	贝类等有壳水生动物、黑肉	牛肉、羊肉、猪肉、鸭肉、贝类等有壳水生动物	牛肉、羊肉、猪肉、鸭肉	无

（十）豆类、豆制品

	瓦塔–皮塔	瓦塔–卡法	皮塔–卡法	道夏平衡
食用要旨	不能多食	煮过，配好调料，但不能多食	不能吃太多，最好浸泡过	一般需要配香料，以帮助消化
最佳	豌豆、绿豆、豆腐	绿豆、豆腐、豆奶	绿豆、红豆、黑绿豆、蚕豆、四季豆、豌豆、黄豆、豆腐	绿豆、豆腐
少量	红豆、四季豆、黑色的小扁豆、花斑豆、黄豆、豌豆	无	黑豆	黑豆、蚕豆、豌豆、小扁豆、花生、斑豆、黄豆
避免	蚕豆、红的和黄的小扁豆	红豆、黑豆、蚕豆、四季豆、小扁豆、青豆、黄豆	扁豆、花生	无

（十一）香料

	瓦塔–皮塔	瓦塔–卡法	皮塔–卡法	道夏平衡
食用要旨	食物应该有味道，应使用对口味的香料	暖和热的香料,食物应该有味道	食用香料不宜太重	用量不宜多，不宜重味，平衡中和
最佳	月桂叶、香菜、薄荷、甘菊、小茴香、柠檬、迷迭香、藏红花、绿薄荷、姜黄	月桂叶、香菜、薄荷、甘菊、小茴香、柠檬、迷迭香、藏红花、绿薄荷、姜黄、大茴香、桂皮、鲜姜、肉豆蔻、罂粟籽、百里香、阿魏、黑胡椒、辣椒、菖蒲、丁香、洋葱（生）、辣根、咖喱、龙蒿叶	小豆蔻、薄荷、香菜、小茴香、藏红花、姜黄	月桂叶、甘菊、香菜、小茴香、薄荷、迷迭香、藏红花、绿薄荷、姜黄

续表

	瓦塔-皮塔	瓦塔-卡法	皮塔-卡法	道夏平衡
少量	大茴香、桂皮、鲜姜、肉豆蔻、罂粟籽、盐、百里香	盐	甜胡椒、大茴香、月桂叶、香菜、鲜姜、红辣椒、迷迭香、鼠尾草、百里香	甜胡椒、大茴香、阿魏、黑胡椒、菖蒲、芹菜籽、香菜、桂皮、肉豆蔻、红辣椒、罂粟籽、迷迭香、龙嵩叶、百里香
避免	阿魏、黑胡椒、辣椒、菖蒲、丁香、洋葱(生)、姜(干)、辣根、芥末酱	无	阿魏、黑椒、菖蒲、芹菜籽、干姜、辣根、盐、肉豆蔻、芥末酱、生大蒜	辣椒、丁香、生大蒜、干姜、山葵、芥末酱

（十二）佐料

	瓦塔-皮塔	瓦塔-卡法	皮塔-卡法	道夏平衡
食用要旨	无	无	无	无
最佳	无	醋	无	无
少量	番茄酱、蛋黄酱	番茄酱、巧克力	无	醋、番茄酱、蛋黄酱
避免	醋、巧克力、酱油	蛋黄酱	番茄酱、巧克力、蛋黄酱、醋	无

（十三）饮料

	瓦塔-皮塔	瓦塔-卡法	皮塔-卡法	道夏平衡
食用要旨	常温最好不要冷藏	常温最好不要冷藏	常温饮用不要冷藏	常温饮用不要冷藏
最佳	菊花茶、甘菊茶、薄荷茶、牛奶、水、香料茶(不浓)	水、甘菊茶、薄荷茶、香料茶	绿色蔬菜汁、柠檬水	水、柠檬水

续表

	瓦塔–皮塔	瓦塔–卡法	皮塔–卡法	道夏平衡
少量	稀释的萝卜汁、果汁、绿茶、红茶	蔬菜汁、酸果汁（如柠檬汁、酸橙汁、菠萝汁、石榴汁）	碳酸纯果汁（无糖）	红茶、绿色蔬菜汁、纯净水
避免	酒精类（如白酒）、没有稀释的萝卜汁、咖啡、辣饮料、没有稀释的甜饮料、绿色蔬菜汁、番茄汁	红茶、咖啡、酒精类（如白酒）、不含酒精饮料、甜果汁、甜汽水	黑茶、咖啡、酒精类（如白酒）、不含酒精饮料、甜果汁、甜汽水、香料茶	咖啡、酒精类（如白酒）、不含酒精饮料、甜果汁、甜汽水

十二、道夏和消化的过程

食物进入体内，直到消化、吸收、排泄等，经历六个阶段，不同阶段对应不同的味道、主导元素和功能，信息如下表[①]：

消化阶段	对应味道	梵文名字	元素	道夏	功能
阶段一	甜	Madhura	水+地	卡法	吸收单糖
阶段二	酸	Amla	火+地	卡法+皮塔	分泌胃酸
阶段三	咸	Lavana	水+火	皮塔	食物到达小肠之顶部；释放消化酶
阶段四	辛辣	Katu	风+火	皮塔+瓦塔	食物进入空肠，继续被消化
阶段五	苦	Tikta	风+空	瓦塔	食物进回肠，营养被吸收
阶段六	涩	Kashaya	风+地	瓦塔+卡法	食物进入盲肠，并形成粪便

考虑到消化过程的特点，为了健康，我们应该注意科学的饮食，要注意下面的小秘诀：

1. 不要一直吃零食，因为那样会把消化停留在阶段一。

---

① Cf. Sahara Rose Ketabi, *Ayurveda,* Indianapolis: Dorling Kindersley Limited, 2017, pp. 211ff.

2. 一日三餐，各餐中应该包含甜、酸、咸、辛辣、苦、涩六味为佳，如此不会有额外渴望。

3. 根据道夏安排有差异的饮食。

4. 注意身体的症状，尤其大便变化。

十三、道夏的不平衡

阿育吠陀认为，人的疾病是因为道夏的不平衡。每个人道夏有差异，我们需要知道自己或对象的道夏。道夏完全达到平衡非常不容易。知道道夏不平衡的迹象很重要，可以据此加以调整或对治。根据弗劳利等人的深入研究，下表提供了深入浅出的描述。

	瓦塔	皮塔	卡法
下降	想食用粗糙的、轻的、辛辣的、苦的、涩的食物，懒惰、困倦、乏力，感觉力差、运动迟钝，消化力下降、卡法相对上升	胃口丧失、身体感到冷、胃酸过少、体温下降、光泽消失	想食用甜食、很渴、感到空空的、关节很弱、心脏肥大、眼花、失眠、关节位移
加重	想食用热的食物，虚弱、皮肤暗化、体重下降、力量减弱、声音粗糙嘶哑、便秘、腹胀、麻痹、失眠、身体颤抖、抽搐、眼花、运动和感官功能下降	身体虚弱、想食用冷食物、黄疸（皮肤、指甲、尿和大便变黄）、胃口大增、发烧感、高温	呼吸系统疾病（咳嗽、呼吸虚弱无力）、皮肤冰凉、消化力差、懒惰、昏昏欲睡
过分	消耗殆尽感、口渴、起鸡皮疙瘩、粗糙、嘴里有涩味、器官下垂或扩张、分泌物排泄困难、感觉丧失、身体颤抖、痉挛	感到身体耗尽、持续发热、潮湿、燃烧感、过分流汗、排泄过多、生脓、嘴巴酸味、发狂、无意识	僵硬、冰冷、沉重、绷紧感、发痒、水肿、嘴中有甜味或咸味、嗜睡、麻木、僵化
易得疾病	神经疼痛、便秘、失眠、关节炎、关节问题、直肠脱垂、手掌和脚底皮肤开裂、歇斯底里、癫痫	发烧、感染、胃酸过多、消化性溃疡、出血、皮疹、发热性痉挛、血液问题、肝脏问题、高血压	淤血、糖尿病、尿结石、哮喘、过敏、感冒、咳嗽、肥胖、冠心病、水肿、良性肿瘤

十四、道夏增加的各种原因

道夏增加的原因很多，沃里尔（Gopi Warrier）做了相当完整的整理，我们从中选一些主要原因，并做了微小的修订：

	瓦塔	皮塔	卡法
环境	冷、干燥的风、风暴、多云气候	热、尘、干	冷、潮湿
季节	秋天	晚春、夏季	冬季、早春
白天时间	下午2点到6点	中午10点到下午2点	早上6点到10点
夜晚时间	早上2点到6点	夜晚10点到早晨2点	夜晚6点到10点
与用餐关系	食物完全消化后	消化阶段	用餐后
种子和干豆	大部分干豆（红扁豆是例外）		芝麻
谷物	大麦、荞麦、玉米、小米、黑麦	荞麦、糙米、玉米、小米	意面、糙米、精白米、小麦
蔬菜	芥子、豆芽菜、大白菜、花椰菜、洋葱、萝卜、甜椒、绿叶菜	甜叶菜、辣椒、大蒜、芥菜、萝卜、菠菜、甜玉米	青瓜、黄瓜、番薯、南瓜
水果	苹果、干果、梨、西瓜	酸的水果，如柠檬、橙子、罗望子	牛油果（鳄梨）、大枣、椰子
脂肪和油	亚麻籽	玉米油、芝麻油	橄榄油
肉类	鸡肉（白）、羊肉、猪肉	牛肉、羊肉、猪肉、咸水鱼	牛肉、羊肉、猪肉、咸水鱼、普通海鲜
奶以及奶制品		白脱牛奶、奶酪、酸奶	黄油、奶酪、酥油、冰淇淋、牛奶、酸奶油、酸奶
酒类			大多数酒

续表

	瓦塔	皮塔	卡法
饮食方式	吃得太少或缺食物,吃太多生食、冷食	食用咖啡因,食用太多辣食	吃过多,吃太多甜食和脂肪类食物
心理因素	恐惧、悲伤、渴望、愤怒、担忧、烦恼、过喜	愤怒、恐惧、悲伤、嫉妒	懒惰、过喜
味道	涩、苦、辛辣	酸、咸、辛辣	甜、酸、咸
性质	干、轻 清洁和易引发便秘的食物	热、轻 容易发酵的食物	硬的、油腻的、重的、潮的、软的、块状的、光滑的以及黏滑的食物
活动	过分的活动,诸如游泳、运重物、旅行、冒险运动、过分的有氧运动、工作头绪太多	过分的活动,尤其力量型训练;暴露在太阳下,竞争环境	久坐、缺乏活动、没有活动
说话	大声、过多	过多	少
房事	过多	过多	少
睡眠	缺少睡眠,晚上躺着睡不着	缺少	白天晚上过多睡眠
年纪	老年	青年	童年

十五、道夏和营养

阿育吠陀认为人的营养状态表现为以下五种:

1. 食物质量不高;

2. 食物量不足;

3. 食物质量过高、量过大;

4. 食物有毒;

5. 食物和体质不匹配。

由于不注意自己的科学饮食，使得自己的饮食出现偏差，导致营养的质量有问题，例如摄入过多淀粉、厌食、过分禁食等。解决的方法是调整自己的饮食习惯，进行科学饮食，积极锻炼身体。

由于经济、战争、家庭等原因，不能获得足够量的食物，导致营养不良。解决的办法，有时不是个人能控制的。但在和平时期，在正常情况下，只需要增加饮食量就可以解决。

在当今，由于社会生产力的提高，人们可以获得非常丰富的食物，又由于现代人的一些生活方式不科学，吃得过多，运动过少，导致营养过剩。这几乎成了一个巨大的社会问题。解决问题的方法很多，但需要当事人积极配合。

由于当今很多粮食生长过程中大量使用化肥和农药，这使得我们的粮食中可能出现很多毒素。此外，不科学的食物加工和污染也可能带来毒素。要解决这个问题，从个人来说，要选择有机食物，注意卫生。从社会来说，需要发展有机农业和技术改造，让粮食和蔬菜、水果等更安全。

最后，我们所食用的食品需要和我们的体质相匹配。不匹配，就会对消化产生不良影响，引发健康问题。也许一次两次不注意食物和体质的关系引发的问题并不大，但时间长了必定引发道夏（瓦塔、皮塔和卡法）不平衡。

十六、道夏和气候养生

根据道夏的理论，要根据气候的差异来养生，主要的方式是反其道行之。例如，瓦塔高，就当采取反瓦塔的方式。通过反其道行之，可以平衡道夏。就道夏和气候，简单地说，平衡瓦塔的方式是暖和与潮湿，平衡皮塔的方式是清凉与有点干燥，平衡卡法的方式是暖和与干燥。

瓦塔	暖和、潮湿
皮塔	清凉、有点干燥
卡法	暖和、干燥

十七、道夏和精油

精油与道夏关系也非常密切。但这部分内容不是本书关注的重点。这里，我们主要参考弗劳利等人的研究，简单地把道夏和精油的关系列表如下，以供大家参考。

道夏类型	精　油
瓦塔	薰衣草、雪松、肉豆蔻、罗勒、鼠尾草、天竺葵、杜松、姜
皮塔	檀香、柠檬、玫瑰、薄荷、茉莉、莲花、岩兰草、栀子花、金银花、乳香
卡法	迷迭香、樟脑、丁香、鼠尾草、蓝胶尤加利、罗勒

十八、道夏和油疗

按摩油也可以来改善我们的道夏之平衡。推油需要考虑受推者的体质特点。一般来说，芝麻油适合瓦塔体质的人，杏仁油也适合。杏仁油的使用可以快速进行，因为它可以快速降低瓦塔。椰子油适合皮塔体质的人，酥油也适合这一体质的人。玉米油、芝麻油适合卡法体质的人。

在阿育吠陀医学中，还有一种传统的滴油疗法（Shirodhara），主要方式是将温暖的芝麻油慢慢地倒在推床上躺着的疗愈者的额头上。对于皮塔体质的人，可以考虑清凉的椰子油或其他清凉的油。

十九、道夏和色彩

道夏和色彩具有内在的关系。不同色彩构成元素不同，相应地也就具有不同的性质；很自然地，不同色彩具有不同道夏的效果。哈尔彭（Marc Halpern）做了总结[1]：

---

[1]　Cf. Marc Halpern, *Healing Your Life: Lessons on the Path of Ayurveda,* Twin Lakes: Lotus Press, 2011, p.133.

色彩	元素	重要性质	道夏效果
红色	火和风	热、轻、流动干燥、强烈	K-VP+
橙色	首先是火和风，其次是地和水	暖和、轻、流动	KV-P+
黄色	主要是火和空，其次是水	暖和、轻、流动	KV-P+
绿色	火、水和地	暖和、稳定化	VK-P+（过分）
金色	火、水和地	暖和、重、潮湿、稳定	VPK-
蓝色	风和空	冷、轻、干燥、流动	PK-V+
黑色	五大元素	冷、收缩	VK+P+（过分）
白色	空	冷、轻、干燥	PK-V+
棕色	水和地	冷、重、潮湿、稳定	VP-K+
紫色	首先是火，其次是风、空和地	暖和、轻、流动	VK-P+
紫罗兰色	首先是风、空，其次是火	冷、轻、流动	PK-V+
粉红色	火、空以及风	暖和、轻	K-VP+

（注：V 指瓦塔、P 指皮塔、K 指卡法）

不同的体质所对应的色彩如下表：

	瓦塔	皮塔	卡法
最佳	橙色、黄色、绿色、金色、棕色、紫色	金色、蓝色、白色、棕色、紫罗兰色	红色、橙色、黄色、绿色、蓝色、白色、紫色、紫罗兰色
谨慎使用	红色、白色、蓝色、紫罗兰色	红色、橙色、黄色、紫色、绿色	棕色

二十、三种精微能量

道夏包括瓦塔、皮塔和卡法。根据阿育吠陀，瓦塔、皮塔和卡法这三种能量的上升意味着能量不平衡，从而引发疾病。为了身心健康，有必要通过合理的饮食、适合体质的生活方式以及运动、瑜伽、冥想等方式，来调整我们的道夏，避免它们的上升。不过，阿育吠陀中也提到了另外三种能量，即普拉那（Prana）、特伽斯（Tejes）和奥伽斯（Ojas）。

普拉那、特伽斯和奥伽斯是三种更加精微的能量。一般而言，普拉那能量对应瓦塔，特伽斯对应皮塔，奥伽斯对应卡法。弗劳利教授主张，普拉那和瓦塔、特伽斯和皮塔、奥伽斯和卡法是能量一体两面的呈现，即，普拉那、特伽斯和奥伽斯代表积极性的能量，瓦塔、皮塔和卡法代表消极性的能量。

普拉那能量是和生命力、呼吸有关的本质，它使得我们富有弹性和创造力。

特伽斯能量是和发光、发热有关的本质，它使得我们充满理智和勇气。

奥伽斯能量是和健康、幸福有关的本质，它使得我们平静、有耐力。

身心健康需要有足够健康的普拉那、特伽斯和奥伽斯能量。如果这三种精微的能量不足，就可能带来各种问题。下表是这三种精微能量强盛、不足以及调整方法的建议：

	对应道夏或核心位置	健康	不足	不足原因	调理方法
普拉那	瓦塔或下丘脑（对应眉间轮）	热情，生命力，创造力，适应能力，能量动力	呼吸短促，能量低，身体冷，过分忧虑，能量损耗	环境压力大，身心创伤，怀旧，嫉妒、愤怒和攀比，憎恨、恐惧和焦虑，慢性病，胀气	调息（缓慢、细长、宁静的调息）和冥想（与风和空有关的对象之冥想）、阿育吠陀瑜伽调息法（参见第十三章），哈达瑜伽，使用草药如积雪草

续表

	对应道夏或核心位置	健康	不足	不足原因	调理方法
特伽斯	皮塔或胃（对应脐轮）	充满人格魅力，眼睛明亮，目光敏锐，决断力强，具有领导力，勇敢	消化力差，新陈代谢弱	过度努力过度运动身心创伤愤怒烟酒无度压力	三种调理：呼吸、冥想、饮食和补药。呼吸法：圣光调息、乌加依住气法、太阳脉贯穿法（参见第十三章），更多的运动或瑜伽（尤其智慧瑜伽）；有关火的冥想（参见第八章）；饮食中增加辣味调料如姜、茴香、辣椒；补药：用姜、辣椒、柠檬、蜂蜜自制补药或购买相应的补药
奥伽斯	卡法或心（对应心轮）	皮肤散发光芒，平静的能量，强大的抗压能力，良好的免疫系统	皮肤无光泽，昏睡，抑郁，焦虑，长时间生病，饮食失调，憔悴，性欲低，生殖力差	长时间食用加工食品、肉、糖和奶酪，食用陈的、罐装的、冷藏的肉类，生理和心理的创伤，旅行过度，缺乏睡眠，老化，烟酒过度，压力大，嫉妒，愤怒、憎恨、恐惧	三种调理：食物、心理和补药。下面食物增加奥伽斯：鳄梨、椰子产品、枣、纯鲜牛奶、五谷、坚果、番薯、姜黄等；下面活动增加奥伽斯：自然中散步、烹饪美食、参加舞会、按摩推油、洗热水澡、阅读有益身心之书、布置房间、艺术创造、和孩子或动物共处、自我控制、培养爱与慈悲之德性、瑜伽（尤其虔信瑜伽）；补药促进奥伽斯：如自制或购买以杏仁为主要原料（含肉桂、藏红花、小豆蔻、玫瑰花瓣）的补药

二十一、道夏的测试与养生指导

了解一个人的道夏非常有意义。拉德（Lad）教授说，明白了道夏可以促进自我理解、了解自己或他人的习性，可以预知可能的疾病并找到合适的对应方法，也可以利用道夏知识了解和指导私人生活和职场人际关系等。

瓦塔、皮塔和卡法这三种道夏，没有哪一种是最好的，每种道夏都有优点和缺点。要发挥优点，避免缺点。知道自己或他人的道夏，则可以更好地找到合适的养生方式。

当然，一个人不会是100%的瓦塔体质，或皮塔体质或卡法体质，而往往是混合型体质。并且，一个人的身心状况也并不完全由这三种体质决定，人的潜在业力也会影响人的身心状况。

下面的测试表来自弗劳利，本书做了局部改动。

道夏测试表

		瓦塔	皮塔	卡法
1	身高	很高或很矮	中等	通常矮胖，但也可以高大
2	体形	瘦、瘦骨嶙峋，可能有不错的肌肉	中等	体格发育良好
3	体重	偏轻、无力，血管和骨骼凸显	适中，肌肉比重也适中	偏重、趋于肥胖，难以减肥
4	脸色	偏暗、棕色、微黑	红、红润、潮红、红光满面	白色、苍白
5	皮肤纹理	粗糙、有裂纹、血管凸显、薄、干、凉	通常有痣、粉刺或雀斑，温暖、油性	柔软光滑，皮肤偏厚，湿润，偏冷
6	眼睛	小、干、细长、棕色、黯淡，眼光不稳定，眼皮下垂	大小适中，细长，偏红或青，眼光锐利，容易上火	大、凸出、眼皮厚、润泽、偏白，眼光诱人漂亮
7	头发	少、粗、干、棕色，略有卷曲	适中、油性、细、软，较早变灰或谢顶	多、油性、粗、卷曲，有光泽
8	牙齿	牙齿稀疏、小、不光滑、不齐、牙龈萎缩	大小适中，牙龈柔软，粉色、易出血	大、厚、牙龈柔软、色粉红、润泽
9	指甲	小、薄、干、粗糙、易裂、色暗	中等、柔软、粉色	大、厚、光滑、色白、牢固、润泽
10	脖子	细长	适中	粗壮
11	双肩	窄小、抱肩	适中	宽大、厚实
12	胸部	小、发育不良	适中	发育好或丰满

续表

		瓦塔	皮塔	卡法
13	双臂	细、过短或过长，发育不良	适中	粗、厚、圆润，发育良好
14	双手	小、窄、干、凉、粗糙、易抖动	大小适中、温暖、结实	厚、大、偏凉、润泽
15	嘴唇	薄、小、暗、干燥、有裂纹	中等、柔软、色红	厚、大、润泽、光滑、结实、苍白
16	鼻子	小、细、长、弯	中等	粗、大、挺
17	下巴	薄、有角	尖细	圆、双下巴
18	眉毛	细长	适中	粗壮
19	腹部	小、不规则、突出	适中	大、大腹便便
20	臀部	修长	适中	硕大
21	双腿	细、过短或过长，膝关节凸出	中等	粗大、健壮
22	双脚	小、窄、干、粗糙、易抖动	适中、粉红、柔软	大、厚、硬、坚实
23	关节	小、细、干（凸出）、不稳定，易发声响，柔韧性差	适中、松弛、柔韧性好	大、粗壮、稳定、质密、润滑
24	口味偏好	喜甜、酸、咸，烹调重油和辛辣	喜甜、苦、涩，喜欢生食，烹调喜清淡无辛辣	喜辛辣、苦或涩，烹调喜辛辣无油
25	食欲	多变，食速不稳定	较强，食速快	稳定，食速缓慢
26	口渴	时而渴时而不渴	经常口渴	很少口渴
27	血液循环	不良、易变、不稳定	良好、温暖	良好、温暖、缓慢、稳定
28	出汗（体味）	少汗、没有体味	汗多、热、体味浓重	适中、冷，体味迷人
29	大便	量少、干、硬，困难或痛苦，有气，容易便秘	量多、松软、淡黄，腹泻，伴有灼热感	量适中、成型，有时颜色发白，便中携黏质

续表

		瓦塔	皮塔	卡法
30	小便	少、困难、一般无色	浓,色黄甚至红,有灼痛感,味道重	偏白、混浊
31	活动	迅速、快速、易改变、不稳定、活跃异常	适中、目的明确,有意图	缓慢、稳定、庄重、善于活动
32	脉搏	细弱	跳跃	宽慢
33	力量(耐力)	力量小、耐力差,开始和结束迅速	适中,对热耐受差	耐力好,但开始慢
34	性欲	易变化、不稳定、异常,欲望强烈但精力不济	中等、强烈,控制欲、占有欲强	低、但稳定,精力很好、投入
35	敏感性	怕冷、怕风,对干燥敏感	怕热,不喜欢阳光和火	怕冷、怕潮湿,喜欢风和阳光
36	对药物的反应	快、剂量少即可,易有副作用和神经系统反应	适中	反应慢,药效缓慢
37	易患疾病	神经系统疾病、疼痛、关节炎、精神紊乱	发热、感染、炎症	呼吸系统疾病,黏液、水肿
38	疾病抵抗力	差、易变,免疫系统较弱	适中,有感染和传染倾向	好,有充血和紊乱倾向
39	情绪(情感)	恐惧、焦虑、神经质	易怒、急躁、好争执	平静、满足、依附、多愁善感
40	精神倾向	歇斯底里,易焦虑发作	脾气极端、激动、暴怒	忧郁、沮丧、悲伤、感受迟钝
41	心理特征	反应迅速、适应性强,决断时易优柔寡断	聪明、敏锐、挑剔,有洞察力、一针见血	缓慢、稳定、迟钝、木讷
42	信念和观点	易变、观点多,创新、容易放弃,可能一天一观点	坚定执着,有领导气质,观点成熟、坚持、热切	保守、坚定、忠诚,观点少,但坚持
43	说话	语速快、不稳定,滔滔不绝,语意时有不清	语速适中,爱争辩、有说服力	语速慢、明确肯定,不善言谈

续表

		瓦塔	皮塔	卡法
44	声音	音低、弱、嘶哑,力量或气力不足,难以长时间发声	音高(有时刺耳)、音质良好、柔和	愉悦、深沉,音调好,有磁性
45	记忆力	差、短时记忆好,但不擅长长时记忆	敏捷,短期记忆好	记住事物较慢,不易忘记,长期记忆好
46	睡眠	不足、易醒,有失眠倾向	适中,睡眠质量高	嗜睡,不容易醒来
47	梦境	飞翔、移动、不宁的,梦魇、多梦	多彩、充满热情,矛盾冲突、暴力	少梦,如有梦多为浪漫的、感伤的,多水的
48	爱好	开玩笑、速度、旅行、故事、艺术活动	竞技性活动,辩论、政治	水、划船、花、化妆品、烹饪
49	经济状况	挣钱快、花钱快	花钱在特定目标上	易守财,适合置业,做经营靠谱
50	人际相处	容易相处,但不很持久,感情不深厚,就事做事效果好,喜平等型、松散型的关系,理性多于感情	适中,喜服从型、控制性、紧密型人际关系,理性关系,情绪理性化,易得罪人,容易强加观点,对朋友和追随者友好	喜依附型、感情型人际关系;感情多于理性;朋友多,忠诚;怀疑,不喜旅行,喜习惯性生活;不喜挑战,不批评
总分		瓦塔:	皮塔:	卡法:

　　测试之后,可以计算得出各自不同的道夏分数。根据瓦塔、皮塔和卡法的分数值之比率,基本可以了解一个人的道夏状况。根据分数值比率,可以对具体的个体身心状况做一诊断。以下是对三种体质的一般性指导。现实中,大部分人的道夏并不是单一的,而是某个为主,其他的比率小一些。所以,阿育吠陀瑜伽教练或教师需要结合个体更加具体的处境提供更有效的指导,切不可一刀切地看待和处理体质问题。

(一)瓦塔体质指导

　　1. 瓦塔体质的人怕冷,所以保暖非常重要。尤其是夏天,也需要注意。

2. 避免生食。瓦塔体质的人胃火较弱，生食不容易消化。

3. 不适合食用冰冷食品，避免直接食用冰箱中的饮食。避免或少食诸如冷饮、冰淇淋等。避免食用寒性的食品，例如螃蟹等。

4. 多吃容易消化的食物、暖热的食品。多吃甜食，酸性食物，咸的食物。

5. 推油、推拿身体。

6. 洗澡，特别是泡温泉。

7. 可以多食用一些油和脂肪。

8. 泡脚，汗蒸，熏蒸，喝红酒、米酒等。

9. 生活有规律，有节律。

10. 早睡觉（晚上11点前睡觉，不熬夜）、每天准时用餐、定时排泄（大便）、喝热水。

11. 瑜伽体位需要选择一些适合瓦塔体质的。（参见第十二章）

12. 瑜伽调息需要选择一些适合瓦塔体质的。（参见第十三章）

13. 瑜伽冥想需要选择一些适合瓦塔体质的。（参见第十五章）

14. 瓦塔体质的人容易变化，不喜欢墨守成规，但要努力稳定，严守一些生活和健康规则很有必要。要主动克制自己，保持稳定、平静。

15. 找到因瓦塔引起疾病和衰老的因素，以便避免寒冷、干燥、缺乏营养、过分运动、组织损耗、缺乏睡眠与休息、暴露风口、温差变化大、忧虑、恐惧、焦虑、失眠、缺乏感情支持、心意不平静、不良生活习惯（如抽烟、酗酒、赌博）等。

16. 找到因瓦塔带来长寿和回春的因素，以便发挥它们的积极作用，诸如和普拉那联结的能力、强适应力、弹性空间大、乐意改变、热情、创造力、忘却力、不执着。

（二）皮塔体质指导

1. 皮塔体质的人怕热，保持相对清凉的工作和生活环境非常重要。穿衣服，和其他体质的人相比，要少穿一些。避免在很热时暴露在日光下。

2. 避免食用过热的食品。

3. 避免多用辣椒等热性、刺激性调料。

4. 不宜食用油脂过多的食物。

5. 适合饮用清凉饮料和食物。

6. 戒酒、戒烟。

7. 保证定时吃饭，要好好吃，特别是正餐。

8. 吃喜欢的甜味、苦味、涩味的食物，避免或少吃辣味、酸味和咸味的食物。

9. 使用清凉、怡人的香水。

10. 戴诸如蓝宝石或水晶饰品。

11. 享受凉风，欣赏怡人的音乐，促进朋友友谊，享用牛奶。

12. 不应该在很热时做运动、习练瑜伽体位或干体力活。

13. 瑜伽体位需要选择一些适合皮塔体质的。（参见第十二章）

14. 瑜伽调息需要选择一些适合皮塔体质的。（参见第十三章）

15. 瑜伽冥想需要选择一些适合皮塔体质的。（参见第十五章）

16. 避免过多批评他人，避免急躁，不要过于吹毛求疵，冷静。

17. 找到因皮塔引起疾病和衰老的因素，以便避免过多地暴露在热、光和火的环境中，胃口太好，血液有毒，感染，发烧，愤怒，攻击，心意过于批判他者，情绪亢进，强迫控制欲，缺乏放松能力，过于独断的生活方式。

18. 找到因皮塔带来长寿和回春的因素，以便发挥它们的作用：和火联结的能力、强大的消化能力、温暖、光明、觉知、友善、清澈、辨别力。

（三）卡法体质指导

1. 和瓦塔体质相似，不适合冷食。

2. 卡法体质的人比较懒，需要强化自我运动，也可以多做一些被动推拿。

3. 卡法体质的人排泄功能相对差，应避免食用难以消化的食品，避免食用垃圾食品，避免食用太油的食物。

4. 参与各种活动，多做具有差异性的事情，不要只做单调的事情，激活自己，避免太多的休息。

5. 避免过多睡觉。

6. 不宜食用乳制品。

7. 慎食高脂肪、高蛋白的食品。

8. 喝米酒、红酒等。

9. 相比其他体质的人，适合多做一些房事。

10. 正念行动。

11. 推拿，尽可能不用油，如中医推拿。不适合做油压。

12. 辟谷、禁食（瓦塔体质的人不适合辟谷）。

13. 避免久坐。

14. 慎用冰冷食品和饮料，多食用干燥、清淡、少脂肪的食品。

15. 瑜伽体位需要选择一些适合卡法体质的。（参见第十二章）

16. 瑜伽调息需要选择一些适合卡法体质的。（参见第十三章）

17. 瑜伽冥想需要选择一些适合卡法体质的。（参见第十五章）

18. 主动提醒自己，避免懒散、色欲、依恋、嫉妒，防止抑郁。

19. 找到因卡法引起疾病和衰老的因素，以便避免寒冷、潮湿、超重、通道（如血管等）堵塞、黏液过多、水堵塞、水肿、吃得过多、缺乏运动、睡眠过多（尤其白天）、贪婪、依附、缺乏动力、生活方式懈怠、自律不足。

20. 找到因卡法带来长寿和回春的因素，以便发挥它们的作用：和苏磨联结的能力、强大的身体组织、忍耐力、耐心、一致性、虔信、满足。

二十二、道夏养生法

道夏养生是一种综合性养生。基于个体的道夏，可以找到很多有效的养生方法。了解道夏，目的是为了平衡道夏。平衡道夏的方式主要是对抗方式。例如，瓦塔类型的人，主要采取反瓦塔（anti-vata）法；皮塔类型的人，主要采取反皮塔（anti-pitta）法；卡法类型的人主要采取反卡法（anti-kapha）法。这种"反（anti-）"体现在各个方面——饮食、气候、体位、调息、念诵、推拿等。

尽管我们无法达到绝对的道夏平衡，但只要控制在一个相对适合的范围内，就应该是健康的。

（一）从日常养生开始

日常养生需要处理好几个基本问题：

1. 饮食问题。每日饮食需要基于个人体质和季节变化。要了解不同的食物之功能，从而合理安排饮食。这里涉及食物搭配问题、食物用量问题、食物保藏问题、用食心态问题等。

2. 睡眠问题。睡眠是我们恢复体力的基本方式。每个人都需要有足够的睡眠，需要有相对高质量的睡眠。睡眠可以有各种形式。午睡也是一种很好的方式。但是，不同道夏的人对于睡眠的要求有差异，事实上，睡眠质量也有差异。对于不同体质的人，需要有合适的睡眠方式。

3. 能量消耗问题。我们每天活动，以不同方式消耗能量。因此，能量补充十分重要。不合理的能量消耗会对身心健康带来巨大影响。从养生角度看，性能量的消耗需要特别关注。根据阿育吠陀，人的健康，既不能走感官放纵之路，也不能走极端禁欲之路，而应该走能量平衡和能量保护之路。

（二）其他基于道夏的养生之路

1. 基于道夏的食疗。一旦出现道夏不平衡，甚至达到比较严重的地步，可以采取专业的道夏食疗。

2. 基于道夏的各种医疗疗法。比如阿育吠陀的五疗法（Panchakarma），包括呕吐法（Vamana）、催泻法（Virechana）、灌肠法（Nirooha）、净鼻法（Nasya）和放血法（Rakthamoksha）。这些非常专业的疗法，需要在专业的有资质的医生指导下进行。

（三）常用的阿育吠陀养生保健方法

基于道夏的各种养生和疗法都是自然疗法，它们不同于干预疗法。在人类历史上，一直以来主要采用的都是自然疗法。干预疗法是近代西方发展起来的，有其优势，也有其缺陷。如今，大家熟悉的大健康理念，高度重视自然疗法。阿育吠陀以及阿育吠陀瑜伽属于自然疗法的传统。

这些方法可以在养生馆、瑜伽机构使用，有些方法可以自己独立操作运用：

1. 第三眼疗法（Shirodhara，眉间滴油疗法）。Shiro，意思是"头"；dhara，意思是"持续的液体流动"。此法功效：平衡瓦塔，促进睡眠，淡化皱纹，提升认知，减少焦虑、压力和抑郁，缓解偏头痛，放松神经系统。

2. 眼疗（Netra Basti）。具体就是在眼睛四周筑"坝"，并在其中注满油。此法功效：提高视力，舒缓眼压，消除眼睛干涩、黑眼圈和眼部皱纹。

3. 头部按摩法（Shiro Abhyanga）。基本方法：推拿，按摩头部的不同穴位。此法功效：治疗头痛，改善发质，促进睡眠，提高精神状态，消除抑郁、焦虑和愤怒等情绪。

4. 耳疗（Karna Purana）。具体方法：首先对耳朵周围、脖子等地方推油，之后用热毛巾盖上耳朵，再把特制的油倒入耳中，使油在耳中至少停留10分钟，然后清理。此法功效：清洁耳朵，提升听力，消除耳鸣，降低下巴和面部张力。

5. 漱口法。用泉水，或适合自己体质的油（如芝麻油、椰子油等），在嘴巴中含漱10—20分钟（开始时可以漱几分钟），然后吐掉。瓦塔和卡法体质的人适合用芝麻油，皮塔体质的人适合用椰子油。泉水是最容易操作的，并且适合所有体质的人。此法功效：排毒。

6. 舌疗。用刮舌器清理舌苔。此法功效：排毒，改善食欲，提高胃火。

7. 心疗（Hrid Basti）。在心区筑"坝"，并在其中注满油。此法功效：打开心轮，增加爱和联结，减压，加强心肌，减少心脏病发作。

8. 消化疗法（Nabhi Basti）。这是调理和增强胃火的疗法。在肚脐四周筑"坝"，在其中注满油。此法功效：促进消化，释放深层情绪，减少便秘、腹胀、嗳气、消化不良。

9. 干刷疗法。洗澡前，用刷子对身体进行清刷，刺激皮肤，也清理一些死皮等。

10. 干粉按摩法（Udvartanam）。用特殊草药制成的干粉刺激淋巴等地方来平衡道夏。此法功效：减肥，排毒，改善淋巴，改善血液流动。

11. 推油（Abhyanga）。根据体质差异，使用不同的按摩油并加入特殊的草药，对身体不同部位进行推油。推油后8小时内不要洗澡，以便让油保持在皮肤上。此法功效：排毒，打开能量通道，促进普拉那运行，放松自我，改善消化，减少肌肉僵硬，让身心回春。

12. 汗疗（Svedana）。采取各种有效方法（药物法、熏蒸法等）让身体出汗，达到排毒效果。此法要注意体质。

二十三、阿育吠陀瑜伽季节养生指导

一年分春夏秋冬四季。不同季节的道夏有很大差异。我们需要基于不同季节的差异来安排自己的养生。

（一）春季养生指导

1. 春季（尤其早春）主导的是卡法（Kapha，水），养生的基本要求是平息卡法，卡法体质的人尤其需要注意。晚春则皮塔（Pitta，火）上升，皮塔体质的人需要注意。

2. 春天里，适合轻禁食，如一周禁食一天，其他季节不太适合禁食。

3. 春天做排毒比较合适。

4. 适合早起。

5. 不建议午睡。卡法体质的人适合晚睡。

6. 适合做拜日式，做降低卡法的瑜伽体位（参考第十二章）。

7. 调息法方面，适合做风箱式住气法和左右脉经络调息法。根据体质，对于调息法可以有差异、有变化。

8. 避免食用难以消化的食物。

9. 春天适合食用各种肉类，但不太适合食用海鲜。

10. 春天天气变化快，要特别注意调整穿着、饮食。

11. 春天适合性生活。关于性生活和体质的关系，参见第八章第三节"五鞘与火瑜伽"。

（二）夏季养生指导

1. 夏季主导的是皮塔（Pitta，火），养生的基本要求是平息皮塔，皮塔体质的人尤其需要注意。

2. 衣服适合穿宽松，棉麻质地的。

3. 衣服适合的色彩是白色、蓝色、灰色、紫色，其他的尽可能避免。

4. 多食用清凉类的水果蔬菜，如梨、西瓜、沙拉、苦瓜，少吃或避免食用热性食物，如狗肉。

5. 夏天可以多喝常温的水和饮料，不适合喝太热或冰冷的，最好不食用冰块。

6. 少喝热性的酒，但可以多喝啤酒。

7. 适合午睡30分钟左右。

8. 身上黑痣多的人，或有大黑痣的人，不适合在夏日的阳光下，因为太阳晒多了，黑痣很容易癌变。

9. 瑜伽运动，不好做太热性的项目，避免激烈的运动，应该做一些比较清凉的瑜伽体式。皮塔体质的人适合做拜月式以及降低皮塔的瑜伽体位，参考第十二章。

10. 呼吸法中，多注意采用清凉呼吸法和月亮脉贯穿法。

11. 避免过多的性刺激。

12. 夏日晚上月光下散步聊天，月光对人体具有滋养性。

13. 冥想适合在清晨，冥想对象应是清凉性的，而非热性的。

（三）秋季养生指导

1. 秋季主导的是瓦塔（Vata，风），养生的基本要求是平息瓦塔，瓦塔体质的人尤其需要注意。

2. 适合早起。

3. 适合的色彩是金色、黄色、橘黄色、绿色、紫色。

4. 不适合辟谷或断食，因为这样会增加瓦塔，瓦塔体质的人尤其不适合辟谷或禁食。

5. 保暖。

6. 避免冷气流和冷风，避免过多的性生活。

7. 多食用暖身的食物。

8. 注意使用平息瓦塔的食品（参见第三章）。

9. 瑜伽体位适度，不要太累。适合做拜日式，做降低瓦塔的瑜伽体位（参考第十二章）。

10. 适合做左右脉经络调息法以及冥想。

11. 瓦塔体质的人适合做一些排毒的项目。

12. 适度喝黄酒或红酒。

13. 适合睡前喝一小杯热牛奶（但对牛奶过敏的人除外）。

（四）冬季养生指导

1. 冬季主导的是卡法（Kapha，水），养生的基本要求是平息卡法，卡法体质的人尤其需要注意。同时，由于干燥、风大、寒冷等因素，瓦塔体质的人也需要特别注意。

2. 早睡晚起。

3. 适合做瑜伽运动，可以强度大一些。

4. 适合做热性的呼吸法，如太阳脉呼吸法、风箱式住气法，激活脐轮能量的习练。

5. 推油，适合推暖性油，如芝麻油，尤其对瓦塔体质的人。

6. 适合食用暖性食物，适合食肉。

7. 注意保暖。

8. 适合食用红酒、黄酒，以及养生药酒。

9. 适合与人多交流，保持感情沟通。

10. 不建议午休睡觉。

11. 适合晒太阳。

12. 冬季适合多做爱。

13. 卡法体质的人适合排毒治疗。

附　录

道夏属性

每个道夏有不同属性，刚开始学习，很难把握它们，下面表格可以比较简明而准确地理顺不同道夏的性质，有助于读者整体把握。

瓦塔（Vata）	皮塔（Pitta）	卡法（Kapha）
干（干燥）	油性	重
轻	渗透	慢
冷	热	冷
粗（粗糙）	轻	油性
敏感	流动	黏滑
流动	液性	密
清（清澈）	酸味	软
疏		静
涩味		甜味

道夏曼荼罗

拉德教授为了大家便于理解道夏，制作了一个曼荼罗（mandala）。此曼荼罗可以用于阿育吠陀瑜伽冥想。

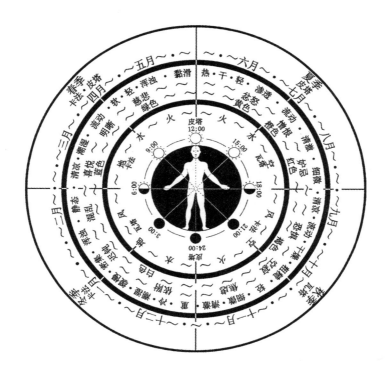

关于食物混合的禁忌

我们在这一章可以看到对不同体质的人在饮食上的一些基本指导。但人们可能没有充分考虑到食物混合食用可能带来的问题。我们的"吃",从生存性的追求温饱阶段("吃得饱"阶段)慢慢走向食物丰沛的富裕阶段("吃得好"阶段),如今我们正进入一个新阶段,即进入科学饮食的阶段("吃得对"阶段)。阿育吠陀以及阿育吠陀瑜伽对于科学饮食有自己的理解。

拉德教授说,古代阿育吠陀经典对于食物的混合食用是有指导的。有的食物是不能混合食用的。例如,牛奶和香蕉、乳酪以及各种酸性水果混合食用。类似的,牛奶和西瓜不可混合食用。一般的规则是,水果不能和谷物一起吃,像西瓜是利尿的,一个小时就差不多消化,谷物可能需要五六个小时才能消化。一起食用，胃里的消化酶会被西瓜带走，不能很好地消化谷物，最终产生毒素。还有一个基本原则是，生食不要和煮熟的食物一起吃，新鲜的食物不要和剩菜剩饭一起吃。还有，蜂蜜是不能烧煮的，如果烧煮，会产生很多毒素。可以这么说，没有烧煮的蜂蜜是甘露，烧煮过的蜂蜜是慢性毒药。

拉德教授为我们大众提供了一张需要我们避免的不科学的食物混合食用表格。摘选如下，供大家借鉴。

食品	不能和下面食品混合食用
豆类	水果、牛奶、酸乳、奶酪、鸡蛋、肉、鱼
鸡蛋	水果（尤其西瓜）、牛奶、酸乳、奶酪、肉、鱼
水果	总体来说，任何食物（除了某些煮过的水果）
谷物	水果、西米（木薯粉制成的）
蜂蜜	和同样重量的酥油。不可烧煮
热饮	杧果、酸乳、奶酪、鱼、肉、淀粉
柠檬	黄瓜、西红柿、牛奶、酸乳
西瓜	任何食物，尤其奶制品、鸡蛋、油炸食品、谷物、淀粉。它完全适合单独食用
牛奶	香蕉、车厘子、西瓜、酸果、腌菜、发酵面包、酸乳、肉、鱼
茄属类的土豆、西红柿	西瓜、黄瓜、奶制品
萝卜	水果、牛奶
西米（木薯粉制成的）	水果（尤其香蕉、杧果、葡萄干）、豆类、粗糖
酸乳	水果、牛奶、奶酪、鱼、肉、茄属类的土豆、西红柿、热饮

主要食物的性质

拉德教授在《阿育吠陀课本》（卷三）中提供了各种食物的性质，我们选了其中的主要内容，供大家查阅。

食物	味道	凉或热	道夏活动		
水果			V（瓦塔）	P（皮塔）	K（卡法）
苹果（熟）	涩、甜、酸	凉	↑	↓	↓
苹果（未熟）	涩、酸	凉	↑	↑	↓
鳄梨（牛油果）	涩	凉	↓	↓	↑
杏子	甜	热	↓	↑	↓
（酸）草莓	酸	热	↓	↑	↓
（甜）草莓	甜	凉	↓	↓	↓
香蕉（青）	涩	凉	↑	↓	↓
香蕉（熟）	甜	热	↓	↑	↑
香瓜	甜	热	↓	↓	↑
车厘子	甜、涩、酸	热	↓	↑	↓
花生	甜	凉	↓	↓	↑
枣子	甜	凉	↓	↓	↑
无花果	甜	凉	↓	↓	↑
葡萄（青）	酸、甜	热	↓	↑	↑
葡萄（红/紫/黑）	甜、酸、涩	凉	↓	↓	↓↑
西柚（葡萄柚）	酸	热	↓	↑	↑
猕猴桃	甜、涩	热	↓	↑	↑
柠檬	酸	热	↓	↑	↑
酸橙	酸	凉	↓	↓↑	↑
杧果（青）	酸、涩	凉	↓↑	↑	↑
杧果（熟）	甜	热	↓	↓↑	↓↑
橘子	甜、酸	热	↓	↓↑	↓↑
木瓜	甜、酸	热	↓	↑	↓↑
桃子	酸、甜、涩	热	↓	↑	↓
梨子	甜、涩	凉	↑	↓	↓

续表

食物	味道	凉或热	道夏活动		
水果			V（瓦塔）	P（皮塔）	K（卡法）
柿子	涩、酸	热	↑	↑	↓
菠萝	甜、酸	热	↓	↑	↓↑
李子	甜、酸、涩	热	↓	↑	↑
石榴	甜、酸、涩	凉	↑	↓	↓
西梅（浸泡过）	甜、酸	凉	↓	↓	↓
葡萄干（浸泡过）	甜、酸	凉	↓	↓	↓
葡萄干（未浸泡）	酸	凉	↑	↓	↓
覆盆子（树莓）	甜、酸、涩	凉	↑	↑	↓
草莓	酸、甜、涩	凉	↑	↓↑	↓↑
罗望子	酸	热	↓	↑	↑
西瓜	甜	凉	↑	↓	↑
蔬菜			V（瓦塔）	P（皮塔）	K（卡法）
洋蓟	涩、甜	热	↑	↓	↓
菊芋	涩、苦	凉	↑	↓	↓
芦笋	甜、涩	凉	↓	↓	↓
甜菜	甜	凉	↓	↑	↓
苦瓜	苦	凉	↑	↓	↓
花椰菜	涩	凉	↑	↓	↓
球芽甘蓝	涩	热	↑	↓	↓
牛蒡根	涩、苦	热	↑	↑	↓
卷心菜	涩	凉	↑	↓	↓
生胡萝卜（红萝卜）	涩	热	↓	↑	↓
熟胡萝卜（红萝卜）	甜	热	↓	↓↑	↓
芹菜	涩	凉	↑	↓	↓

续表

食物	味道	凉或热	道夏活动		
蔬菜			V（瓦塔）	P（皮塔）	K（卡法）
辣椒	辛辣	热	↓	↑	↓
香菜	甜、涩	凉	↓	↓	↓
鲜玉米	涩、甜	热	↑	↑	↓
黄瓜	甜	凉	↓	↓	↑
蒲公英嫩叶	苦	热	↑	↓	↓
茄子	涩、苦	热	↑	↓	↓
鲜茴香	甜、酸	凉	↓	↓	↓
绿豆	甜、涩	凉	↓	↓	↓
羽衣甘蓝	苦、涩	凉	↑	↓	↓
大头菜	涩、辛辣	热	↑	↑	↓
熟韭菜	辛辣、甜	热	↓	↑	↓
莴苣	涩	凉	↑	↓	↓
蘑菇	涩、甜	热	↑	↓	↓
芥菜	辛辣	热	↓	↑	↓
秋葵	甜、涩	凉	↓	↓	↓
（黑）橄榄	甜	热	↓	↑	↑
（熟）洋葱	甜、辛辣	热	↓	↑↓	↓
（生）洋葱	辛辣	热	↑	↑	↓
豌豆	涩	凉	↑	↓	↓
番薯	甜	凉	↓	↓	↑
土豆	涩	凉	↑	↓	↓
萝卜	辛辣	热	↑	↑	↓
芜菁甘蓝（大头菜）	涩、甜	凉	↓	↓	↓
菠菜（生）	涩、辛辣	凉	↑	↓	↓
菠菜（熟）	涩、酸	热	↓	↑	↓

续表

食物	味道	凉或热	道夏活动		
蔬菜		-	V（瓦塔）	P（皮塔）	K（卡法）
豆芽菜	涩	凉	↑	↓	↓
南瓜	涩、甜	热	↑	↓	↓
西葫芦	甜、涩	凉	↓	↓	↑
西红柿	酸、甜		↑	↑	↑
绿皮西葫芦（意大利青瓜）	涩	凉	↓	↓	↑
甜料			V（瓦塔）	P（皮塔）	K（卡法）
大麦芽糖	甜	凉	↓	↓	↑
椰枣糖	甜	凉	↓	↓	↑
果糖	甜	凉	↓	↓	↑
蜂蜜	甜	热	↓	↑	↓
棕榈糖	甜	热	↓	↑	↓
枫蜜	甜	凉	↓	↓	↑
糖蜜	甜	热	↓	↑	↓
大米糖浆	甜	凉	↓	↓	↑
黑糖	甜	凉	↓	↓	↑
白糖	甜	凉	↑	↓	↑
砂糖	甜	凉	↓	↓	↑
谷物			V（瓦塔）	P（皮塔）	K（卡法）
大麦	甜	凉	↑	↓	↓
荞麦	涩、甜、辛辣	热	↑↓	↑	↓
玉米	甜	热	↑	↑	↓
小米	甜	热	↑	↑	↓

续表

食物	味道	凉或热	道夏活动		
谷物			V（瓦塔）	P（皮塔）	K（卡法）
燕麦麸	涩、甜	凉	↑	↓	↓
燕麦片（干）	甜	凉	↑	↓	↓
燕麦片（熟）	甜	凉	↓	↓	↑
意大利面食	涩	凉	↑	↓	↑
藜麦	甜、涩	凉	↓	↓	↓↑
印度香米	甜	凉	↓	↓	↓
糙米	甜	热	↓	↑	↑
年糕	涩、甜	凉	↑	↓	↓
白米	甜	凉	↓	↓	↓
黑麦	涩	热	↑	↑	↓
西米（西谷米）	涩、甜	凉	↑	↓	↓
素肉（小麦制成）	甜	热	↓	↓	↓
树薯粉	涩、甜	凉	↑	↓	↓
小麦	甜	凉	↓	↓	↑
豆类、豆制品			V（瓦塔）	P（皮塔）	K（卡法）
红豆	涩	凉	↑	↓	↓
黑眼豆	涩	凉	↑	↓	↓
鹰嘴豆	甜	凉	↑	↓	↓
腰豆（肾豆、芸豆）	涩	热	↓	↓	↑
棕色小扁豆（兵豆）	涩	热	↑	↓↑	↓
红色小扁豆（兵豆）	甜、涩	凉	↑	↓	↓
日本豆面酱	涩、酸	热	↓	↑	↓
绿豆	甜、涩	凉	↓	↓	↓↑
海军豆	甜、涩	热	↑	↓	↓

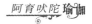

续表

食物	味道	凉或热	道夏活动		
豆类、豆制品			V（瓦塔）	P（皮塔）	K（卡法）
斑豆	涩	凉	↑	↓	↓
黄豆	涩、甜	凉	↑	↓	↑
豆腐乳	涩、酸	热	↓	↑	↑
酱油	涩、酸	热	↓	↑	↑
黄豆粉	涩、酸	凉	↑	↓	↑
印尼豆豉	涩	热	↑	↓	↓
豆腐	甜、涩	凉	↓↑	↓	↓↑
小黄豆	涩	热	↓	↑	↓
小黑豆（印度黑豆）	甜	热	↓	↑	↑
白豆（白芸豆）	涩	凉	↑	↓	↓
奶制品			V（瓦塔）	P（皮塔）	K（卡法）
黄油	酸	热	↓	↓	↑
酪乳	甜、酸、涩	凉	↓	↓↑	↑
硬（质）干酪	酸	热	↓	↑	↑
软（质）干酪	酸	热	↓	↓	↑
牛奶	甜	凉	↓	↓	↑
酥油	甜	凉	↓	↓	↓
羊奶	甜	凉	↓	↓	↓
酸奶油	酸	热	↓	↑	↑
鲜酸奶	甜、酸	凉	↓	↓	↓
储藏的酸奶	酸	热	↓	↑	↑
肉食			V（瓦塔）	P（皮塔）	K（卡法）
牛肉	甜	热	↓	↑	↑

续表

食物	味道	凉或热	道夏活动		
肉食			V（瓦塔）	P（皮塔）	K（卡法）
鸡肉（白）	涩、甜	凉	↑	↓↑	↑
鸡肉（黑）	甜	热	↓	↑	↑
鸭肉	甜、辛辣	凉	↑	↑↓	↑
鸡蛋	甜	热	↓	↑	↓↑
淡水鱼	甜、涩	热	↓	↑↓	↑↓
鲑鱼	甜	热	↓	↑	↑
海鱼	咸	热	↓	↑	↑
金枪鱼	甜、咸、涩	热	↓	↑	↑
羊肉	甜	热	↑	↑	↑
猪肉	甜	凉	↑	↓↑	↑
兔肉	甜	凉	↑	↓	↑
虾	甜	热	↓	↓↑	↓
白火鸡	甜、涩	凉	↑	↓	↑
黑火鸡	甜、涩	凉	↓	↑	↑
鹿肉	涩	凉	↑	↓	↓
坚果			V（瓦塔）	P（皮塔）	K（卡法）
杏仁(含皮)	甜	热	↓	↑	↑
杏仁(去皮浸泡)	甜	凉	↓	↓	↑
巴西栗	涩、甜	热	↓	↑	↑
腰果	甜	热	↓	↑	↑
椰子	甜	凉	↓	↓	↑
榛子	涩、甜	热	↓	↑	↑
澳洲坚果	涩、甜	热	↓	↑	↑
花生	甜	热	↓	↑	↑

续表

食物	味道	凉或热	道夏活动		
美洲山核桃	涩、甜	热	↓	↑	↑
松子	涩、甜	热	↓	↑	↑
开心果	甜	热	↓	↑	↑
胡桃	甜	热	↓	↑	↑
种子			V（瓦塔）	P（皮塔）	K（卡法）
爆米花	涩、甜	凉	↑	↓	↓
洋车前草种子	涩	凉	↓	↓	↓
南瓜子	甜	热	↓	↑↓	↓
红花籽	甜、涩	凉	↓	↓	↓
芝麻	甜、苦、涩	热	↓	↑	↑
葵花子	甜、涩	凉	↓	↓	↓
油			V（瓦塔）	P（皮塔）	K（卡法）
杏仁油	甜	热	↓	↑	↑
鳄梨油	甜	凉	↓	↓	↑
椰子油	甜	凉	↓	↓	↑
玉米油	甜、涩	热	↑	↑	↓
菜籽油	涩	凉	↑	↓	↓
酥油	甜	凉	↓	↓	↓↑
芥末油	辛辣	热	↓	↑	↓
橄榄油	甜	凉	↓	↓	↑
花生油	甜	热	↓	↑	↑
红花油	甜、涩	热	↓	↑	↑
芝麻油	甜、苦	热	↓	↑	↑
豆油	涩	凉	↑	↓	↑

续表

食物	味道	凉或热	道夏活动		
油			V（瓦塔）	P（皮塔）	K（卡法）
葵花子油	甜、涩	凉	↓	↓	↓
香料			V（瓦塔）	P（皮塔）	K（卡法）
甜胡椒	辛辣	热	↓	↑	↓
大茴香	辛辣	热	↓	↑	↓
罗勒	甜、辛辣、涩	热	↓	↑	↓
月桂叶	甜、辛辣、涩	热	↓	↑	↓
黑胡椒	辛辣	热	↓	↑	↓
葛缕子	甜、涩	凉	↓	↑	↓
小豆蔻	甜、辛辣	热	↓	↓↑	↓
辣椒	辛辣	热	↓	↑	↓
巧克力	甜、苦	热	↑	↑	↓
肉桂	甜、辛辣	热	↓	↓↑	↓
丁香	辛辣	热	↓	↑	↓
香菜	甜、涩	凉	↓	↓	↓
小茴香	辛辣、苦	凉	↓	↓	↓
大蒜	除了咸味有各种味	热	↓	↑	↓
干姜	辛辣	热	↓	↑	↓
鲜姜	辛辣	热	↓	↓↑	↓
辣根	辛辣、涩	热	↓	↑	↓
牛至	辛辣、涩	热	↓	↑	↓
薄荷	甜	凉	↓	↓	↓
芥末	辛辣	热	↓	↑	↓
印楝叶	苦	凉	↑↓	↓	↓

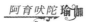
续表

食物	味道	凉或热	道夏活动		
香料			V（瓦塔）	P（皮塔）	K（卡法）
肉豆蔻	甜、涩、辛辣	热	↓	↑	↓
欧芹	涩、辛辣	热	↓	↓↑	↓
罂粟籽	涩、甜	热	↓	↑	↓
迷迭香	涩、甜	热	↓	↑	↓
岩盐	咸	热	↓	↑	↑
海盐	咸	热	↓	↑	↑
藏红花	甜、涩、苦	热	↓	↓	↓
香薄荷	酸、辛辣	热	↓	↓↑	↑
龙蒿叶	甜	凉	↓	↓	↑
姜黄	苦、辛辣、涩	热	↓	↓	↓
香草	甜、涩	凉	↓	↓	↓

第四章

三　德

一、原质和三德

数论哲学认为，世界由两部分构成，即原质和原人。原人是不变的，是确定的，是观者。原质是变化的，不确定的。但作为两个实体，它们都是永恒的。一切事物都是由原质和原人混合而成。

人也是由原质（自然）和原人（普鲁沙，自我）构成。人的自我不会变化，是一个观者。但人并不是纯粹的自我，还混合着原质。根据印度哲学，人的痛苦或轮回的生活就在于原人（自我）认同于原质，从而陷入无尽的轮回性生存。

人要获得自由，就需要摆脱原质的束缚，最核心的是摆脱对原质的认同。但这并不容易做到。因为，原质是一股强大的力量或能量，这个能量在吠檀多中叫摩耶（maya）。

原质这一能量包含三个维度或属性，即三德，萨埵（Sattva）、罗阇（Rajas）和答磨（Tamas）。三德具有不同的功能，会把人牢牢地束缚住。

德，guna，意思是"捆绑的东西"。三德，就是指三种捆绑的东西。三德用什么捆绑？就是能量。三德能量呈现出不同的属性或特征。

简单地说，萨埵，Sattva，代表智性，善良，光明，轻盈，喜乐，满足，宁静，专注，慈爱，给予平衡，系醒态。

罗阇，Rajas，代表精力，激情，力量，激进，改变，不满足，活跃，扰动，奋斗，行动，带来欲望，引起不平衡，系梦态。

答磨，Tamas，代表物质，愚昧，迟钝，犹豫，消极，灰暗，不活跃，虚幻，粗糙，毁灭，引起惰性，系深眠态。

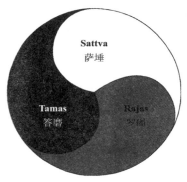

三德示意图

某种意义上说，纯粹意识被三德遮蔽。萨埵好似多云的天，比较好地呈现最终本质。但只有纯粹的萨埵才能完全真实地呈现终极本质，类似晴空无云。罗阇好似阴雨天，扭曲终极本质。答磨就如黑夜，它对终极本质的遮蔽最厉害。

每个人都和三德有关。我们无法不触及它们。众生之相，就是三德之相。众生诸相，有的正常，有的病态，有的甚至问题严重。其实这是三德所占比率不同所导致的。

弗劳利在不同地方论述三德与各要素的对应关系，我们将其整理成下表，供参考：

三德与各要素对应关系

各要素	萨埵	罗阇	答磨
色彩	白色 纯净和和谐	红色 行动和激情	黑色 黑暗和虚幻
时间	白天，明晰	日出日落、黎明，过渡时	夜晚，黑暗

续表

各要素	萨埵	罗阇	答磨
能量	中性，平衡	积极，运动中安置事物	消极，阻止运动
世界	天堂，天空，和平区	空气，大气，风暴区	地，重力和惰性区
宇宙层次	因果的，观念的	精微的	粗糙的
自然王国	灵性存在者：诸神，女神，圣人	人的世界	矿物质、植物、动物的世界
意识状态	醒	梦	深眠
身体控制	清洁、弹性、不执、温和习练	自我装饰、卖弄、自我放纵、严酷习练	不洁、草率、懒惰、缺少习练
情绪状态	爱、信仰、虔信、慈悲、忠诚	雄心、坚持、愤怒、激情、骄傲	憎恨、偏执狂、暴力、自我狂妄
精神状态	平静、真实、善于接受、清晰、知觉	不安、累积、激动、好辩	无知、迟钝、不真实、倔强
灵性状态	灵性、仁慈、爱、开悟	自我中心、激情、雄心、操纵	无觉知、有害、欺骗、犯罪、变态、不正当

二、经典中的三德

据说，数论哲学最初是由迦毗罗（Kapila，公元前3世纪或前4世纪）创立的，三德思想是数论哲学中的一个重要部分。但他的作品难以见到。《数论经》冠以他的名字，但学者研究发现，这不是他的作品，而是后人托名之作。此经属于14世纪或15世纪的作品。可以比较完整地了解数论哲学的作品是自在黑（Isvarakrsna）所著的《数论颂》。《数论颂》对三德做了若干理论的论述。而我们大部分人则是通过《摩诃婆罗多》，尤其是其中的《薄伽梵歌》了解三德理论的。

《薄伽梵歌》是一部重要的瑜伽之作。《薄伽梵歌》第十四章分别从人的构成、束缚的根源、三德的表现以及征服三德的具体方法等方面，系统地论述了三德理论。

现在，我们把最为重要的三德思想介绍如下。

（一）原人和原质构成人，即一切众生的构成是灵（普鲁沙、原人、自我）和原质（自然）

阿周那啊，我的原质是创造的子宫，我在其中放置了意识的种子，一切众生由此而得以出生。（14.03）

阿周那啊，在所有不同的子宫中，无论孕育出什么样的形体，原质都是给予他们身体的宇宙之母，而灵或意识则是给予他们生命的宇宙之父。（14.04）①

（二）原质三德是束缚之原因，即正是原质（三德）把人的自我（原人、普鲁沙）束缚在身体上

阿周那啊，善良、激情（或活动）和愚昧（或惰性），这原质的三德（或绳索）将永恒的灵魂束缚在身体上。（14.05）

在三德中，善良之德是纯粹的，因此明亮而有益。善良之德由于执着于快乐和知识而束缚住生命体，无罪的阿周那啊。（14.06）

阿周那啊，要知道，激情之德强烈渴望感官享受，它是物质欲望和执着的来源。激情之德由于执着于行动结果而束缚住生命体。（14.07）

阿周那啊，要知道，愚昧之德蒙骗生命体，它产生于惰性。愚昧之德以其粗心、懒惰和过度睡眠而束缚住生命体。（14.08）

阿周那啊，善良之德使人执着于学习和认识灵的快乐；激情之德使人执着于行动；愚昧之德因其蒙蔽自我知识而使人终日放纵渎职。（14.09）②

（三）三德是承载痛苦（轮回）的小船

善良占主导的人死后进入天堂，那是知晓至上者的纯粹世界。

---

① 毗耶娑著，罗摩南达·普拉萨德英译并注释，王志成、灵海汉译：《薄伽梵歌》（注释本），四川人民出版社，2017年第七次印刷，第270页。
② 毗耶娑著，罗摩南达·普拉萨德英译并注释，王志成、灵海汉译：《薄伽梵歌》（注释本），四川人民出版社，2017年第七次印刷，第270—271页。

（14.14）

激情占主导的人死后，再生为执着尘世行动的人。愚昧占主导的人死后，再生为更低级的生物。（14.15）

有人说，善良的行动果实十分有益且纯粹；激情的行动果实是痛苦；愚昧的行动果实是怠惰。（14.16）

自我知识从善良之德中产生，贪婪从激情之德中产生，疏忽、虚妄和迟钝从愚昧之德中产生。（14.17）

立足善良的人前往更高级的世界或天堂；立足激情的人在这个尘世再生；立足愚昧的怠惰之人则去往更低级的星球或地狱。（14.18）

当远见者觉知到除了原质三德之外没有任何其他行动者，并知晓超越三德的至上者时，他们就达致涅槃或获得解脱。（14.19）

当一个人超越源自于身体的原质三德时，他就达致不朽或获得解脱，并摆脱生老病死之苦。（14.20）[1]

（四）原质三德各有特征，即三德有着各自基本的特征或属性和运行的特点

阿周那啊，抑制激情和愚昧，善良占主导；抑制善良和愚昧，激情占主导；抑制善良和激情，愚昧占主导。（14.10）

当自我知识的光照亮身体的所有感官时，应该知道是善良占主导。（14.11）

阿周那啊，当激情占主导时，就会产生贪婪、活动、自私行动、不安和渴求。（14.12）

阿周那啊，当惰性占主导时，就会产生愚昧、呆滞、粗心和虚妄。（14.13）[2]

---

[1]　毗耶娑著，罗摩南达·普拉萨德英译并注释，王志成、灵海汉译：《薄伽梵歌》（注释本），四川人民出版社，2017年第七次印刷，第274—276页。

[2]　毗耶娑著，罗摩南达·普拉萨德英译并注释，王志成、灵海汉译：《薄伽梵歌》（注释本），四川人民出版社，2015年，第272—273页。

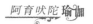
（五）三德是可以超越的，核心是虔信

阿周那说：主克里希那啊，那些超越原质三德的人有什么标志？他们如何行动？又如何超越原质三德？（14.21）

主克里希那说：超越原质三德的人，既不憎恨光明、行动和迷惑的出现，也不渴望它们消失；他一直像一位见证人不受原质三德的影响；他始终坚定地执着于主而毫不动摇——并认为只有原质三德在活动。（14.22—23）

谁以爱和坚定的虔信服务我，谁就会超越原质三德，并适于进入涅槃。（14.26）

因为我是不朽之灵（梵天）的来源，我是永恒的宇宙秩序（法）的来源，我是绝对极乐的来源。（14.27）[1]

三、三德运行的四大规律

要成为三德之主，就需要明白三德的运行规律。大体上，我们可以把三德的运行规律概括为轮替律、主导律、合作律和工具律这四大运行律。前面三个规律首先由弗劳利总结，第四个规律是我们补充的。当然，如果读者阅读《数论颂》，也容易理解这些规律。

（一）轮替律

顾名思义，轮替律就是三德中的每一种都有机会占据主导，就如白天和黑夜交替转换一样，而不会一直是白天或一直是黑夜。物质宇宙的存在和运行，有其不同的阶段。这种阶段或轮替是一种自然运行的过程。如果某个时代答磨占据主导，那么，我们所行的方式就应该不同于激情之德占据主导的时代。安处于善良之德占据主导的社会，身心状况和答磨时代

---

① 毗耶娑著，罗摩南达·普拉萨德英译并注释，王志成、灵海汉译：《薄伽梵歌》（注释本），四川人民出版社，2015年，第276—279页。

很不一样。为了身心的健康，首先需要学会判断时代运行中的主导之德。在世上行事，要明白三德的轮替特点。明白了三德的轮替律，就可以根据三德实际，借用三德自身的主导性排序，配置三德之力，服务于我们的意志或行为。

（二）主导律

主导律，也就是某个时候或时期，三德中的一德占据主导。我们人的成长如此，宇宙自然的运行也是如此。每个德占据主导会持续一段时间。三德中，相对而言，愚昧之德和善良之德的持续要稳定一些，持久一些；而激情之德持续性较短。激情过后，要么走向平静，要么走向毁灭。激情要持续，就要不断地增加"燃料"，增加"刺激"或"激励"。

个体在一生中不同的时期会由三德中的某个德占据主导。一般来说，孩童时，答磨占据主导多一些；青年时期，罗阇之德更加强大。而年老时，更多一些的则是萨埵。作为个体，我们要控制好自己的主导之德，不可让自己的某个德占据极端的地位或程度。

人际关系对我们的健康非常重要。在处理人际关系时，我们可以考虑交往对象的主导之德，在某个主导之德控制下，人们会表现出某些特征。例如，当你的交往对象处于罗阇之德的主导下，那么跟他交往就不能依赖萨埵之德的特征来处理彼此间的关系。同样，如果交往对象被答磨之德所主宰，那么在更多的时候，就需要非常谨慎，找到面临答磨能量冲击的"预案"。

（三）合作律

三德特征彼此不同，但它们之间并没有绝对分离的状态，而是彼此间合作、配合的关系，它们彼此运动，相互协作。

一个人并不是完全萨埵型的或完全罗阇型或答磨型的，往往同时具备萨埵、罗阇和答磨这三德，这三者之间具有强烈的合作、协作。自在黑说，它们之间具有相互产生、相互支持、相互伴随和相互依存的关系。①

在我们的日常生活中，我们可能会执着某一种德性，却看不见或者忽略了其他德性所具有的合作性。一切都在不断变化，一时可能带来不理想的结果，另一时可能带来正面的效果。好坏是非得失都是关系性的，不能绝对，它们都和三德之间的合作有关。认识到这一点非常有用。一个你认为非常可靠的人，可能在生活中麻烦不断；某个总是批评你、攻击你的人，可能会让你避免不少麻烦甚至灾难。在三德的世界中，我们需要一种更加辩证的方式借助三德之合作来理解和处理三德问题。我们需要明白，无物多余，无物可弃。一切存在都有其功能，重要的是你如何去面对、去协调、去把控三德之间的协作。

（四）工具律

三德本身没有本质，没有本质说的是三德的不断变化。三德控制着我们，即束缚我们自身的原人（自我、普鲁沙），让我们陷入无尽的生死轮回中。我们（原人、自我、普鲁沙）之所以被束缚，根本原因是我们错误地认同我们自己就是原质，更准确地说，认同原质三德的不断变化而不断升起的相。

当我们着相时，我们就成了木偶，被三德"工具化"，三德成了我们的主人。但事实上，三德没有意识，三德是工具性的，只是因为我们的错误认同，才导致这一主客"倒置"。阿育吠陀瑜伽，就是要我们认清这一事实，认清我们是自我而不是三德，三德只是我们的工具而已。

印度神话说，梵神是罗阇之主，毗湿奴是萨埵之主，希瓦是答磨之主。不过，哲学上讲，梵神、毗湿奴和希瓦是同一的，只是分别形象地代表了对三德的主宰。三神合一就是唯一的神，即自在天。自在天是三德的主人，他是全知的，不被三德所染着，但他却可以自由地控制三德，三德为他服务。我们每个人，本质上都是自在天或小自在天。如果

① 姚卫群编译：《古印度六派哲学经典》，商务印书馆，2003年，第151页。

我们足够清醒，那么我们就是我们所能触及的三德之主，而不被三德所控。并且，我们可以控制有限的三德，让三德服务于我们的宇宙性游戏。这是阿育吠陀瑜伽的最高意义。

四、瑜伽就是培养萨埵之德

瑜伽的最终目的是通过培养我们的萨埵之德，最终让我们超越三德——无论是基于数论的分离说，还是吠檀多的摩耶说；阿育吠陀要让我们保持平衡的三德。阿育吠陀瑜伽则是让我们在达成三德平衡的基础上超越三德。

生活可以被看作是三德之间的游戏。问题是这一游戏的主人是我们，而不是三德。尽管离开三德，没有一种生活是可能的。但是，三德的舞蹈，一定是在我们控制之下的。瑜伽士应该学会与三德共舞。

首先，我们要清楚，人由三德构成。人不能缺少任何一德，每个德都以各自的方式发挥作用。答磨之德，具有稳定、惰性之特点，这个世界离开稳定的答磨，就很难理解。高山、大地都是答磨主导的。我们必须要有一定量的答磨，不然睡眠都成了问题。同样，缺乏罗阇之德的人，做事就会没有激情和活力。社会缺乏罗阇，就会死气沉沉。我们要进步，社会要发展，都离不开罗阇之德。而人的智慧、宁静和善良，就需要萨埵之德。

其次，我们要明白，要让三德平衡。根据物质自然，该是萨埵主导时就该萨埵主导，该是罗阇主导时就该罗阇主导，该是答磨就要让答磨占据主导。人要睡眠，就应让答磨占主导；人在恋爱时，则要多一点发挥罗阇的能量，没有激情，恋爱是谈不好的。我们累了，就该自我调整答磨的力量，让其上升，抑制我们的萨埵和罗阇，保障我们有个良好的睡眠。要学会"调动三德"。

再次，我们要理解，问题的发生往往是三德之间出现了混乱。三德各施其职，就会达成平衡。但若三德无序运行，就可能打破平衡、引发问题。夜晚时分，本该睡眠，本该由答磨占据主导，但你这个三德的主人喝了咖啡或喝了浓茶，而使得本该休息的罗阇能量升起并占据了主导，于是问题来了，你失眠了。

最后，我们要觉悟，要让三德各行其德，在不同的范围或背景下运作而发挥各自的作用，不要让其跃出自身的作用范围。这个要求其实很高。但只要努力，只要我们希望自己成为小自在天，就可以达成。

在大部分情况下，社会、家庭和个人需要关注的是萨埵之德的培养。帕坦伽利《瑜伽经》告诉我们，要达到我们的终极目标，就需要一步一步培养萨埵之德。瑜伽中的禁制、劝制非常重要，就是通过社会和个人行为规范的努力，让我们走向萨埵之德，就是通过体位、调息、制感、专注、冥想来让我们更好地成为萨埵之德的主人，并由此可以保证出入自由之地。

弗劳利分析了萨埵之德的本性和根源：[①]

根源	本性
考虑一切之善	萨埵促进无私，放下私我
不害（非暴力）：解决冲突，减少摩擦和不和谐	萨埵寻求消除一切冲突，首先从我们自己心意和心中消除任何暴力开始
弃绝：愿意放下个人欲望，以便获得永久的东西	萨埵帮助我们放下比较低级的东西，以便获得更高级的东西
行动瑜伽	强调生活就是服务，而非个人获取
答磨	强调内在真理和自然律超越个人欲望

五、培养萨埵之德的方法

基于对萨埵本性和根源的认识，可以有效地培养萨埵之德。这方面，阿育吠陀瑜伽中我们有很多方法。这里，我们介绍弗劳利的论述，

[①] David Frawley, Suhas Kshirsagar, *The Art and Science of Vedic Counseling*, Twin Lakes: Lotus Press, 2016, p.159.

同时加入少量自己的内容。我们可以用图表来表述：[①]

方法	描述
发展萨埵型意向	我们生活中的意向和动机应该是萨埵型的，这种意向支撑达磨，即正法，也就是，我们生活的意向和动机的目的在于更大的善。这种意向也可以发挥《梵经》中的修持方法，以便让自己的一切行动和至上结合。
发展萨埵型普拉那	我们应该以萨埵型的方式发展普拉那和呼吸，这就意味着我们的活动和习练应该对身心具有平静与和谐的作用。
食用萨埵型食物	萨埵型食物有助于萨埵型生活方式。萨埵型食物，诸如素食，充满普拉那能量。要食用新鲜烧出来的食物，要用积极的态度以及好的心情来烹饪食物。在选用食物时，要考虑食用者的体质，以便达到真正的效果。
吸收萨埵型印迹	我们心意的主要食物就是众感官的印迹。感官的印迹是精微的元素，它们构成精身中的心意。萨埵型印迹是自然的、温和的、精致的。主要通过自然界尤其从旷野、植物和天空获得。
发展萨埵型联谊	我们的存在状态和觉知层次和我们生活中的联谊有着密切关系，包括朋友、家庭、同事，特别是那些我们渴望跟上、追随的"模范人物""理想人物"。他们是我们的古鲁（导师）。我们要在生活中向上联结。

从阿育吠陀瑜伽的角度看，不同类型的人，还需要通过相应的方法来治疗。三德构成三个治疗视角。

从萨埵治疗，就是要善加运用其特征，如：爱、和平、宁静、非暴力等。治疗方法：草药、素食、曼陀罗、冥想。

从罗阇治疗，就是要善加运用其特征，如：激励、能量、刺激等。治疗方法：如罗阇饮食法、运动、药物。

从答磨治疗，就是要善加运用其特征，如：镇静、睡眠等。治疗方法：药物或某些食物。

需注意的是，我们很多人误解答磨，看不到答磨的价值。我们人，

---

① David Frawley, Suhas Kshirsagar, *The Art and Science of Vedic Counseling*, Twin Lakes: Lotus Press, 2016, pp.159—160.

如果缺乏答磨，那是危险的或难以生存的。我们的稳定性依赖答磨。我们的身体也不能长时间兴奋。真正的健康是三德之间的动态平衡。

概括起来，阿育吠陀瑜伽就是要打破答磨的钳制，发展罗阇的动力；平静罗阇的能量，促进萨埵的宁静；完善萨埵的光明，走向人生的圆满。

我们也要非常重视我们心意的疗法，即要从答磨的心意状态，发展到罗阇的心意状态；从罗阇的心意状态，发展到萨埵的心意状态，并最终超越萨埵的心意状态。弗劳利认为，从答磨到罗阇的心意状态的治疗目标是增强胃火或者说增强新陈代谢的力量，而改进的机制是习练瑜伽、吃平衡的食物、阅读充满灵性力量的书籍、设定正法的目标并努力达成。而从罗阇到萨埵的心意状态治疗的目标是增强"空"这一元素，而增强的方法可以是冥想（胜王瑜伽），也可以是无私服务（行动瑜伽），吃萨埵型食品，等等。超越萨埵的心意之治疗目标是增强超越原质和萨埵的自我觉知，而改变的机制是瑜伽和冥想的高级技巧。这些方法及其机制的关系，可以用下表来呈现：①

心意状态的改变	治疗目标	改变的机制
从答磨到罗阇	增强胃火或新陈代谢的力量	习练 吃更多平衡的调味品 阅读灵性书籍 设定目标并努力达到
从罗阇到萨埵	增强空元素	冥想，学会超越私我 从事无私的服务 帮助他人 吃萨埵食品 跟从健康的日常生活
超越萨埵	增强超越原质和萨埵的自我觉知	瑜伽和冥想的高级技巧

---

① David Frawley, Suhas Kshirsagar, *The Art and Science of Vedic Counseling*, Twin Lakes: Lotus Press, 2016, p.223.

六、三德和道夏

三德主要涉及人的心理、精神层面的特征，而道夏更多的是涉及人的物理、生理层面的特征。但三德和道夏之间也具有内在关系。一般而言，三德修持是要将人从答磨的状态转向萨埵的状态，这是瑜伽的努力之所在。而道夏的处理则要达成彼此的平衡，不要让任何一个道夏过分发展。但人的先天道夏是稳定的，变化的是后天道夏。而三德和先天道夏不同的交集形成了人的不同特征或某种类型的人。弗劳利对此进行了深入研究，我们选择了一些，并做了微小改动，如下表所示：[①]

	瓦塔	皮塔	卡法
萨埵	充满能量、适应性强、弹性好、理解快、沟通能力强、具有强烈的人类一体感、具有疗愈能力、热情、具有改变和运动之能力、善良	聪明智慧、清晰、觉知力强、分辨力强、意志善良、独立、温暖、友善、勇气、好指导、好领导	平静、和平、满足、稳定、持续、忠诚、慈爱、仁慈、宽恕、耐心、善于接纳、滋养、支持、信仰坚定
罗阇	缺乏决断力、不可靠、过于活跃、焦虑、不稳定、不安、分心、神经质、过于健谈、肤浅、制造混乱、虚伪、容易愤怒、容易激动	任性、冲动、野心、攻击性、控制欲强、挑剔、容易愤怒、骄傲、自负	控制性强、执着、贪婪、物质主义、好色、多愁善感、寻求安慰、渴望奢华、渴望安全
答磨	可怕、奴性、不诚实、遮遮掩掩、抑郁、自我折磨、沉溺麻醉剂、容易性倒错、精神混乱、有自杀倾向	憎恨、卑鄙、报复心强、毁灭欲强、犯罪、毒品交易、黑老大、精神病患者	迟钝、粗糙、贪睡、抑郁、冷漠、懒惰、理解力差、不敏感，小偷

七、三德的测试及其运用

我们已经分析了三德。那么如何知道我们自身的三德现状？可以通过一些测试来得出我们的三德比率。

---

① Cf. David Frawley, Suhas Kshirsagar, *The Art and Science of Vedic Counseling,* Twin Lakes: Lotus Press, 2016, pp.187—188.

这里，我们综合弗劳利等人的研究，结合中国人的文化传统和实际状况，提供如下的测试表。读者可以参考使用。

三德的测试表①

序	现象	萨埵	罗阇	答磨
1	饮食	素食倾向	荤素合一	荤食倾向
2	药物酒精兴奋剂	无	偶尔用	常用
3	感觉印象	平静、纯粹	混合	扰乱
4	睡眠需要量	少	中	多
5	性活动	少	中	多
6	感官控制	强	中	弱
7	说话	平静、和悦	激动	迟钝
8	洁净	高	中	低
9	工作	无私	个人目标	懒惰
10	愤怒	极少	有时	经常
11	恐惧	极少	有时	经常
12	欲望	少	一些	多
13	骄傲	谦虚	有私我	虚荣
14	抑郁	从不	有时	经常
15	爱	普遍	个人	缺乏爱
16	暴力倾向	从不	有时	经常
17	金钱态度	很少	一些	很多
18	满足	经常	部分	决不
19	宽恕	容易	需要努力	决不
20	专注	好	中	差

---

① 共56题，每题1分。测试者根据实际，在每一栏选一个答案，最后对萨埵、罗阇和答磨三栏分别累积加分。

续表

序	现象	萨埵	罗阇	答磨
21	记忆	好	中	差
22	坚持真理	始终	大部分时间	极少
23	诚实	始终	大部分时间	极少
24	心意平静	通常如此	部分时间	极少
25	创造性	高	中	低
26	灵性探索	天天	偶尔	决不
27	曼陀罗, 祈祷	天天	偶尔	决不
28	冥想	天天	偶尔	决不
29	非暴力	一直	主要	很少
30	真实	通常	部分	从不
31	性的正确运用	总是	大部分	很少
32	不偷	总是	一般	很少
33	自律	强	中等	弱
34	自我研究	高	中	低
35	敬畏	高	中	低
36	清洁	高	中	低
37	约, 守信	高	中	低
38	瑜伽体位	好	中	低
39	调息	好	中	低
40	冥想	好	中	低
41	三摩地	经常	偶尔	从没有
42	虔信	高	中	低
43	慈悲	高	中	低
44	自我知识	高	中	低
45	服务	高	中	低

续表

序	现象	萨埵	罗阇	答磨
46	瑜伽实践	高	中	低
47	内在平静	高	中	低
48	分辨	高	中	低
49	不执着	高	中	低
50	意志力	强	可变	弱
51	道夏累积	低	中	高
52	毒素累积	低	中	高
53	火（胃火）	平衡	不稳定	低
54	组织	好	中	差
55	排泄物	少	中	多
56	通道（如排泄通道）	清洁	感染	堵塞
得分				

　　读者很容易发现，当今我们大部分人多偏向罗阇。纯粹萨埵型的人很少，纯粹答磨型的人也很罕见。事实上，就如弗劳利说的，纯粹萨埵型或纯粹答磨型的人就不会参与这样的测试。通过测试，在某种程度上，我们可以了解自己，目的是我们可以更好地促进从答磨到罗阇、从罗阇到萨埵的精神成长。[①]

　　我们需要注意的是，不要用这一测试去评判任何人，而是更好地帮助自己或帮助他人。测试的目的是帮助我们增进萨埵，而无须在意我们从哪里开始。

　　一般来说，萨埵类型具有神性的品质或德性，我们应该从这样的人那里学习那些灵性品质。据说，选用一个富有萨埵特征的名字，对于我们培养萨埵品质也是有益的。

---

　　① David Frawley, Suhas Kshirsagar, *The Art and Science of Vedic Counseling*, Twin Lakes: Lotus Press, 2016, pp.163—164.

罗阇类型则有阿修罗或自私固执和鲁莽的气质,具有攻击性和敌意的倾向。我们应该要注意控制内心的罗阇,强化瑜伽禁制和劝制的实践。(具体的请参见第十、十一章)

答磨类型则具有一定程度的动物性。这样的人,较为关注和他们生理需求和冲动相关的东西,对他人的敏感性较弱。具有强烈执着的倾向。我们应该从我们内部消除或控制答磨这一能量。

纯粹萨埵的人应该是觉悟自我的人。纯粹罗阇的人,在尘世中可能非常成功,但缺乏内在的意识和敏感性。纯粹答磨者则容易陷入黑暗和惰性,使得他们无能和沉溺。①

阿育吠陀瑜伽告诉我们,人人都需要关注自己的三德,要发挥我们的萨埵品质,限制我们的罗阇品质,克服我们的答磨品质。但正如我们前面已经说到的,三德在生活中具有不同的功能和作用,克服我们的答磨品质,并不就是否定答磨的价值,而是不让答磨来影响我们不该影响的地方。限制我们的罗阇品质,并不表明罗阇不好,而是让其发挥作用于应该发挥的地方。一味地谈论萨埵的优点,却不去深入了解罗阇和答磨的作用,是不正确的。实践瑜伽,就是要做我们自己的主人,也就是说,要做三德的主人。一旦达到这一境界,那么三德就不再是束缚我们的品质,而是服务于我们的三匹宝马。

附 录

阿育吠陀瑜伽食物分类

阿育吠陀和传统瑜伽都对人们的食物做了分类,这种分类基于数论哲学。通常,把食物分萨埵(悦性)、罗阇(变性)和答磨(惰性)三大类。以下是常用食物的分类。

---

① David Frawley, Suhas Kshirsagar, *The Art and Science of Vedic Counseling,* Twin Lakes: Lotus Press, 2016, pp.166—167.

	萨埵（悦性）	罗阇（变性）	答磨（惰性）
水果类	杧果、石榴、椰子、无花果、桃子、西洋梨、枣子	酸性水果：苹果、香蕉、番石榴、罗望子、柑橘属水果（如橙子或柠檬）	牛油果（鳄梨）、西瓜、李子、杏桃
谷物类	米、大麦	小米、玉米、荞麦	小麦、糙米
蔬菜类	番薯、豆芽菜、绿叶蔬菜、芦笋、黄西葫芦	土豆、茄属植物、花椰菜、菠菜、泡菜、冬瓜、南瓜	蘑菇、蒜、洋葱、南瓜
豆类	绿豆、黄扁豆、腰豆	红豆、红扁豆	黑豆、黑白斑豆
坚果、种子	杏仁、白色芝麻籽、鲜腰果	大部分坚果、棕色芝麻籽	花生、黑色芝麻籽
乳品类	未加工的牛奶、新鲜乳酪等	老奶、酸奶、冰淇淋、白软干酪	（干硬、老）乳酪、加工过的牛奶
蛋类			鸡蛋、鸭蛋、鹅蛋、鹌鹑蛋
肉类		鱼、虾、鸡肉	牛肉、羊肉、猪肉
甜食	新鲜甘蔗汁、粗糖、鲜蜜、新鲜棕榈糖	加工过的糖	软饮料、糖蜜
香料	藏红花、茴香、小豆蔻、香菜	咖喱、辣椒、黑胡椒	肉豆蔻
饮料	一些草药茶	咖啡、红茶、绿茶	白酒、大麻饮料、其他毒品饮料

一个人的饮食并不需要全是悦性，而是根据实际来调整，例如惰性食品有时是很重要的。一味地强调吃萨埵（悦性）食品，未必带来健康。过于强调吃这种食品，有可能导致失眠。尤其对瓦塔体质的人，更需要谨慎。事实上，注意吃一些惰性食品，可以让人更加踏实，睡眠质量更好。

第五章

三身五鞘

一、《奥义书》中的三身五鞘思想

只要我们深入瑜伽，就必然会遇到瑜伽中的基本理论，即三身五鞘。三身，即粗身（sthula sarira）、精身（suksma sarira）和因果身（karana sarira）。①五鞘，即粗身鞘（annamaya kosa）、能量鞘（pranamaya kosa）、心意鞘（manomaya kosa）、智性鞘（vijnanamaya）和喜乐鞘（anandamaya kosa）。一般而言，粗身鞘对应粗身，能量鞘、心意鞘和智性鞘对应精身，喜乐鞘对应因果身。这里，我们重点对五鞘做深入的讨论。

在古代文献中，最早对五鞘这一思想做出系统论述的是《泰帝利耶奥义书》（*Taittiriya Upanishad*）。《泰帝利耶奥义书》又名《鹧鸪奥义书》，是非常重要的一部奥义书，著名的吠檀多大师商羯罗在他的《梵经注》中引用这部奥义书多达近150次。这里，我们把这部奥义书中有关五鞘的经文介绍如下。

---

① 梵文sarira（身）的字面意思是会腐烂的东西，也就是说会消失的东西。对于我们人来说，要让这个身体持续长一些时间，就需要护理、关心和保护。阿育吠陀瑜伽是要让我们这个身体健康，瑜伽是要让我们通过这个身体自我超越。当然，在当今，人们对瑜伽的理解远离了提升人的意识这一角度。

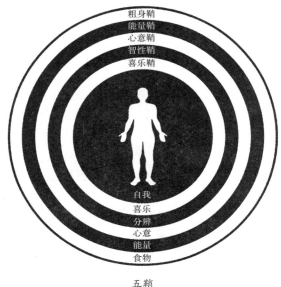

五鞘

（一）粗身鞘（食物鞘）

"从阿特曼中生出空或原初原质（Ādi Prakriti），从空中生出风，从风中生出火，从火中生出水，从水中生出土，从土中生出草，从草中生出食物，从食物中生出人。这个肉身由食物精华所构成。确实，食物是头，是右臂左臂，是躯干，是双腿或下体。"①

（二）能量鞘

"确实，食物生出所有生灵——所有生存在大地上的生灵。而且，只有依赖食物，他们才能活着，并最终返回食物。因为唯有食物

---

① 罗摩南达·普拉萨德英译，王志成、灵海汉译：《九种奥义书》，商务印书馆，2017年，第155页。

是一切众生中的最年长者，因此，食物被称为'治愈万物的万能药（Annam）'。谁把食物当作梵来崇拜，谁就获得所有的食物。唯有食物是一切众生中的最年长者，因此，它被称为所有一切的万能药。一切众生从食物中产生：依赖食物，他们出生，他们成长。因为它被众生所食，还因为不适当的食物也吃众生，因此，它被称为食物。确实，由普拉那（Prāna）构成的另一个自我，不同于由食物之精华所构成的食物鞘或粗身鞘，又内在于其中。食物鞘（粗身）由普拉那所维系。普拉那也是人的模样。就像食物鞘有着人的模样，普拉那也有着人的模样。确实，命根气（Prāna）是它的头；遍行气（vyāna）是它的右翼；下行气（apāna）是它的左翼；空（阿卡夏）是它的躯干，地是它的下体，即它的支撑。"①

（三）心意鞘

"诸神也依赖普拉那而活，人和牲畜同样如此，因为普拉那是一切众生的生命。因此，他被称为所有一切的宇宙生命。谁把普拉那当作梵来崇拜的，谁就获得充实的生命。能量鞘维系着粗身鞘，并且不同于粗身鞘。在能量鞘内，有由心意构成的另一个自我。心意维系着普拉那。心意鞘也是人的模样。就像能量鞘有着人的模样一样，心意鞘也有着人的模样。夜柔吠陀是它的头，黎俱吠陀是它的右翼，娑摩吠陀是它的左翼，教导是它的躯干，阿闼婆吠陀和安吉罗斯（Angiras）的颂诗是它的下体，即它的支撑。"②

（四）智性鞘

"谁知晓心意和语言都无法触及的梵之喜乐，谁就会无所恐惧。心意支撑普拉那，而又被智性所支撑。心意鞘维系和引导普拉那。确实，

---

① 罗摩南达·普拉萨德英译，王志成、灵海汉译：《九种奥义书》，商务印书馆，2017年，第155—156页。

② 罗摩南达·普拉萨德英译，王志成、灵海汉译：《九种奥义书》，商务印书馆，2017年，第157页。

还有由智性构成的另一个自我，它不同于心意鞘又在其中。心意由智性维系。智性鞘也是人的模样。就像心意鞘有着人的模样一样，智性鞘也有着人的模样。确实，信仰是它的头，真实是它的右翼，真理是它的左翼，瑜伽是它的躯干，摩诃（Mahah）即宇宙智性是它的下体，即它的支撑。"①

（五）喜乐鞘

"智性举行所有祭祀，也从事所有行动。一切众神都崇拜智性，因为智性就是那最为古老的梵。如果一个人知晓智性就是梵，且不与之分离，那么他就会摆脱一切罪恶和欲望，获得喜乐！确实，由喜乐构成的另一个自我，不同于又内在于智性中。喜乐支撑智性，又被阿特曼或梵所支撑。喜乐鞘也是人的模样。就像智性鞘有着人的模样一样，喜乐也有着人的模样。欢乐是它的头，欣喜是它的右翼，大喜是它的左翼，喜乐是它的躯干，梵是它的双腿，即它的支撑。"②

《泰帝利耶奥义书》之后的瑜伽哲学进一步深化了五鞘的思想。特别是在吠檀多哲学家如商羯罗那里，这一思想得到了进一步的发展。对三身五鞘的深入了解，尤其会加深我们对阿育吠陀瑜伽哲学的领悟。不过，我们需要知道，传统上，瑜伽更关心觉悟和三摩地，重点并不在三身五鞘上。但《泰帝利耶奥义书》显然和后来只关注终极三摩地的哲学有所不同。它充分肯定人的身体不同层面的作用和意义，并从身心健康的角度来理解三身五鞘。从阿育吠陀瑜伽的角度看，三身五鞘理论也是非常重要的，它既包含着对身体本身的关照，又最终走向超越自我的道路，达到梵我一如的境界。对于阿育吠陀瑜伽来说，这个现象世界展示的一切并不和梵对立，而是具有内在的联结。

---

① 罗摩南达·普拉萨德英译，王志成、灵海汉译：《九种奥义书》，商务印书馆，2017年，第158页。
② 罗摩南达·普拉萨德英译，王志成、灵海汉译：《九种奥义书》，商务印书馆，2017年，第159页。

二、粗身鞘

我们每个人都拥有一具身体。身体由地、水、火、风、空五大元素构成。根据吠檀多哲学，身体的出现是因为过去的行动（业）。我们的所谓束缚和痛苦都是过去行为的果实（果报），梵文叫karmaphala。我们不仅实现这些果报，而且每次出生都会增加新的果报。如此，我们一次又一次地出生、受苦和死亡。面对这一现实，吠檀多哲学或瑜伽试图改变这样的现实，通过不同的方式让我们停止造更多的业，并且设法消除过去留下的业。要达成这样的目标，就离不开我们的粗身。

我们拥有这样一具身体，也是非常难得的。佛陀说人身难得。吠檀多也说人身难得。事实上，各大宗教都有把人身视为消除束缚的切入点或中介的思想。因为，离开粗身，就没有摆脱业报律的中介或平台。古代的佛教和印度教都说男身难得，这并不是排斥女性，而是因为古代女性多被剥夺了种种机会，难有受教育的机会。如今，处境已经改变。说男身难得，这需要在一定的历史背景下理解。

不过，这个粗身鞘又是怎样的呢？商羯罗认为，粗身鞘有六种变化：出身、活着、成长、变化、衰老、死亡。

粗身被称为annamaya kosa（粗身鞘，或食物鞘），也就是说具有六种变化的粗身依赖着食物。

1. 这个粗身由食物（营养）构成。所以，我们要高度重视饮食，良好的食材，干净的水，健康的调料等。古代人寿命短，一个重要的原因是营养不良，或严重偏食（有的地方无法提供足够丰富的食物）。如今的我们，食物不是不够，而是太多，多到我们营养过剩。

2. 食物也是"万能药"。在阿育吠陀瑜伽中，食物被视为"药物"，很多身体疾病，可以通过调理食物的构成和烹调方法，来加以改善和治疗。

3. 喜乐通过食物而来。阿育吠陀瑜伽非常重视食物，是因为食物是喜乐的基本来源。没有食物，就没有基本的快乐。我们不仅要重视食物的结构和烹调方法，甚至我们吃饭时的氛围都十分重要。

4. 食物鞘主要由皮肤、肉、血、神经、肌腱、脂肪、骨髓、骨头和排泄物构成。所有这些最终都来自食物。我们需要了解，不同食物和食物鞘的不同部分之间的关系。

5. 瑜伽体位可以让食物鞘或粗身鞘更加健康，保持活力。

6. 瑜伽体位要基于食物鞘或粗身鞘的个性体质。对于不同体质的人，应该有相应的体位以及强度。

三、能量鞘

《六问奥义书》（*Prashna Upanishad*）中记载了一个故事，空、风、火、水、地、语言、心意、眼睛和耳朵各自显示其力量，它们纷纷自夸说自己最伟大。而普拉那"出于自豪，普拉那从身体中升起。当它升起时，其他所有的气也都随它升起；当它停顿时，它们也都随它停顿。正如蜜蜂们随蜂王外出而外出、随蜂王的返回而返回一样，甚至语言、心意、眼睛和耳朵也同样如此。众天神都很满意，并赞美普拉那……普拉那啊，你是纯粹的。你是火，享受虔信者的祭品。你是一切的至上之主。我们是你消费的祭品的给予者。你是我们的父亲"[1]。

Prana，普拉那，一般也可以翻译成生命呼吸或生命力。呼吸是普拉那的载体，普拉那能量主要是通过呼吸而运行生发的。普拉那是如何出现的？《蒙查羯奥义书》（*Mundaka Upanishad*, 2.1.8）说，普拉那生于梵。《大林间奥义书》（*Brihadaranyaka Upanishad*, 2.1.20）说，从阿特曼生出所有普拉那，就如火花从烈火中冲出，或如蜘蛛吐丝结网。先有宇宙的普拉那，而后才有个体的普拉那，后者来自前者。

根据印度哲学，能量鞘由五种生命之气（命根气、上行气、下行气、平行气、遍行气）和五个行动器官（手、足、舌、肛门、生殖器）构成。

---

[1] 罗摩南达·普拉萨德英译，王志成、灵海汉译：《九种奥义书》，商务印书馆，2017年，第79、81页。

对普拉那以及五种生命之气，可以有各种各样的理解，但无论如何，它们和生命直接相关。人在世，一口气。没有气，也就死了。人死的时候，我们说，他呼出了最后一口气。瑜伽修持，本质上就是要使得这五种生命之气健康和充足。

传统哈达瑜伽，在完成体位习练之后，重点就开始关注调息。调息是修习这五种生命之气的核心方法。生命本质上依赖普拉那能量。充足的普拉那能量，才能保证我们有一个健康的身体，才能最终让我们走向觉悟。在传统哈达瑜伽看来，调息最后把普拉那能量导入中脉，并由此达到三摩地之境。除了调息，合理的生活方式很重要。在阿育吠陀瑜伽中，因为高度关注身体的健康，而普拉那能量直接关系到我们的生命和健康，因此，这一瑜伽高度关注五种生命之气的调理，并通过这五种生命之气来治疗我们的疾病。五气运行良好，身体就健康。各种疾病，事实上都和五气的状态有关。同时，没有合理的生活方式，普拉那能量的耗散就很快。一旦普拉那能量消耗到某个临界点，你就开始走向了衰竭之路。

此外，很容易让我们忽略的重要一点是，我们要学会从食物、阳光、群山、岩石等处获得普拉那能量。某些食物或药材更能提供普拉那能量，有的食物或药材并非适合每一个人。阳光、群山、岩石等是免费的，需要好好利用，来提升我们的普拉那能量。

四、心意鞘

对于具象的事物，我们往往很容易理解。但是，诸如心意，这些和实体的对象不一样的事物，要理解它们就不太容易了。心意，无形无迹，不受限制，具有无限的可能。要把心意说成是一个鞘并不容易理解。根据吠檀多哲学，心意活动被视为一个鞘。心意鞘属于精身。精身包含五个感觉器官（panca-jnanedriyas，眼耳鼻舌身）、五种能量（panca-pranah，生命之气）、五个行动器官（panca-karmendriyas）、心意（manas，末那）、智性（菩提，buddhi）。同时，它把私我（aham）

和记忆官能（chitta）①也视为是精身的内容，它们分别属于心意鞘和智性鞘。

　　商羯罗认为，感觉器官和心意一起构成心意鞘。这个世界是心意创造的，心意之外什么也没有。心意之外没有无明。心意就是无明，是轮回的原因。当它被摧毁时，所有其他的一切也都被摧毁；当它显现时，其他的一切也都显现。②"在梦中，那时没有和外在世界相关联的任何活动，这心意独自创造了包括经验者等在内的整个宇宙。类似地，在醒态也是如此。这两者间没有任何区别。因此，所有这一切（现象的宇宙）是心意之投射。心意（首先）产生对身体以及所有其他感官对象的渴望，然后因着这渴望它束缚了自己，就如野兽被绳子捆住。然后，这同一个心意在个体中创造了对感官对象彻底的厌恶，就好像它们是毒药一样，它又从这束缚中解脱了出来。"③我们的解脱和束缚都在于心意，"心意是束缚也是解脱的唯一原因：当它被罗阇染着时，它导致束缚；当罗阇和答磨被消除而变得纯粹时，它导致解脱。分辨和弃绝占优势而获得纯粹的时候，心意导致解脱。因此，聪明的求道者必须首先要加强这两者的力量"④。

　　"心意迷惑了独立的纯粹智性——个体灵魂，使得个体灵魂束缚于身体、器官和普拉那，心意使得个体灵魂带着'我''我的'观念在它自己取得的各式各样的快乐果实中游荡。"⑤

　　帕坦伽利《瑜伽经》开篇就说，瑜伽就是控制心意的波动。在很大程度上，可以说瑜伽修行的根本在于心意鞘。《瑜伽经》开启了瑜伽实践以

---

　　①　在数论中，它的含义更广，包括末那、菩提、我慢，一般翻译成心质。

　　②　Swami Madhavananda, *Vivekacudamani of Sri Sankaracarya,* Kolkata: Advaita Ashrama, 2005, p.65.

　　③　Swami Madhavananda, *Vivekacudamani of Sri Sankaracarya,* Kolkata: Advaita Ashrama, 2005, pp.66—67.

　　④　Swami Madhavananda, *Vivekacudamani of Sri Sankaracarya,* Kolkata: Advaita Ashrama, 2005, pp.67—68.

　　⑤　Swami Madhavananda, *Vivekacudamani of Sri Sankaracarya,* Kolkata: Advaita Ashrama, 2005, p.69.

净化心意的多种法门，如果我们就其中几条能做得彻底，就有可能净化我们的心意。商羯罗也说，如果追求解脱的求道者能净化心意，解脱就如掌中之物一样易得。[1]从阿育吠陀瑜伽的角度看，心意也是关注的核心。

心意原本源于萨埵，但受到罗阇和答磨的染着，心意出现自我迷惑，执着对象，迷失方向，导致轮回性生存。如果心意被答磨所控制，人就会走向魔鬼般的生活；如果被罗阇所控制，人就会走向阿修罗般的生活——自私、暴戾、执着。瑜伽修行，是要控制我们的心意，让我们的心意从答磨型的心意状态转向罗阇型的心意状况，从罗阇型的心意状态转向萨埵型的心意状态。也就是说，要控制我们的心意，就要确立人生的正确方向。

弗劳利深入研究心意，结合阿育吠陀思想，为我们整体性净化心意提供了更为落地的方式，相比传统帕坦伽利和吠檀多的方式，更适合今日人们的理解和实践：

1. 粗身层面的净化——饮食。注意我们日常排泄、出汗、小便的情况，注意调整我们的瓦塔、皮塔和卡法体质。擅于运用诸如禁食来调整我们的身体，有时则可以考虑使用草药调理。

2. 精身层面的净化——调息法。弗劳利说，我们消极的印迹主要通过调息来消除，通过特定的调息法可以让我们形成一种特别的出汗方式，以便释放精微的水和地元素（味）。日常的出汗疗法包括汗蒸、桑拿、通过草药出汗法等。大笑、大哭、大喊的方式，有时也是十分有效的净化方法。

3. 因果身层面的净化——曼陀罗。三德属于物质自然核心层，不可摧毁，我们无法让三德从心质（chitta）中解放出来，但它们可以被转化。过多的罗阇和答磨可以转化成萨埵。这一转化的方法可以是曼陀罗。例如，Om曼陀罗就属于萨埵曼陀罗，可以将深层意识中的罗阇和答

---

[1] Swami Madhavananda, *Vivekacudamani of Sri Sankaracarya,* Kolkata: Advaita Ashrama, 2005, p.71.

磨型的德性模式转向萨埵型模式。[①]

调理心意，平复心意，控制心意的波动在某个合适的范围内，这种调整和努力是阿育吠陀瑜伽中最基本的部分。阿育吠陀瑜伽与把问题更多地导向觉悟、解脱、三摩地的传统修行重点不同，它更多地是从生活方式、生活环境、饮食法、瑜伽或运动、调息法、曼陀罗、专注力培养、冥想等方面，首先落实身心的健康，更多具体地落实平静心意。因为阿育吠陀瑜伽特别关注人的道夏和三德的个体差异，在如何达成调理身心意方面，更具有开放性。

五、智性鞘

心意并不是最后的，心意受到智性的支配或为智性所维系。商羯罗说，智性（菩提）和五个感觉器官一起构成智性鞘。[②]这个智性鞘"没有开始，具有我慢之特性，被称为个体灵魂，在相对的层面上，执行所有的行动。它经由先前的欲望形成善恶行动，并经验它们的后果。它出生在不同的身体中，来来去去，上上下下。正是智性鞘具有醒态、梦态和其他的状态，经验着快乐和忧伤。它总是把属于身体的生命各阶层的责任、功能和属性误会为是它自己的。由于它极其贴近至上自我，智性鞘光辉灿烂。因为虚妄，它认同于自身，而承受着轮回。充满自我光芒的阿特曼，是纯粹的知识，在它心里的普拉那中闪耀。尽管不变，由于叠置，它成了中介，成了经验者，成了智性鞘"[③]。

智性，或菩提，具有判断功能。问题是智性鞘为何和心意鞘一样都包含了感觉器官呢？斯瓦米·孙尼玛拉南达（Swami Sunirmalananda）

---

① David Frawley, *Ayurveda and the Mind,* Twin Lakes: Lotus Press, 1997, pp.174—176.

② Swami Sunirmalananda, *Insights into Vedanta,* Chennai: Sir Ramakrishna Math, 2005, p.195.

③ Swami Madhavananda, *Vivekacudamani of Sri Sankaracarya,* Kolkata: Advaita Ashrama, 2005, pp.72—73.

说，其实我们所称的心意或智性（菩提）是一样的。当同一的内在器官发挥判断功能时我们称之为智性（菩提）；当它波动时，我们称之为心意。它们都属于精身。并且，智性（菩提）被认为处于心脏区域。[①]

吠檀多要我们认识到，这个智性是一种叠置，因为它错误地把属于身体的生命各阶层的责任、功能和属性误会为是它自己的。而它又靠近至上的阿特曼，所以充满光辉。它从阿特曼那里获得很多益处，却因为错误的自我认同，而陷入轮回的黑暗。

瑜伽重视智性的功能，我们要有探索精神，让智性功能正常。如果智性不受私我（我慢）的染着，那么智性就不会成为我们的限制。不过，智性作为一种判断力，在我慢染着的情况下，可以让我们处于相对稳定的生活中。也就是说，众人充满了我慢，作为社会中的一员，需要发挥智性的功能，可以在世上生活。

阿育吠陀瑜伽重视智性鞘，认为我们的任何生活和实践都需要智性的力量。我们的私我需要生活，为了自我保护，需要智性判断。没有修习瑜伽的人，其智性功能同样发挥作用，只是这个智性发挥功能是为了服务于某个个人或社会的价值或目标。如果一个人很大程度上摆脱了我慢的束缚，那么智性的力量则可以服务于更高的目标。

阿育吠陀瑜伽对于瑜伽的目标持有更大的开放性，它既关心身心，又关心超越身心的目标。在关心身心健康的目标上，阿育吠陀瑜伽认为，我们当有合理的生活目标，让智性鞘发挥作用，让它对心意鞘有一个比较好的管制、管理和疏导。智性是一种能力、一种工具，它服务于智性鞘所设定的或认定的目标。智性鞘可以基于自身目标去引导和干涉心意鞘，进而干涉能量鞘，直至影响粗身鞘。也就是说，精身内部的三鞘之间有一种内在的秩序，它们可以同时影响粗身。

我们知道，人的很多疾病是精身内部的，粗身上的病只是精身上的病的外在体现。所以，疾病治疗，不仅是外在的，还需要深入精身内

---

① Swami Sunirmalananda, *Insights into Vedanta,* Chennai: Sir Ramakrishna Math, 2005, p.195.

部。如果我们知道了精身内部三鞘之间的关系，那么我们就应该明确建立起它们之间恰当的秩序，确立起一种比较稳定、和谐的关系，让能量鞘、心意鞘和智性鞘发挥各自相应的作用。

从阿育吠陀瑜伽出发，智性鞘可以发挥如下作用：

1. 引导粗身鞘、能量鞘和心意鞘服务于智性鞘，使得我们具有内在的理性秩序。

2. 智性鞘指导心意鞘，心意鞘指导能量鞘，能量鞘作用于粗身鞘。

3. 作为一种监管者的智性鞘，当粗身鞘遇到问题时，智性鞘做出判断，分析问题的根源。

阿育吠陀瑜伽对于身心健康的关注，并不和追求觉悟、三摩地的最终诉求相抵触，而是让身心健康的个体更好地服务于最高的追求。它不排斥身体的目的和追求，肯定世俗的对象，但它不执世俗对象。阿育吠陀瑜伽，打通世俗和神圣之间隔离的瑜伽，超越极端和放纵，是走中道的瑜伽。而在这其中，智性鞘所发挥的功能就是让我们处于理性的觉知状态。

六、喜乐鞘

吠檀多认为，不纯的萨埵之德包裹着至上自我，这就是喜乐鞘。这里不纯的萨埵之德指的是萨埵中混合着罗阇之德，所以不纯。喜乐鞘也称为因果身或因果鞘，本质上是摩耶和至上自我的结合。

吠檀多主张，总体的摩耶（萨埵部分）和梵的结合就是自在天，自在天是三德之主，不被三德染着；当梵进一步为摩耶所遮蔽时，就似乎创造出了无数的自我，在这一过程中不纯的萨埵发挥了巨大的作用。也就是说，自在天是纯粹的萨埵和梵的结合，而个体自我则是不纯的萨埵和梵的结合。

阿特曼或梵是纯粹的喜乐。由于喜乐鞘（因果身）非常"接近"阿特曼或梵，所以被视为喜乐鞘。尽管喜乐鞘（因果身）本身不是喜乐本身，其喜乐只是梵或阿特曼之喜乐的折射，但对于大众来说，可以说它是喜乐的源头。它独立成鞘，并可以直接决定或影响其他鞘。

智性受到什么主宰呢？喜乐！喜乐直接或间接地主宰了心意鞘。从粗身鞘、能量鞘、心意鞘、智性鞘到喜乐鞘构成了一座金字塔。事实上，所有的瑜伽最终都指向生命的圆满，达到至高的喜乐之境。

喜乐源于至上的梵，从梵的喜乐到我们在二元世界感受到的一切喜乐，都是至上梵乐的体现。在《瑜伽喜乐之光》中，我们已经全面讨论过瑜伽的喜乐，也就是梵的喜乐是如何传达以及如何经验到的。从三德对梵的喜乐之遮蔽，我们可以了解到：

1. 一切的喜乐都是梵乐，现实中的"乐"是受到了限制的梵乐。

2. 如果梵乐被罗阇和答磨所遮蔽，我们无法经验喜乐。

3. 但是，如果梵乐为萨埵所遮蔽，我们仍可经验喜乐。

4. 心意越纯粹，就越容易经验梵乐。

5. 在这个尘世上，我们通过感官经验梵乐。

6. 感官越敏锐，就越容易经验梵乐。

7. 要经验梵乐，就需要锻炼感官的感知力。

8. 瑜伽锻炼并提升感官的感知力，可以更持久地经验梵乐。

9. 感官是受限的，可以通过净化心意去获得更多喜乐，通过发展智性去消除限制。在这一过程中，要肯定我们的普拉那能量的作用，要肯定我们的想象之力量，要肯定我们的智性之力量。

10. 我们需要明白，尽管现象世界的一切喜乐都是梵乐，但因为受制于感官等，我们难以恒定地经验梵乐。

11. 阿育吠陀瑜伽让我们明白现象中的喜乐是值得充分肯定的，但不能执着现象中的喜乐。我们需要走向更高的目标，也即是超越三德的束缚，直抵三摩地。

七、阿育吠陀瑜伽和三身五鞘

以上我们已经比较完整地介绍了三身五鞘。粗身对应粗身鞘；精身对应能量鞘、心意鞘和智性鞘；因果身对应喜乐鞘。先有因果身，再有精身和粗身。我们从阿育吠陀瑜伽的角度谈谈这三身五鞘。

阿育吠陀瑜伽主要关注两个层面的问题：一是三身五鞘本身的健康，一是要使得健康的三身五鞘服务于瑜伽的最高目标。

阿育吠陀瑜伽关心人的粗身鞘，研究人的体质，以便确定我们的粗身如何可能更健康地适应环境，更健康地体验生活之美，感受梵的喜乐。它利用阿育吠陀的知识，较为科学地确立了瓦塔、皮塔、卡法等体质的分类，从而找到对应的健康入口。

阿育吠陀瑜伽对粗身鞘的关注体现在它主张一种科学的生活方式，包括科学饮食和科学的身体锻炼。阿育吠陀瑜伽尤其重视科学饮食。当今，更多的人是缺乏运动、摄入过多营养。科学饮食是一门重要的艺术。而科学的身体锻炼，是为了让粗身更加健康，感官更加敏锐。它强调人的体质和锻炼之间的关系。例如，瓦塔体质的人就应该要比皮塔体质的人更重视身体的保暖。暖身是一个人健康的基础，对于瓦塔体质的人更是如此。而对于皮塔体质的人则需要重视散热，但有的体位容易发热，因此不适合此体质的人多习练。例如，在炎热的夏天，皮塔体质的人尤其不能习练烛光冥想。

阿育吠陀瑜伽关心能量鞘。哈达瑜伽的体位法对于粗身的健康是有益的，但真正让粗身健康的是背后的能量鞘。能量鞘足够强大、足够健康，粗身也就有了保障。我们说，一个人能量不足，也就是说普拉那能量不足，就不会很健康。普拉那能量是粗身鞘的核心。普拉那能量根据其功能分命根气、下行气、平行气、遍行气和上行气，每种气都有不同的功能，对应身体的不同区域，并对身体不同的器官、组织或部位带来直接影响。

体位习练需要配合调息。有一些习练者可能没有注意到体位习练和调息的配合，时间久了，可能就会带来不少影响。根据阿育吠陀瑜伽，五气的调息就是普拉那能量的调理，不少疾病可以通过五气调息而得到改善。通过调息，改善人的自我治愈力。通过瑜伽，有意识地调整和改善我们的普拉那能量。例如通过食物来调整，通过调息来调整。阿育吠陀瑜伽基于对人体体质的认识，根据每个人的实际，采取具体的有效的调息法。关于基于体质的调息法，可参看第十四章。

阿育吠陀瑜伽重视人的心意鞘。一个人，充满能量，但心意不稳，这样能量也会出问题。健康，不仅仅需要充足的能量、健康的体魄，还要有管理能量的掌控能力。而掌控、引导能量走向的则是心意鞘。心意鞘稳定，能量鞘就稳定、健康。心意是一个巨大的世界，世界的复杂性正是心意的造化。调整心意，控制心意，也就是控制心意的波动，是瑜伽的根本所在。稳定的心意，本质上就是让心意的最初构成萨埵占主导。心意是萨埵、罗阇和答磨的混合。瑜伽的习练本质上就是调整人的三德之比例。

阿育吠陀瑜伽同样重视智性鞘。瑜伽不是盲目的，需要智慧之光的照耀，需要理性的指导。有人说，瑜伽是实践，无须理论。这种观点是错误的。一位盲人，没有他人的带领或引导，再努力也不会到达某个目的地。同样，只有空谈，也不是瑜伽。瑜伽从来都是认知和实践的合一。有时，偏重认知，有时偏重实践；有的瑜伽形式更偏重认知，有的瑜伽更偏重虔信，有的瑜伽更偏重行动。但没有一种瑜伽可以偏离认知、理性和实践。

智性鞘在心意鞘之后，它可以直接影响我们心意的运动。根据智性的判断，心意可能停止、继续、强化或转化其运行的方向和努力。例如，当我们在实践某种瑜伽时，如果我们的心意遇到了一些问题，那么智性就会对我们的心意状态加以分析，相应地得出判断，如要不要继续习练，要不要改变习练，要不要强化习练等。智性鞘让我们看得更远，容易形成更加积极的瑜伽实践和格局。

智性鞘基于自身认定的标准来提供判断和选择。从瑜伽修持的角度看，智性鞘更适合修习智慧瑜伽，如吠檀多的觉悟之道。智性鞘具有强大的分辨力，经过锻炼，就可能透过智性而达成瑜伽的最高目标，但对一般人来说并不那么容易。尽管直接走智慧瑜伽之路对很多人来说很艰难，但无论什么瑜伽人，充分发挥智性鞘的功能则是非常重要的。因为在智性鞘的指导下，可以找到更合适道夏特征的瑜伽实践之道。

从阿育吠陀瑜伽的角度看，智性鞘的主要功能是：

1. 对一部分人而言，指导实践智慧瑜伽之路。

2. 对一般瑜伽人而言，提供更加理性的瑜伽认识和实践。

3. 对从事深度瑜伽探索的人，可以帮助他们确定自己的德性以及道夏，从而找到更合理的自我习练方法，不被瑜伽实践中出现的一些问题所迷惑。

阿育吠陀瑜伽重视喜乐鞘。根据吠陀哲学，喜乐源于至上自我、梵、阿特曼，但我们常人则需要借助各个器官来接受或感知喜乐。一块糖放到一个杯子里，我们喝水才可以体验到它的甜味。如果水太多了，则甜味就淡了。如果水质不好，甜味就更差了。如果水里又放了其他苦味的东西，我们可能就感受不到甜味。这里，苦味就像答磨之德，其他杂入的东西就像罗阇之德，而水就如萨埵之德。如果水是纯净的，我们就可以体验到比较强的甜味。如果水很多，那么甜味散开，我们也就不容易体验到甜味了。杂质多了，也就是罗阇之德干扰了甜味。而苦味直接就让答磨之德遮蔽了它的甜味。瑜伽修持，就是要净化心意，让喜乐更好地、自然地"流溢"出来。

第六章

脉 轮

一、综 述

脉轮（Chakras），在传统瑜伽中是一个非常重要的概念。印度古代经典提到人体有88000个脉轮，其中，大约40个脉轮相对重要。在这40个相对重要的脉轮中，有7个脉轮特别重要。还有某些诸如手心和脚底的几个脉轮也相对重要。这7个特别重要的脉轮基本上沿着脊柱分布，它们对身心健康影响巨大。

脉轮理论认为脉轮在我们的能量鞘中。能量鞘介于粗身鞘和心意鞘之间。不过，脉轮理论非常复杂。有一种说法就认为，能量鞘、心意鞘、智性鞘和喜乐鞘都是广义的能量身，而脉轮就在能量身中。如果我们仅仅把脉轮理解为能量鞘中的一种现象，很多问题就难以解释。从根本上说，一切都是能量的振动，不同的振动频率带来不同的现象。从广义的脉轮思想出发，脉轮理论则是一种包容万象的图式。依据这一图式，可以把脉轮视为人体这台电脑上的磁盘，可以读写生命能量的密码。

根据一般的理解，特别重要的脉轮主要有：海底轮、生殖轮、脐轮、心轮、喉轮、眉间轮、顶轮。其中，顶轮、眉间轮、喉轮三轮处于月位；心轮处于日位；脐轮、生殖轮、海底轮三轮则处于火位。

根据弗劳利的看法，海底轮和生殖轮与卡法关系密切，脐轮与皮塔关系密切，心轮和喉轮与瓦塔关系密切。脉轮与身体的疾病、心理的疾病及精神的成长关系密切。具体来说：

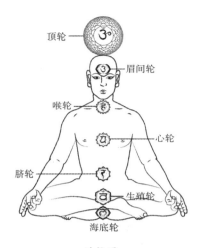

顶轮

眉间轮

喉轮

心轮

脐轮

生殖轮

海底轮

脉轮图

　　身体疾病：主要是因为较低脉轮的功能不平衡导致的。处于低位的海底轮、生殖轮和脐轮透过不同的神经丛和内分泌系统体现出相应的瓦塔、皮塔和卡法的不平衡状况。

　　心理疾病：主要来自脉轮功能的失调。

　　精神发展或瑜伽发展是为了开启脉轮。

　　高级瑜伽的目的是从根本上使得私我消融于至上自我，从逻辑上说就是：地消融于水，水消融于火，火消融于风，风消融于空，空消融于心意，心意消融于智性（菩提），智性消融于至上自我。

　　脉轮理论发展的历史并不非常明晰。怀特（David Gordon White）和弗勒德（Gavin D. Flood）等人认为，吠陀经已经涉及了"轮"（charka）的概念，但它们并不是在如今的脉轮理论意义上说的；奥义书时代，尽管诸如"轮"这样的词在吠陀经典中已经出现多次，但并没有诸如脉轮和昆达里尼的思想；涉及脉轮和昆达里尼的思想是到中世纪的印度教（婆罗门教）和佛教经典时代才有的事。[①]但朱迪斯（Anodea Judith）则坚持，吠陀经以及古老的奥义书涉及了脉轮思想；[②]不过，比较系统地讨论脉轮思想的则都在10世纪以及之后的经典中，例如10世纪的《牧牛尊者百论》（Gorakshashatakam）。

当代脉轮思想的发展已经相当完备。尽管不同人对脉轮思想的理解会有差异，但这些差异几乎不影响它们的实践运用。有的脉轮思想家指出，除了主要的7个脉轮外，还有一个重要的脉轮是"神圣的光环"（aura）；还有人认为，在顶轮之上还有一个真正和至高者对接的脉轮，它并不属于人体，而在人体之外，可以称之为"圣轮"。不过，也有瑜伽大师并不认可通常的脉轮理论。例如，非常著名的吠檀多不二论大师拉玛那（Ramana Maharshi）就认为只有1个脉轮，即至上自我。事实上，脉轮思想是一种人体的解释图式，并不是都可以用所谓的科学来"验证"，但它具有实践上的意义。

根据通常的脉轮思想，从海底轮到顶轮方向的能量运行是生命净化的运动，是走向自由、智慧和解脱的运动；而反过来，从顶轮到海底轮方向的能量运动则是生命的显化和物化。一个人其健康很大程度上从脉轮的状况就可以知道。脉轮运行正常，人就健康；脉轮失调，人就不健康。脉轮理论，不仅要让我们了解脉轮本身，还要根据脉轮的状况，找到解决失调的方法与实践。

二、海底轮

名字：海底轮，Muladhara Chakra，也称为根轮，基础轮，尾椎中心
含义：根基、支持、基础

---

① David Gordon White, *Yoga in Practice*. Princeton University Press 2012, pp. 14—15; Gavin D. Flood, *An Introduction to Hinduism*. Cambridge：Cambridge University Press,1996. pp.98—100.

② Anodea Judith, *Wheels of Life: A User's Guide to the Chakra System*, Woodbury: Llewellyn Publications, 2014, pp.9—13.

象征：红色的四瓣莲花

位置：会阴

主要功能：具象化

——灵性特征

颜色：红

元素：地

性质：扎根、接地

神祇：萨克蒂、昆达里尼、象鼻神

——身体特征

腺体：肾上腺

神经丛：尾骨神经丛

身体相关部分：脊柱、骨头、牙齿、指甲、前列腺、血等

表达：身体的健康和快乐

紊乱：容易生病，厌恶身体

身体疾病：具体来说，体质不同，疾病表现有差异。

（1）瓦塔：便秘、直肠脱垂、痔疮、膝盖问题。

（2）皮塔：腹泻、出血性疾病、过敏、溃疡性结肠炎。

（3）卡法：大便黏液、直肠肿瘤、息肉、抑郁症。

——心理特征

陈述：我拥有（一个身体）

情绪平衡：勇气、安全、活力、稳定、和平、无惧

情绪不平衡：恐惧、无知、苛刻、体重下降、不动

——平衡海底轮的习练

海底轮的元素是地，和根部、生存、身体有关。我们应该和大地联结，生命立足大地，需要扎根。当海底轮不平衡时，我们就会感到两脚空空、缺乏根基，感到虚弱无力。而当海底轮过于活跃时，则会生出强烈的物欲和贪心，会变得保守。

根据上述信息，我们可以做强化和平衡海底轮的习练。

方法一：瑜伽体位

推荐体位：抱膝式（Apanasana）、桥式（Setu Bhandasana）、蝗虫式（Salabhasana）、半蝗虫式、头触膝前屈伸展式（Janu Sirsasana）、顶天式、战士一式、三角式。

方法二：苏磨站桩

处安静、空气清新之地，内八字站立，双脚与肩同宽。膝盖微屈，放松。肩膀打开，结苏磨手印。站立15～30分钟。收功。

根据实际需要，站桩可以有不同形式：（1）结苏磨手印，踮脚式站桩；（2）结苏磨手印，单脚提起式站桩；（3）结苏磨手印，闭眼踮脚站桩；（4）结苏磨手印，单脚提起式闭眼站桩。

方法三：曼陀罗Lam

每天习练15分钟。时间可以在清晨洗刷清洁之后。要在安静、透风、不受干扰的（相对固定的）房间，静静念诵Lam种子曼陀罗。

方法四：芳香疗法和按摩

推荐使用精油：香柏、丁香、安息香、茉莉、依兰。

可以使用上述任何一种精油，少许，放在可以闻到的地方；或集中时间熏吸7次。一日1～2次。

自我按摩会阴穴顺逆各36次或推油1～2分钟。

方法五：扎根练习

内八字站立，与肩同宽。微屈膝盖，放松。打开肩膀，放松手臂，呼吸扩展你的胸腔。闭眼，深呼吸7次。吸气时，腹部鼓起；呼气时，腹部放松。感受全身的放松。

注意力集中在双脚。双脚和大地母亲联结。扩展脚趾和脚板，感受呼吸。鼻腔吸气，感觉从你的脚呼气（事实上是鼻腔呼气）。如此呼吸7次。呼气时，双脚稳固地联结大地，想象你是正在成长的根，延伸到大地深处。这些根将你和大地有机地联结在一起。大地透过根滋养你，感到大地母亲的能量不断上升，通过脚趾、脚板、小腿、大腿、骨盆，进入你的腹部，能量继续沿着脊柱注入全身，恢复你的活力。此体位坚持片刻，感受身体扎根大地。深呼吸，睁开眼睛。结束。

方法六：央陀罗观想

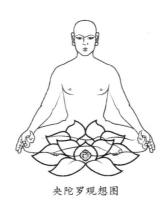

央陀罗观想图

可以对着此画，打坐，自然呼吸。吸气时，观想大地的能量从下而上注入全身。呼气时候，想象能量如雨水一样落下注入全身。

方法七：根轮冥想

找一安静的房间，不受干扰。房间可放些花。点上蜡烛，蜡烛最好是红色的。点上上好的香或适合自身体质的精油。舒适地坐好，腰背挺直，面对蜡烛。

结苏磨手印，凝视蜡光。看着蜡烛的光环，感觉你自己的光环包围着你的身体。看着烛光柔和地跳动，感到是你自己的能量场。

眼睛看着烛光，感到围绕着你的是强大的宇宙普拉那，感到那光拥抱着你。你进入光，进入光，进入光。你就是普遍的宇宙之光。

闭上眼睛，缓慢地深呼吸。呼吸流遍全身，感受每个细胞放松时的呼吸运动。

把你的注意力带到你身体内的感觉经验。觉知你的体温、体重以及和大地的联结。感受你的地基——脚、腿、臀部、生殖器，坐在大地母亲的双膝上。大地母亲抱着你，给你爱和支持。

想象大地下神秘的黑暗。想象你的自我从你的地基直伸大地的中心，不断伸展。想象你的自我进入大地温暖的腹部，进入她创造性的子宫。你的根轮吸收她的力量、她的爱，以及对你的保护。让神圣的能量充满你的自我，这是你的能量。

感受大地母亲的脉搏。把你的整个存在转向大地的振动，感受大地在你里面的节律。知道你和大地为一，你和大地一体。大地的智慧就是你的智慧。

如此静静地和大地能量之流对接。约15分钟。

三、生殖轮

名字：生殖轮，Svadhistana Chakra

意义：自我的家园

象征：橙色的六瓣莲花

位置：骶骨

主要功能：提供自我感

——灵性特征

颜色：橙色

元素：水

性质：中心

神祇：女神拉基尼（Rakini）和萨拉斯瓦蒂（Saraswsati）

——身体特征

腺体：生殖腺

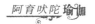

神经丛：腹下神经丛

身体相关部分：子宫、生殖器、肾、膀胱、肌肉

表达：爱、信任自我、对自我的负责

紊乱：自尊不足

身体疾病：具体来说，体质不同，疾病表现有差异。

（1）瓦塔：早泄、性欲变态、失禁、交媾疼痛。

（2）皮塔：尿道炎、膀胱炎、前列腺炎、肾炎。

（3）卡法：多尿症、前列腺炎、前列腺增生、糖尿病、肥胖。

——心理特征

陈述：我能够、我行

情绪平衡：各种情绪都表达（敢于、乐于表达）、慈悲、虔信

情绪不平衡：执着、情绪化

——平衡生殖轮的习练

生殖轮的元素是水，和我们的情绪、性欲、快乐、滋养等关系密切。生殖轮不平衡或堵塞时，人的情绪反应会麻木、冷漠，自我封闭；过度活跃时，则会过度情绪化，迷恋富有性魅力的人，性饥渴过强。

根据上述信息，我们可以做强化和平衡生殖轮的习练。

方法一：瑜伽体位

女神式、摇摆骨盆、髋部转动、扭转三角式、舞王式。

方法二：念诵曼陀罗Vam

可以在早上打坐，结苏磨手印，念诵此曼陀罗15分钟。

方法三：听音乐

可以听任何流动声音的音乐，也可以听自然界提供的"音乐"，诸如泉水声、海潮声。可以随缘而为。假如你在海边度假，一定要好好体会海潮声，冥想海潮音。

方法四：芳香疗法

依兰油、檀香油。依兰油是一种催情精油，具有多种功能。对于心悸、心脏衰弱、心律不齐都有一定的作用。檀香油有助于脊柱保养、泌尿系统感染的消炎，有助于放松心情、净化心灵、启发冥想，也是高级有效的催情剂，对于改善女性性冷淡、性无能有效。

方法五：坦陀罗瑜伽

这是一条严肃的疗愈和觉醒之道。但此修法容易被误解，不具体介绍和推荐。

方法六：央陀罗观想

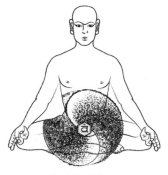

生殖轮观想图

观想上图，观想生殖轮这股阴阳能量。世间万物都离不开阴阳能量。正是阴阳能量造化万物。通过观想，让自身的阴阳能量处于平衡的运动状态，而不是阴阳分离或死寂状态。

方法七：中心之习练

此习练可以站、可以坐。坐式则可以采取金刚坐。站式，则需要脚肩同宽，放松全身。

做3个深呼吸。释放你身上的紧张，把注意力集中于呼吸的节律上。然后，把注意力再转移到生殖轮，大概在肚脐以下2寸的地方。这是你的身体之中心。

从生殖轮这个中心开始，想象能量依次通过腹部、胸部上升，并沿着肩膀、穿过你的手臂，直到双手。感受双手的感觉。

保持中心和能量感。

吸气，手臂由前方向上缓慢抬升，到头顶，手掌朝外。

注意力集中于呼吸，开放身心，感受能量的运动，想象自己处于山巅，周围空气清新，充满普拉那能量。吸收能量到你的中心，让它传遍身体每个部分。

呼气，手臂自然垂落，放松。

如此重复7次。

吸气，手臂缓慢从左右画圈上升到头顶，合掌。保持3～7秒。

注意力集中于呼吸，开放身心，感受能量的运动，想象自己处于山巅，周围空气清晰，充满普拉那能量。吸收能量到你的中心，让它传遍身体每个部分。

呼气，手臂自然垂落，放松。

如此重复7次。

方法八：生殖轮冥想

在一个安静的房间，不受干扰。房间可放些花。点上蜡烛，蜡烛最好是橙色的，点上上好的香或放点适合个人体质的精油。舒适地坐好，腰背挺直，面对蜡烛。

结苏磨手印，凝视蜡烛的光。看到蜡烛的光环，并感觉这是你自己的光环包围着你的身体。看着烛光柔和地跳动，感到是你自己的能量场。

看着金色的光，感受自己被宇宙的金色力量所包裹和支撑。直接进入那光中，知道自己就是那普遍的光。

现在，闭上眼睛，深呼吸。感受你的呼吸透过你的全部存在。能量跟随着每个呼吸。感受能量的运动，专注于能量运动的感觉上。

注意力集中于体液的流动。感受血液从心脏流向每个细胞，滋养每个细胞。细胞被清洁，血液再次返回心脏。就如河流一样开启你的各种管道，让水流动。

就如水波的扩展一样感受你身体的流动。你身上大约70%都是水，你似乎一切都为水包围着。你在水的海洋里。想象能量从你的根轮底部升起，进入骨盆。打开你的骨盆，让水融入你的感性、性欲、创造力、情感。感受水能量的创造力流遍你整个存在。就如河流，感受你的自我回到无限的海洋。冲向大海母亲的怀抱，感受她洗涤你的全身，洁净你，滋养你，疗愈你！

四、脐 轮

名字：脐轮，Manipura Chakra，也称为太阳轮

含义：宝石之城

象征：黄色的十瓣莲花

位置：太阳神经丛

主要功能：以热、力量和热情的方式提供能量

——灵性特征

颜色：黄

元素：火

性质：感觉和内在力量

神祇：太阳神、火神、楼陀罗、卡利

——身体特征

腺体：胰腺

神经丛：腹腔神经丛

身体相关部分：一切消化系统，如胃、小肠、肝、胆囊、脾脏

表达：充满能量和活力

紊乱：活动减弱、活动过度

身体疾病：具体来说，体质不同，疾病表现有差异。

（1）瓦塔：消化不稳定、吸收不良、蠕动过速。

（2）皮塔：肝炎、脾炎、局部性回肠炎、发烧、皮疹、腹泻、痢疾。

（3）卡法：肠道黏液、糖尿病、胆结石、阿米巴病、贾第虫病。

——心理特征

陈述：我感觉

情绪平衡：容易感受和表达情绪、宽恕、分辨、平静

情绪不平衡：为情绪控制、心不在焉、反复无常、突然发怒、暴力、绝望、极度自私

——平衡脐轮的习练

脐轮的元素是火，和力量、意志、能量、代谢、转化有关。当脐轮平衡活跃时，我们会感到一切都是可以把控的，并有强烈的自信心。当脐轮不活跃时，会感到被动、犹豫，缺乏自信，难有获得感、成就感。过度活跃则会产生强烈的控制欲和攻击欲。恐惧、不安、嫉妒等情绪都和此轮有关。如果压力太大，脐轮就会不平衡，感到压抑、不安、缺乏自信。

根据上述信息，我们可以做强化和平衡脐轮的习练。

方法一：瑜伽体位和运动

伐木式、弓式、船式、单板式、仰卧起坐、骆驼式。

方法二：念诵曼陀罗Ram

可以在早上打坐，结苏磨手印，念诵此曼陀罗15分钟。

方法三：听音乐

对于脐轮过于活跃的，要听宁静的音乐；和谐的管弦乐则可以让脐轮能量平衡。

方法四：芳香疗法和按摩

选用精油：迷迭香、薄荷油、黑胡椒油。

可以实行腹部（神阙、气海、关元三个穴位所在的区域）顺逆各按摩36次，也可根据个人体质差异选用合适的精油进行3～5分钟的推油。

方法五：行动瑜伽

以不执着的心态对待万事万物，这是一种至高的行动艺术，也是克里希那在《薄伽梵歌》中推荐的人生态度。实践这一哲学艺术的人，可以避免过多的压力，可获得更多的自由和喜乐。关于行动瑜伽的指导，可参考毗耶娑的《薄伽梵歌》和辨喜的《行动瑜伽》。

方法六：央陀罗观想

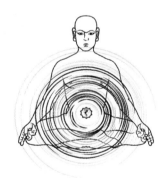

脐轮观想图

在前面放上图，观想脐轮不断提供普拉那能量，滋养全身。对于卡法体质的人，观想之前可以食用一点富有能量的美食。

方法七：圣光调息或风箱式调息（火呼吸）

略。参见第十三章。

方法八：喜乐脐轮

我们谈到喜乐、快乐、欢乐，往往需要和外在的对象联系在一起。但事实上，我们知道，喜乐的源头在于我们自己。我们的本性就是喜乐。我们甚至可以无须任何外在的对象而感到喜乐。并且这个喜乐可以持续下去。因为喜乐是我们本性（梵）的一个基本维度。

静静地让我们的脐轮发笑。觉知肚脐区域能量的不断升起，知道那不断升起的能量就是我们喜乐的本性，这个内在能量本身就是永恒喜乐。由此，我们明白，我们过去是喜乐，我们现在是喜乐，我们未来还是喜乐。

方法九：激活脐轮能量

脐轮和我们的生命维持能量关系密切。此轮能量不足，就会缺乏活力，气色不好，带来多种身体疾病。提升此轮能量对于人的健康是一个关键点。这里提供一种简易有效的脐轮能量激活的方法。

1. 一般在饭后90分钟，可以站，可以坐。

2. 两手抱球式。

3. 吸气；住气。

4. 想象脐区是一个球，有三分之一突出，用两手隔空拍打。

5. 拍打后，球有一反弹力，自动把手掌弹回。（刚开始学习实践此法时，手指可以如蜻蜓点水一样碰到脐区。）

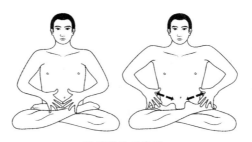

激活脐轮示意图

6. 连续隔空拍打7次，然后缓慢呼气。

7. 再一次吸气，住气，再一次拍打7次，然后缓慢呼气。

8. 吸气—住气—拍打7次—呼气，循环7次为一轮。一次可以做7轮。

9. 随着习练程度的提高，住气之后可以拍打14次，甚至21次。

10. 如果对此已经习惯，已经感受到内在的能量，则吸气、住气、呼气和隔空拍打之间无须分开。也就是在吸气、呼气和住气期间都不停止隔空拍打，对于拍打次数也无须在意。吸气、住气和呼吸的时间长度，则要根据不同体质和气容量做相应的调节。

在初级阶段，不要住气，在吸气和呼气的时候连续拍打。学习一段时间之后，根据个体情况，可以练习住气。

11. 拍打的效果：发热，手心以及丹田区有较明显的气感，具有充满活力的力量感。

方法十：脐轮冥想

在一个安静的房间，不受干扰。点上蜡烛，点上好的香（如檀香）。舒适地坐好，腰背挺直，面对蜡烛。

结苏磨手印，凝视蜡烛，记住：灯芯代表身体，火焰代表能量鞘，金黄色的光则是宇宙的生命力（普拉那）。凝视光，让你的自我融入光，知道你就是那遍在的光。

闭眼，但心中还感受到那金黄色的火苗。随着呼吸，内在地观到火苗轻轻摇曳，感受到身体散发出的温暖。让每个细胞都接受到金黄色的、振动的能量。

把注意力集中在太阳神经丛。这是你的火的源头。想象金黄色的火苗。然后，想象闪闪的太阳，最后想象巨大而美丽的大火。火正把你提升，把你提升得越来越高。

随着火苗燃烧，感到它的巨大热能，感到它的力量。这个力量可以烧尽一切障碍。生命之火燃尽一切，转化一切，圣化一切。能量不能毁灭，而是不断转化。它是带动的力量，将不洁、障碍、差异、遮蔽等全都消除。

能量消除一切，却不消除自己。你可以驾驭余下的能量，去创造你生活中所需要的，看看火光中呈现的是什么。哦！不可思议的火！

把能量让渡给你的视野，让它在你心意的眼中成长。在你眼前看到你美梦成真。以此创造你生活中的任何东西，并给你带来满满的和平与宁静。

让光照亮你的视野，让美好的意象变得清晰，安静地感受似乎来自上头的信息，让身体安静，心意平静，精神开放，接受火之礼物。如此，火的奥秘不断向你开启。感恩火，感恩转化的力量，感恩那不可思议的力量。

五、心　轮

名字：心轮，Anahata Chakra

含义：不受打击

象征：绿色的十二瓣莲花

位置：心

主要功能：转变、转化

——灵性特征

颜色：绿色

元素：风

性质：慈悲

神祇：自在天和萨克蒂化身卡基尼（Kakini）

——身体特征

腺体：胸腺

神经丛：心区神经丛

身体相关部分：心、肺、手臂、手

表达：真理

紊乱：混乱和挫折

身体疾病：具体来说，体质不同，疾病表现有差异。

（1）瓦塔：心悸、心跳过速、心律不齐。

（2）皮塔：高血压、心肌炎、心内膜炎、胃灼热、恶心、呕吐、哮喘、过敏。

（3）卡法：心动过缓、心肌肥大、高血压、高胆固醇、抑郁症。

——心理特征

陈述：我爱

情绪平衡：对他人、对世界充满爱和慈悲，不求回报。

情绪不平衡：当情绪不平衡，能量进入时，会体验为强烈的个人情感，充满欲望

——平衡心轮的习练

心轮的元素是风，掌管爱、善良、温柔等情感。心轮开启，就会具有同情心、友爱，让人走向人际和谐。心轮不活跃，会导致冷漠，与人保持距离，缺乏信任。心轮过于活跃，爱会让自己或他人窒息，并伴随潜在的自私。心轮的能量不能堵塞，否则导致感情不平衡。

根据上述信息，我们可以做强化和平衡心轮的习练。

方法一：瑜伽体位和运动

扩胸式、眼镜蛇式、鱼式、风车式、蝗虫式、猫式、牛面式。

方法二：念诵曼陀罗Yam

可以在早上打坐，结苏磨手印，念诵此曼陀罗15分钟。

方法三：听音乐

各种音乐，只要可以唤醒爱的力量，让心灵充满活力。

方法四：芳香疗法和按摩

选用精油：玫瑰精油。

可以给膻中穴进行顺逆各36次的推拿，也可以双手交叉，两拇指并列，敲打膻中穴36次，或根据体质选合适的精油推拿3～5分钟。

方法五：虔信瑜伽

对至上者充满爱心和信任，过一种心系至上的爱的生活——可以念诵、阅读、服务、仪式、冥想等。心中有爱，处处充满爱。

培养一种大爱，从小爱开始。对周围的植物、小动物、同事、朋友、家人、陌生人、大地、森林、水体（湖泊、海洋）、岩石等，带着一种爱的关联。这一爱的意识之培养和实践对人的内在和外在之健康都具有重要的意义。经典阅读瑜伽文库中的《爱的瑜伽》。

方法六：央陀罗观想

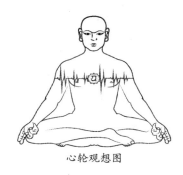

心轮观想图

在前面放上图，观想心轮不断提供爱的能量，滋养全身，并观想这爱的能量扩展到自己的周围、其他人、其他生物，以及全世界。

方法七：调息法

腹式呼吸、胸式呼吸、完全瑜伽呼吸。

方法八：心轮冥想

其实，到了心轮这里，我们对哈达体位的要求就下降了，我们需要更加精微的方式。而冥想则是最好的。在修习前面三个较低的脉轮基础上，我们可以修习较高的脉轮。心轮处于高和低的脉轮之间。

在一个安静的房间，不受干扰。房间可以放些花。点上红蜡烛或绿蜡烛，点上上好的香或放点精油。舒适地坐好，腰背挺直，面对蜡烛。

结苏磨手印，凝视蜡烛的光。看着蜡烛的光环，并感觉这是你自己的光笼罩着你的身体。看着蜡烛柔和地跳动，感到是你自己的能量场。凝视光，让你的自我融入光，要知道你就是那遍在的光。

以舒适的体位舒适地坐好，轻轻闭上眼睛，注意力集中于自己的一呼一吸上。感受胸腔的扩展和收缩。感受新鲜的空气依次进入鼻腔、喉咙、胸腔、腹部。感受空气依次离开腹腔、胸腔、喉咙、鼻腔。如此来回觉知7次。

开启你爱的心房。放松你的身体，心意平静，你的灵魂高高升起。完全开启心扉，打开心轮。让改变一切的风吹遍你的整个存在。风净化你的存在，洁净你，把你从所有的限制中解放出来。

你是自由的，就如空中的鸟。你的身体是光，充满了爱。爱和喜乐内在于你，遍布你的每个细胞。爱笼罩着你。爱从内心深处流溢，流溢到你的家庭、朋友、邻居、社区、社会、全世界，流溢到所有人，所有生物。

爱越来越多，然后返回到你。你的心扉开得更大了，接受所有的爱和慈悲，就如宇宙之子，接受一切爱和慈悲。

感受灵魂中爱和慈悲的振动，维持那感觉，体验爱，体验爱像光一样向四面八方散发。

六、喉 轮

名字：喉轮，Vishuddha Chakra

含义：净化

象征：蓝色的十六瓣莲花

位置：喉咙

主要功能：沟通

——灵性特征

颜色：蓝色

元素：空（以太）

性质：振动、声音

神祇：恒河女神、萨拉斯瓦蒂（辩才天女）

——身体特征

腺体：甲状腺、副甲状腺

神经丛：咽喉神经丛、颈神经丛

身体相关部分：喉咙、耳朵、嘴巴

表达：与他者沟通

紊乱：有限的觉知

身体疾病：具体来说，体质不同，疾病表现有差异。

（1）瓦塔：甲状腺功能不稳定、声音沙哑、口吃、语言障碍。

（2）皮塔：甲状腺功能亢进、甲状腺炎、咽炎、吞咽困难。

（3）卡法：甲状腺功能亢进、甲状腺肿大、声音沙哑。

——心理特征

陈述：我说、我听

情绪平衡：寂静、平和、和谐、不执

情绪不平衡：不安、焦虑、唠叨、占有、控制

——平衡喉轮的习练

喉轮的元素是空，掌管自我表达和语言沟通。喉轮平衡，就很容易自我表达和进行人际沟通，甚至成为辩才。喉轮不活跃时，就会内向，不愿说话，或不敢说话。喉轮过于活跃，则会喋喋不休，不愿倾听，喜欢在语言上控制他人。根据上述信息，我们可以做强化和平衡喉轮的习练。

方法一：瑜伽体位和运动

狮子坐、颈椎式、肩倒立、犁式、鱼式、弓式、坐立前屈。

方法二：念诵曼陀罗Ham

可以在早上打坐，结苏磨手印，念诵此曼陀罗15分钟。

方法三：听音乐

各种音乐，可以听高音或冥想性音乐。

方法四：芳香疗法

选用精油：鼠尾草。

方法五：曼陀罗瑜伽

曼陀罗的内容可以参考第十六章，找到适合自己的曼陀罗。

方法六：央陀罗观想

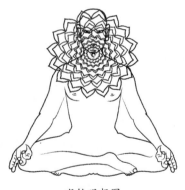

喉轮观想图

在前面放上图，观想喉轮不断提供语言沟通的力量，自己似乎成了言说本身，并观想这言说沟通的力量扩展到自己的周围、其他人、其他生物，以及全世界，似乎可以和一切人、一切对象沟通。

方法七：禁语

在一定时间内，什么也不说，保持静默。

事实上，不同人对于喉轮的利用很不一样。有的可能过度利用喉咙而能量不足，甚至导致喉咙沙哑，最厉害的导致喉癌。保护喉咙，发展喉轮，有时最简单的方法就是不定期地禁语。对于阿育吠陀瑜伽，禁语是一种自我疗愈的方式。

方法八：呼吸法

喉式呼吸法，即乌加依住气法。参见第十三章。

在中国医学著作中也有很好的导引术来保护和开发喉轮，读者可以参考《诸病源候论》等书。

方法九：喉轮冥想

在一个安静的房间，不受干扰。点上蜡烛，蜡烛最好是天蓝色的，点上上好的香或放点精油，以便净化空气，消除消极能量。舒适地坐好，腰背挺直，面对蜡烛。

结苏磨手印，凝视烛光。看到蜡烛的光环，穿越光，让光扩展，笼罩你。凝视光，让自我融入光，要知道你就是那遍在的光。

闭上眼睛，观察发生在你身体里、呼吸里、神经系统里、意识里、能量场里的变化。觉知所有不同的感觉。转向能量的振动。

呼吸时，聆听能量的精微振动之声。在吸气时聆听之，在呼气时聆听之。不断聆听这一声音，这是你自己独特的疗愈性声音。这声音直接将你和空元素联结。

不断静静地重复那声音，感受能量不断充满。可以默想你所需要的一切。

沉浸在巨大的能量中，处于能量的对接之中。接受一切恩赐，感恩一切获得。

七、眉间轮

名字：眉间轮，Ajna Chakra
含义：觉知

象征：靛蓝的两瓣（每瓣有四十八小瓣）莲花

位置：稍微在两眉之间的上面

主要功能：智慧之座、内视中心

——灵性特征

颜色：靛蓝

元素：心意

性质：视觉

神祇：希瓦（萨克蒂）

——身体特征

腺体：松果体

神经丛：自律神经系统

身体相关部分：左右大脑

表达：洞见、知识

紊乱：对自己的灵性经验不屑一顾

身体疾病：具体来说，体质不同，疾病表现有差异。

（1）瓦塔：荷尔蒙失调、失眠、不规则的瓦塔类型头痛。

（2）皮塔：偏头痛、垂体机能减退（症）。

（3）卡法：嗜睡、窦性头痛和淤血、睡眠呼吸中止症、垂体机能减退（症）。

——心理特征

陈述：我看见、我知道

情绪平衡：身心寂静、专注

情绪不平衡：狭隘、分心，可能因为智性傲慢而陷入人际张力、模糊客观所见和主观投射而引发情绪混乱

——平衡眉间轮的习练

眉间轮的元素是心意，眉间轮活跃时，就会有很好的知觉力和直觉力，并具有强烈的想象力。眉间轮不活跃，就会依赖外在的对象，缺乏理性判断力。眉间轮过于活跃，则会生活在自己直觉、知觉的世界，容易和外界隔离，有时甚至只是生活在幻觉中。此功能如不正常，容易引

发多种疾病。根据上述信息，我们可以做强化和平衡眉间轮的习练。

方法一：瑜伽体位和运动

下犬式、莲花坐状态的前额触地式、犁式。

方法二：念诵曼陀罗Ksham

可以在早上打坐，结苏磨手印，念诵此曼陀罗15分钟。

方法三：听音乐

可以采用让心意放松的各种音乐。

方法四：芳香疗法和按摩

选用精油：薄荷、茉莉。

可以在印堂（眉间轮位置）顺逆各推拿36次，也可以用适合体质的精油推拿1~3分钟。

方法五：央陀罗观想

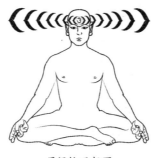

眉间轮观想图

在前面放上图，观想眉间轮不断提供智慧之光，观想这智慧之光照耀全身、周遭、其他人、其他生物，以及全世界。感觉一切都处于智慧的光照中。

方法六：眼睛呼吸净化法

泡一杯清茶，温度高的时候，闭眼，用茶水的雾气熏眼。温度稍低，则可以睁开眼睛。同时，配合呼吸法。吸气，把清茶的能量吸收进眼睛；呼气，把浊气自然排出。此修法，具有明目、滋养的功能，同时，是对眉间轮的调理，可以起到强化和净化的作用。

方法七：眉间轮冥想

在一个安静的房间，不受干扰。点上蜡烛，蜡烛最好是靛蓝色的，点上上好的香或放点精油，以便净化空气，消除消极能量。舒适地坐好，腰背挺直，面对蜡烛。

结苏磨手印，凝视烛光。看到蜡烛的光环，穿越光，让光扩展，笼罩你。凝视光，让自我融入光，要知道你就是那遍在的光，是纯粹的振动能量。

轻轻闭上眼睛，进入冥想状态。缓慢轻松地呼吸，放松全身。

把注意力集中于根轮（海底轮），注意那色彩是红的，让那红色的光注满你的存在。

上升到生殖轮，注意那色彩是橙色的，让橙色的光注满你的存在。

上升到脐轮，注意那色彩是黄色的，让黄色的光注满你的存在。

上升到心轮，注意那色彩是绿色的，让绿色的光注满你的存在。

上升到喉轮，注意那色彩是蓝色的，让蓝色的光注满你的存在。

上升到眉间轮，注意眉间处的各种色彩全都融合了。在那背景中看见金色的月光，或许出现明月。吸收所有的振动能量，同时充满感恩地离开那境界。

八、顶 轮

名字：顶轮，Sahasrara Chakra

含义：一千（无限）

象征：紫色的千瓣莲花

位置：头顶百会

主要功能：解脱、自由

——灵性特征

颜色：紫色

元素：纯意识

性质：圆满、实现

神祇：希瓦、伐楼拿

——身体特征

腺体：脑下垂体

神经丛：中枢神经系统

身体相关部分：超越生理身体

表达：存在、意识和喜乐（真理）

紊乱：对自身灵性本性的无知

身体疾病：具体来说，体质不同，病症表现有差异。

（1）瓦塔：缺乏专注力、先天性癫痫症、失眠、精神幻想。

（2）皮塔：偏执、有自杀念头。

（3）卡法：厌世、抑郁症、精神幻象。

——心理特征

陈述：我是（I am）

情绪平衡：高峰体验、平静、合一、极乐、无限意识

情绪不平衡：迷惑、持续地担忧、分裂、受限意识

——平衡顶轮的习练

顶轮的元素是纯粹意识，在此达到二元对峙的消失，小我融合于至上意识。此轮平衡，人可以体验到合一感，小我消融于至上意识。此轮不平衡，人会陷入抑郁等心境。根据上述信息，我们可以做强化和平衡顶轮的习练。

方法一：瑜伽体位和运动

头倒立、肩倒立、鹤式、坐着的山式、变体头倒立（也可以采取有保护的头倒立）。

方法二：念诵曼陀罗Om

可以在早上打坐，结苏磨手印，念诵此曼陀罗15分钟。

方法三：听音乐

可以采用让心意放松的各种音乐。

方法四：芳香疗法

选用精油：薰衣草、月桂。

方法五：央陀罗观想

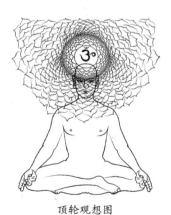

顶轮观想图

在前面放上图，观想顶轮不断提供意识之光，观想这意识之光照耀全身、周遭、其他人、其他生物，以及全世界。感觉一切都处于意识的光照中。

方法六：智慧瑜伽

跟从导师，学习非二元论智慧瑜伽哲学，通过智性达到解脱之境。可以研读典籍：《智慧瑜伽——商羯罗的〈智慧瑜伽〉》《瑜伽喜乐之光——〈潘查达西〉之"喜乐篇"》《直抵瑜伽圣境——〈八曲仙人之歌〉义疏》《至上瑜伽——瓦希斯塔瑜伽》和《薄伽梵歌》。

方法七：顶轮冥想

在一个安静的房间，不受干扰。点上蜡烛，蜡烛最好是紫色的，点上上好的香或放点精油，以便净化空气，消除消极能量。舒适地坐好，腰背挺直，面对蜡烛。

结苏磨手印，凝视烛光。凝视蜡烛的光环，穿越光，让光扩展，笼罩你。凝视光，让自我融入光，要知道你就是那遍在的光，是纯粹的振动能量。

自然呼吸，在呼气时，想象头脑中发出Om声，不断向整个头部、全身、周围环境、整个世界、整个宇宙扩展。安住在无限的Om声波中。你处于无差异的无限能量中。你就是一切。一切就是你。

（关于Om冥想，也可以参考第十五章相关部分）

九、脉轮和阿育吠陀瑜伽

脉轮处在能量鞘中。从人体位置上说，它们都处在人体非常重要的神经丛位置上。以下五个脉轮和五大元素具有对应关系，即：

海底轮——地

生殖轮——水

脐轮——火

心轮——风

喉轮——空

相应地，这五个脉轮对应的道夏分别是：

海底轮——地——卡法

生殖轮——水——卡法

脐轮——火——皮塔

心轮——风——瓦塔

喉轮——空——瓦塔

海底轮和生殖轮功能不稳定则体现在卡法特征上。例如，缺乏活动、累积了过多的卡法，就容易发胖。卡法累积过多，海底轮难以启动，生殖系统、消化系统、排泄系统都容易出现问题。

从阿育吠陀瑜伽角度看，需要有足够的营养、良好的生活习惯、做一些强化脉轮的习练和冥想。在此过程中，有一些基本的规则。例如，若是卡法主导，则要保持足够的运动量，保暖，以避免卡法过强。

脐轮对应火元素，脐轮本身就是能量的源头。这个能量源头，从现象上看，就是我们的胃。胃接纳食物，为全身提供能量。它需要不断地提供物质能量（食物），以便保证火元素有足够的"食物"可以消化，来保障火元素的正常功能。如果没有足够的食物提供，胃火就会"饥饿"，则脐轮就会弱化。但如果食物过多，胃火难以消纳，脐轮就会受到伤害。关于胃火的讨论，可以参见第八章。

心轮和喉轮分别对应风元素和空元素。风元素和空元素的特点是运动和扩展。心容易动，也就是心动，或意动。管住人心很难，就如风一样吹，如何让风停下来呢？心意稳定，心有所安才行。心轮不够稳定时，自我控制力就弱，失眠就容易成为常态。喉轮不稳时，失声、嘶哑、表达力差。心轮和喉轮之间也会相互影响。心有所想，喉才有所表达。心轮稳定，喉轮就能够稳定表达。

心轮和喉轮的特点是变化、扩展，任何的抑制都会影响心轮和喉轮。从阿育吠陀瑜伽来说，心轮不能压抑，喉轮也不能压抑，需要的是疏导。心意稳定，心轮就趋向稳定。心意稳定的瑜伽修行，实质上也就是修心，或修心轮。很大程度上，喉轮表达了心轮。

地、水、火、风、空五大元素不是分离的，对应的五个脉轮也不是分离的，它们之间相互影响。换言之，海底轮的问题和其他四个脉轮也是有关联的。任何一个脉轮的健康和稳定都和其他四个脉轮的健康和稳定有着内在的联系。事实上，若某一个脉轮过于强大，就会影响其他的脉轮。人体是一个复杂的身心系统。为了更好地习练脉轮瑜伽，我们应该遵照阿育吠陀瑜伽的一些原则。

接下来是眉间轮和顶轮。眉间轮属于心意空间，脱离了五大元素。它对人体的影响是整体性的。在很大意义上说，一旦确立了眉间轮的洞见，就会影响前面的五个脉轮。举例来说，如果通过眉间轮而明白人生价值是自我的觉悟，那么在这一洞见的指导下，海底轮、生殖轮、脐轮、心轮和喉轮都会服务于眉间轮。由于眉间轮关注的基本上是超然的甚至是神秘的、超越世俗的内容，所以它并不关心前面的五个脉轮。眉间轮的发展，有时客观上会伤害前面的五个脉轮。

如果眉间轮达到的洞见是智性的觉醒，那么顶轮则与整个实在相联，消融二元的对峙。顶轮处于个体存在的边界，让我们品尝无限的甘露。它和人的不同腺体，特别是脑下腺体、松果体有联系，人在此状态下是非常特别的。它超越道夏的限制。

瑜伽实践，不仅是要通过了解人体的体质来促进身心的健康，让各个脉轮健康、强盛，而且同时，透过不受道夏限制的眉间轮和顶轮，让我们达成生命的最终圆满。

十、脉轮测试及其运用

脉轮非常重要，我们首先要了解一个人脉轮的现状。测试脉轮强弱或是否堵塞的方法有很多种。测试是否准确，很大程度上取决于测试者的素质。

较好的测试方法是彼此之间交流对话，通过对一系列问题的交流，以及对被测试者的观察，大致可以知道对方脉轮的情况。若有某个脉轮严重堵塞，通过交流是很容易觉知到的。

下面介绍几种方法，它们分别来自Shaila Sharamon和Bodo J. Baginski的推荐。

第一，基于本章上述各个小节对脉轮的描述，根据它们的特征，大致可以知道你自己或者被测试者脉轮的一般状况。

第二，观察脉轮在特别状态下的反应。

如果海底轮不够强，在"重压"之下，你感到失去基础、轻飘飘的。而如果海底轮过强，在类似处境中你会愤怒或具有进攻性。

如果生殖轮功能不足，在经验焦虑的时候，就会引发感情堵塞；而如果生殖功能过强，则可能痛哭或者失控。

如果脐轮功能不足，在压力之下就会感到无力或者无助的神经质等；而如果功能过强，则会表现为神经过敏，试图通过过度的活动控制你的处境。

如果你的心律弱，则表明你的心轮也弱；而如果脉搏一直处于快速跳动的状态，则心轮可能混乱。

如果喉轮活动减弱，则在喉咙有类似存在"堵塞物"以及一种受限制的感觉，或者说话结巴，等等；而如果活动过强，则会有一种使用并未好好考虑的话语来试图挽救局面的征候。

第三，身体是内部精微能量的外在表现。通过观察身体的表象和肢体的语言，来考察哪一个脉轮受堵。

第四，人体运动学测试法。

右手放在某个脉轮位置上，同时左手臂与地平行伸展开来（伸直）。保持这样的体位。然后，测试者用力推你的左手。如果那个脉轮和谐稳定，则你的左手手臂会清晰并强烈地抵制这一推力。如果脉轮堵塞，则可以感知到左手臂的抵制力较小，或者用很小的力气就可以推动左手臂。

第五，内观法。这是一种自我的体验或感觉。进入冥想状态，用内在的"眼睛"观看你自己的每个脉轮。这种感觉在冥想状态下具有合理性。

上述这些测试的方法都不太容易。下面，我们提供一种比较机械、符合当下大众测试的方法。这一方法出自当代杰出的脉轮思想家和实践家朱迪斯，他在《脉轮全书》中提供了这样的测试方法。以下对朱迪斯脉轮测试法做一介绍，供大家参考使用。[①]

说明：下列各测试表中，第一栏分值为1分，第二栏2分，第三栏3分，第四栏4分。每栏所得之分相加后为该脉轮的总得分。总分分为三等。总分在6～12之间表明此脉轮较弱，13～21则为中等，22～28为较强。

海底轮：地—生存—接地

	一	二	三	四
	从不或糟糕	很少或尚可	常常或良好	总是或极好
常常去森林、公园散步，或有其他和大自然接触方式				
经常有意去运动（锻炼或瑜伽等）				
对自己的健康状况做一个评估				
与钱以及工作的关系				
自己觉得自己比较踏实				
喜欢自己的身体				
觉得自己有权利立足于此				
总分				

生殖轮：水—情绪—欲望

	一	二	三	四
	从不或糟糕	很少或尚可	常常或良好	总是或极好
自己的感受力与表达情绪的能力				

---

① Anodea Judith, *Wheels of Life,* Woodbury: Llewellyn Publications, 2nd. 2014, pp.360—364.中文版见艾诺蒂·朱迪斯著：《脉轮全书》，台北：积木文化，2014年，第340—344页。内容有微小修订。

续表

	一	二	三	四
	从不或糟糕	很少或尚可	常常或良好	总是或极好
自己的性生活				
有多少时间是单纯去享受快乐的				
自己的身体弹性				
自己的情绪弹性				
能平衡地滋养别人，也获得别人的滋养				
自己的生理感觉和性欲				
总分				

脐轮：火—力量—意志

	一	二	三	四
	从不或糟糕	很少或尚可	常常或良好	总是或极好
自己的整体能量				
自己的新陈代谢或消化力				
能完成自己着手去做的事情				
感觉有自信				
和周围人有差异（如果有需要的话），会感到自在				
受到他人的压迫				
你是可信任的				
总分				

心轮：风—爱—关系

	一	二	三	四
	从不或糟糕	很少或尚可	常常或良好	总是或极好
爱自己				
具有成功的长期人际关系				
能接受别人的本来样子				
觉得和周围可以联结在一起				
心里常带忧伤、悲伤				
同情那些犯错和陷入麻烦的人				
能够原谅过去伤害过你的人				
总分				

喉轮：空—音—沟通—创造力

	一	二	三	四
	从不或糟糕	很少或尚可	常常或良好	总是或极好
你是一个好的聆听者				
能表达自己的观念并让他人理解				
如需要，能真诚地说出真相				
生活充满创意（不局限于艺术创造，可以是任何方面的，如布置餐桌、给朋友写信等）				
从事某种艺术活动（绘画、舞蹈、唱歌等）				
有好的喉咙				
觉得自己和生活"同步"				
总分				

眉间轮：光—直觉—洞见

	一	二	三	四
	从不或糟糕	很少或尚可	常常或良好	总是或极好
注意到周围细微的视觉细节				
做栩栩如生的梦（并记得它们）				
有通灵经验（直觉很准、看到圣光、感知未来事件等）				
能想象用不同的新方式来解决问题				
能见到生活的种种神话主题（更大图景）				
自己的观想能力				
对自己有一个长远的人生愿景				
总分				

顶轮：思—理性—智慧—觉知

	一	二	三	四
	从不或糟糕	很少或尚可	常常或良好	总是或极好
打坐				
感到和更高更大的力量（神、女神、灵等）的联结				
可以比较容易摆脱依赖				
喜欢阅读并获得全新知识				
学习又快又容易				
感到人生的意义超越个体自我的满足				
心胸开阔，可以坦然面对不同的思想方式和存在方式				
总分				

第七章

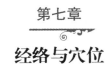

经络与穴位

一、脉轮、经络和瑜伽

瑜伽对能量的理解，我们可以用下图来表示①:

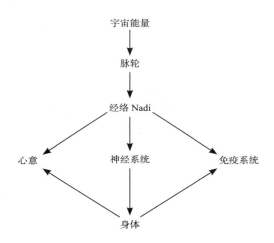

我们身体的能量，通过脉轮，并经过经络传递给身体中各种不同的系统。经络是脉轮能量传导的具体通道。总体上，身体有7个重要的脉轮（Chakras），14条主要的经络（纳迪，Nadis），107个重要的穴位（Marmas）。

---

① Cf. Caroline Shola Arewa, *Way of Chakras,* London: Thorsons, 2001, p.7.

瑜伽修习，一个重点就是让能量在人体中畅通无阻。然而，由于各种原因，脉轮本身会存在强弱或堵塞的问题。脉轮能量传导的具体通道——经络，也容易堵塞或者出现问题。经络堵塞，直接影响能量的传递，神经系统、免疫系统以及心意都会受到影响。

瑜伽修习，内涵丰富。除了一般性的脉轮瑜伽，我们还可以更进一步来了解脉轮能量传导的经络。通过经络调理来促进身体的健康。在此基础上，结合经络，调理穴位，实践穴位瑜伽。

二、至上经络：心意经络

著名的瑜伽士弗劳利说，除了14条经络，有一条特别的经络，即心意本身的经络。心意本身的经络，梵文chitta nadi。在阿育吠陀中，则称之为manovaha strotas，意思是"运载思想的通道"。我们每个人都体验过所谓的心意流、思想流或意识流。这些"流"就是通过心意经络来承载和传递的。

心意经络源于灵性的心，是个体自我所在之地。在这个心中，我们和至上或至高者联系，而心意经络则从那里获得能量。我们的印迹（samskaras），它们发端于我们心灵深处的核心冲动，并通过心意经络推动着我们的行为。

心意经络是从心向外在世界的印迹之流。据说，它首先向上运动到喉咙，从喉咙得到表达；然后流动到头部，在头部和感官以及外在对象发生联系；然后，再从头部返回喉咙处，再回到心。心意经络双重流动，首先是向外流动，流向外在的世界——从心到头，通过感官向外。其次，是相反的流动，即从外在感官世界到内在心的世界，即从头到心的流动。

心意经络的外向流动产生了外在的心意、情绪和生理冲动的行为。心意经络的内向流动则产生了内在的心意和直觉，即菩提。

弗劳利使用一幅图来表示：

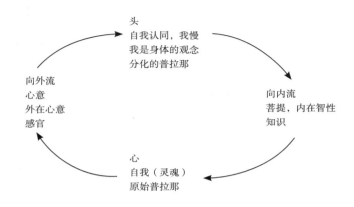

通常，死亡之时，心意经络内向流动，就如睡眠一样，让我们体验到梦一般的天堂或地狱。那些经历过濒死经验的人似乎可以明了心意经络的功能。根据弗劳利的看法，在通常情况下，一般人的心意经络是受限的，甚至是不连续的。而我们的心意则是分散的，沿着不同的方向流动。但在我们经验到我们的自我同一性这样的情况下，心意经络保持着某种一致性。通过心意经络流动的主导思想是"我想"。当心意自我认同于身体之时，即带来心意经络的外向之流。当认识到自我是纯粹意识时，带来的就是内向之流。

我慢（私我，个我，小我）是给心意经络的流动带来限制的因素。它是心意中的消极运动，而灵魂则是心意中的积极运动。弗劳利则把我慢视为基于欲望的普拉那之展示（心意中的下行气），而灵魂反映的则是基于爱的普拉那。

当心意经络被自我分离的思想所堵塞时，我们就陷入外在心意、情绪和感官中。而当我们的自我感从个体扩展到世界时，心意经络的流动就增强了。

据说，我慢引发各种毒素、不纯。这些毒素来自不当的食物、印迹和联谊，来自不当的运用感官以及各种不当的关系。

三、常用经络

《六问奥义书》说人体有72000条经络：

阿特曼居于心中，那里有101条经脉（经络），每一条经脉都有100条支脉，每一条支脉再有72000条辅助性支脉。[1]

《哈达瑜伽之光》也认为人体有72000条经络：除了使昆达里尼移动外，再没有其他办法可以净化72000条生命能量通道（经络）中的杂质。[2]

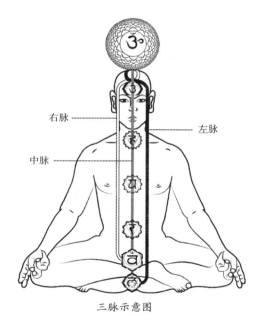

右脉 ——
 —— 左脉

中脉 ——

三脉示意图

---

① 罗摩南达·普拉萨德英译，王志成、灵海汉译：《九种奥义书》，商务印书馆，2017年，第83页。另外，《大林间奥义书》（2.1.19）也持有一样的看法。

② 斯瓦特玛拉摩著，G. S. 萨海、苏尼尔·夏尔马英译并注释，王志成、灵海译：《哈达瑜伽之光》，四川人民出版社，2015年，第249页。《希瓦本集》则持有35000条经络的看法。

那么多的经络，对于我们大部分人来说却是无法深入了解的。我们主要关注的是其中最为重要的14条经络。这14条经络中，有3条更重要，它们分别是：中脉、左脉和右脉。

中脉（Sushumna）：最重要的经络，位于粗身的脊柱。性质上属于萨埵。它控制脉轮的各种功能，并会被唤醒的昆达里尼激活。一般情况下，它的能量流动是极其有限的，甚至是堵塞的。

左脉（Ida）和右脉（Pingala）：伴随中脉，分别位于中脉的左右。当中脉还未被唤醒的时候，左右脉交替工作。如螺旋一般的左右脉从脊柱底部到眉间轮盘旋，最终终止在左右鼻腔。

左脉：具有月亮、阴性、清凉或卡法的能量，性质上属于答磨。它控制大脑右半球，提供言语、想象、直觉，提升我们的虔信倾向。它让我们更加情绪化、感性化以及善于接纳。

右脉：具有太阳、阳性或皮塔的能量，性质上属于罗阇。它控制大脑左半球，提供动机、意志，让我们追求更深的知识和觉知，并让我们更加理性、独立和富有进取性。当我们的左鼻腔更加活跃时，右脑就更活跃；而如果我们的右鼻腔更活跃时，则左脑就更活跃。

身体要健康，就要平衡左右脉。如果我们还没有平衡左右脉，其中的毒素还没有清理干净，那么当我们试图唤醒昆达里尼或开启脉轮时，就会把精微的毒素引导进中脉或左右脉中。昆达里尼进入左脉，会引起错误的想象，扭曲情绪，失去对事物的正确知觉。昆达里尼进入右脉，会引起愤怒、自以为是、好批评、自私，认为只有他们才是灵性的。这样的人，会出现不明原因的发烧、发炎、内火旺盛。

除了这3条特别重要的经络，还有其他比较重要的。其中，右脉主导的有4条，左脉主导的有4条，中脉主导的有6条。

右脉主导的4条经络

1. 右脉（Pingala，意思是"红者"），从眉间轮（第三眼）分支，终点是右鼻腔（出口），主导右鼻腔通道。围绕中脉。

2. 普萨（Pusha，意思是"滋养者"），从眉间轮（第三眼）分支，终点是右眼（出口）。此脉很重要，据说，灵魂（阿特曼）在醒态时就居于其中。冥想这右眼中的知者（观者）是自我觉悟的主要方法。

3. 帕亚斯维尼（Payasvini，意思是"充满正义"），从眉间轮（第三眼）分支，终点是右耳（出口），主导右耳咽管。

4. 雅夏斯维蒂（Yashasvati，意思是"充满荣耀"），从海底轮到脐轮，从脐轮发出，能量达到右脚和右手，再达到右脚的5个脚指头和右手的5个手指。终点是大脚指头和拇指尖。右手掌具有极大的治疗能量。

左脉主导的4条经络

1. 左脉（Ida，意思是"启发者"），从眉间轮（第三眼）分支，终点是左鼻腔（出口），主导左鼻腔通道。围绕中脉。

2. 商希尼（Shankhini，意思是"像海贝"），从眉间轮（第三眼）分支，终点是左耳（出口），主导左耳咽管。

3. 甘达瑞（Gandhari），从眉间轮（第三眼）分支，终点是左眼（出口），促进做梦以及创造性想象。

4. 哈斯丁吉瓦（Hastijihva，意思是"大象的舌头"），从海底到脐轮，从脐轮发出，能量达到左脚和左手，再达到左脚的5个脚趾和左手的5个手指。终点是大脚趾和拇指尖。

中脉主导的6条经络

1. 阿拉布夏（Alambusha），从海底的中心向后到直肠，为消化器官提供能量。出口是肛门。与下行气有关。

2. 库胡（Kuhu，意思是"新月"），从海底底部到生殖轮，向前到阴道或阴茎末尾，为生殖器官提供能量，也为与之相连的泌尿器官提供能量。出口是阴茎或阴道。与生殖轮有关，与下行气有关。

3. 维湿沃达拉（Vishvodhara，意思是"承载一切者"），从海底轮底部到脐轮，再到胃部。为消化系统提供能量。出口是肚脐。与肚脐或脐轮有关，与平行气有关。

4. 伐楼拿（Varuna，意思是"遍布者"）。伐楼拿是一位天神，掌管天空、天海、雨水。从海底底部到心轮，通过呼吸系统、消化系统、皮脂系统为全身提供能量。出口是皮肤。与心轮有关，与遍行气有关。

5. 萨拉斯瓦蒂（Sarasvati，意思是"辩才天女"），从喉轮分支，直达舌尖，为舌头提供能量。它也涵盖嘴巴和喉咙，与喉轮有关，与上行气有关。

6. 中脉（Sushumna，意思是"喜乐者"），从海底中心发出直到头顶，为脊柱、头脑、神经组织提供能量，强化骨头。在眉间轮（第三眼之位），它收集其他经络的能量，尤其收集左右脉支配的经络之能量。与生命气有关。

这14条经络分布全身。身体的出口都是经络的出口。人体有以下出口：双眼、双鼻、双耳、嘴巴（它们被视为七仙）、肛门、尿道（它们被视为阿修罗）、肚脐、头顶（百会穴，第11个出口，与心意或意识有关）。另外，我们的脚和手也是与外部世界联系的直接通道。皮肤遍布全身，也是通道出口。

这14条经络都有不同的出口。它们大部分都发端于脊柱底部，唯有中脉和阿拉布夏经络从海底中心发出。在灵性觉醒的情况下，普拉那进入中脉。普拉那能量一般在次要的13条经络中，并由左右脉主导。

与五个感官相对应的经络

眼——右眼普萨（Pusha），左眼甘达瑞（Gandhari）

耳——右耳帕亚斯维尼（Payasvini），左耳商希尼（Shankhini）

鼻——右鼻右脉（Pingala），左鼻左脉（Ida）

舌——萨拉斯瓦蒂（Sarasvati）

身——伐楼拿（Varuna）

与五个行动器官相对应的经络：

手——雅夏斯维蒂（Yashasvati）

足——哈斯丁吉瓦（Hastijihva）

嘴巴——萨拉斯瓦蒂（Sarasvati）

肛门——阿拉布夏（Alambusha）

生殖器——库胡（Kuhu）

四、经络治疗

根据弗劳利的看法，经络治疗的最好方法是治疗它们的出口或终端，因为那里是它们接受和传输能量的主要之地。治疗方式有推拿、热疗（如艾灸）、草药、推油，等等。通过治疗不同的经络出口，可以影响所有身心的普拉那能量。在经络治疗方面，我们也完全可以结合中医中的经络治疗。不过，阿育吠陀瑜伽和中医的经络治疗之间还是有很多的差异。

下面是一些简单易行的经络治疗方式：

中脉

1. 指压头顶百会穴。

2. 推拿头皮。

3. 推油或使用草药。

左右脉

1. 指压靠近左右鼻腔出口处。

2. 净鼻疗法和芳香疗法（主要使用菖蒲净鼻疗法，薄荷、樟脑等芳香疗法）。

3. 左右脉经络调息。

帕亚斯维尼和商希尼（左右耳）

1. 指压耳垂。

2. 推拿耳朵。

3. 用精油推拿。

普萨和甘达瑞（左右眼）

1. 指压眼圈，做眼保健操。

2. 推油。

3. 第三眼滴油疗法、推拿眉间，可以使用檀香油等。

4. 茶熏。

雅夏斯维蒂和哈斯丁吉瓦（手和足）

1. 手足推拿，尤其手指和脚趾的推拿。

2. 四肢和关节的推拿护理。

3. 推压涌泉穴和劳宫穴。

4. 手脚推油或用草药。

萨拉斯瓦蒂（舌头）

1. 在脖子和喉咙部位推油或用草药。

2. 舌顶上颚（极佳的养生之法）。据说这是可以将萨拉斯瓦蒂和中脉联结起来的有效方法。平时，可以做此法。

3. 刮舌苔。

伐楼拿（全身）

1. 全身推拿。

2. 全身推油，尤其在背后靠近心脏的区域。

3. 干粉按摩（尤其针对卡法体质）。

4. 干刷疗法。

5. 全身性用草药。

维湿沃达拉（腹部）

1. 腹部推拿。

2. 腹部推油。

3. 腹部使用草药。

4. 肚脐部位艾灸、姜泥疗法。

库胡（生殖通道）

1. 推拿会阴穴或阴茎。
2. 推油会阴穴以及阴茎、龟头；女性推油会阴穴以及外生殖部位。

阿拉布夏（消化通道）

1. 推拿直肠部位。
2. 给直肠部位推油或用草药。

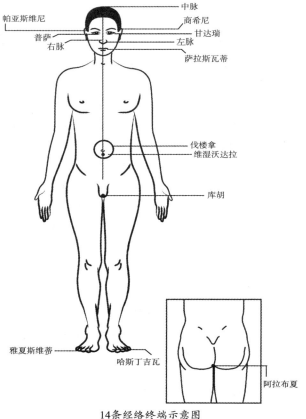

14条经络终端示意图

经络和感觉器官、行动器官相连，也和脉轮相连，疗愈感觉器官、行动器官和脉轮的方法也有益于经络疗愈。在很多疗愈中，调息和制感是非常关键的。有关调息和制感，请参见本书第十三、第十四章。

五、穴位及其疗愈

穴位，学名腧穴，梵文是marma，指人体经络上特殊的点区部位。中国中医对人体经络和穴位已经有非常深入的研究和实践运用。在阿育吠陀中，也有其经络理论和穴位之说。但中印的经络理论有不少差异，对于穴位的理解也有不少的差异。

一般地说，印度穴位理论认为，人体经络上大概有107个重要穴位。这些穴位基本上可以和中国中医中的穴位相对应，但中国中医理论中的穴位数量要多很多。

对于普通人，我们需要知道一些常用的穴位。在阿育吠陀瑜伽中，我们主要关注18个和瑜伽相关的穴位（有的不算真正的穴位）。据说，瑜伽士专注的这18个穴位是重要的制感之法（请参考第十四章）。不过，因为阿育吠陀瑜伽中对穴位的精确定位并不像中医穴位那样严格，相对比较笼统，有的只是一个大概区域，这在瑜伽实践中会比较方便，它们是：（1）大脚趾，（2）踝关节，（3）小腿中间，（4）小腿根部，（5）膝盖中间，（6）大腿中间，（7）会阴，（8）环跳，（9）生殖器，（10）神阙（肚脐中间），（11）膻中，（12）颈底部，（13）舌根，（14）鼻根，（15）眼睛，（16）印堂（眉心），（17）前额，（18）百会。

其中，一些穴位和七轮联结，有的和14条经络联结。对于这18个瑜伽穴位，可以根据实际，结合不同的修法，包括：体位刺激穴位、调息影响穴位、穴位推拿、草药治疗、穴位推油（关于穴位推油，需要考虑体质）、穴位冥想以及穴位艾灸等。

这里我们根据弗劳利《瓦希斯塔本集》中的内容，介绍这18个穴位的冥想。读者如有兴趣，可以比较《哈达瑜伽之光》第三章第76节注释中谈到的对16个基质的冥想。

1. 直接冥想大脚趾。吸气，能量聚集到大脚趾；呼气，放松。感觉大脚趾获得了能量，得到了疗愈，得到了放松。

2. 注意力转向踝关节。吸气，能量聚集到踝关节；呼气，放松。感觉踝关节获得了能量，得到了疗愈，得到了放松。

3. 注意力转向小腿中间。吸气，把能量聚集到小腿中间；呼气，放松。感觉小腿中间获得了能量，得到了疗愈，得到了放松。

4. 注意力转向小腿根部。吸气，把能量聚集到小腿根部；呼气，放松。感觉小腿根部获得了能量，得到了疗愈，得到了放松。

5. 注意力转向膝盖中间。吸气，把能量聚集到膝盖中间；呼气，放松。感觉膝盖中间获得了能量，得到了疗愈，得到了放松。

6. 能量转向大腿中间。吸气，把能量聚集到大腿中间；呼气，放松。感觉大腿中间获得了能量，得到了疗愈，得到了放松。

7. 能量转向会阴。吸气，把能量聚集到会阴；呼气，放松。感觉会阴获得了能量，得到了疗愈，得到了放松。

8. 能量转向环跳。吸气，把能量聚集到环跳；呼气，放松。感觉环跳获得了能量，得到了疗愈，得到了放松。

9. 能量转向生殖器。吸气，把能量聚集到生殖器；呼气，放松。感觉生殖器获得了能量，得到了疗愈，得到了放松。

10. 能量转向神阙。吸气，把能量聚集到神阙；呼气，放松。感觉神阙获得了能量，得到了疗愈，得到了放松。

11. 能量转向膻中。吸气，把能量聚集到膻中；呼气，放松。感觉膻中获得了能量，得到了疗愈，得到了放松。

12. 能量转向你的颈底部。吸气，把能量聚集到颈底部；呼气，放松。感觉颈底部获得了能量，得到了疗愈，得到了放松。

13. 注意力转向舌根。吸气，把能量聚集到舌根；呼气，放松。感觉你的舌根获得了能量，得到了疗愈，得到了放松。

14. 注意力转向你的鼻根。吸气，把能量聚集到鼻根；呼气，放松。感觉鼻根获得了能量，得到了疗愈，得到了放松。

15. 注意力转向眼睛。吸气，把能量聚集到眼睛；呼气，放松。感觉眼睛获得了能量，得到了疗愈，得到了放松。

16. 注意力转向印堂。吸气，把能量聚集到印堂；呼气，放松。感觉印堂获得了能量，得到了疗愈，得到了放松。

17. 注意力转向前额。吸气，把能量聚集到前额；呼气，放松。感觉前额获得了能量，得到了疗愈，得到了放松。

18. 注意力转向百会。吸气，把能量聚集到百会；呼气，放松。感觉百会获得了能量，得到了疗愈，得到了放松。

在这一冥想中，需要把心意和普拉那能量专注于每一个区域。注意力从最下面一个一个往上"爬"，直到百会，那里属于至上自我，超越一切二元对峙，超越生死和各种苦难。作为具体的实践，应结合自己的身体状况，可集中冥想某个穴位，或某几个穴位。也可以做一个整体的循环式冥想，即从大脚趾到百会，又从百会到大脚趾，这样构成一个循环。冥想时间可长可短。

六、阿育吠陀瑜伽与经络穴位的关系

阿育吠陀瑜伽肯定经络和脉轮之间的关系，肯定人体的能量传输需要经络。但体质不同，经络在传输能量中会有差别。

瓦塔体质的人，身体缺乏能量，更需要提供保护性的能量，例如更需要身体保暖，让各条经络处于比较暖和的状态，这样，可避免因瓦塔体质引发的疾病。瓦塔体质的人要强化基于中脉的阿拉布夏、库胡和维湿沃达拉（推拿、推油、艾灸，需要用热性的、刺激性的精油）的保护。

皮塔体质的人，身体充满了能量，要平衡左右脉调息，不能偏重右鼻腔吸气。维湿沃达拉相当强盛，无须再强化之。注意普萨和甘达瑞（推拿、推油，需要选凉性的、让人平静的、芳香型的、化痰的精油），避免吃过于刺激的食物，饮食要多清淡，以便降火。

卡法体质的人，要强化伐楼拿、雅夏斯维蒂和哈斯丁吉瓦的锻炼

（推拿、推油，需要选暖性的、刺激性的精油）。

　　阿育吠陀瑜伽肯定穴位是能量的积聚点和传输点。瓦塔体质的人更需要推拿或推油以下部位：大脚趾、踝关节、小腿中间、小腿根部、膝盖中间、大腿中间、会阴、环跳、生殖器、肚脐。皮塔体质的人则更需要推拿以下穴位：膻中、颈底部、印堂等。卡法体质的人更需要推拿的则是大脚趾、踝关节、小腿中间、小腿根部、膝盖中间、大腿中间、会阴、环跳、生殖器、膻中、印堂、百会。

第八章

瑜 伽 之 火

一、火不仅仅是一个隐喻

对于吠陀之火以及火瑜伽的研究，似乎没有人超越弗劳利。弗劳利在《瑜伽与阿育吠陀：自我疗愈和自我觉悟》第八章、《吠陀瑜伽：仙人之路》第四部分"火瑜伽：吠陀火瑜伽"以及专著《瑜伽与圣火：自我觉悟和行星转变》中向我们提供了一个非常系统而完整的火瑜伽思想和实践。

在人类发展历史上，火具有特殊意义。吠陀时代，代表火的是火神阿耆尼。在吠陀神话中，阿耆尼是火神、家灶火和祭仪火之神。《梨俱吠陀》中三个最重要的神是天帝因陀罗、太阳神苏利耶和火神阿耆尼，他们分别统治天界、空界和地界。《梨俱吠陀》中有近200首诗歌是献给火神阿耆尼的，他被视为人和神之间的中介，是神圣的祭司——把人的祭祀之物送往天界。在家庭中，他是灶神，使命是保护家人、家宅并监视人的行为。阿耆尼拥有众多的变体，天上之火，是太阳；雷电之火，则是"水中之火"；地上凡火，摩擦生火，则是"力之火"。阿耆尼常常被描述为燃烧、闪烁、光明照耀，充满威力，通天达地，智慧无比，审视一切。

火神阿耆尼代表的是火原则。火是一种特殊的存在，是一种"转变性力量"。火不仅仅代表火元素，也包括所有的热、光、电。这个神圣之火据说是生命、光和爱的源头，它是从我们内部推动我们灵魂的力量。《大林间奥义书》教导说，我们都是这一神圣之火即纯粹自我的显现。灵魂本身就是我们的内在之火，它是不灭的火焰，是所有意识状态的目击者。

　　吠陀教导一种精致的火仪式，称为祭祀（yajna）。祭祀是一种能量转化行动，其背后隐含着这样一种印度观念：一个人无论向神圣者供奉了什么，都必须转向更高的显现层面。吠陀祭祀，有一套特殊的程序。需要祭台，特别的木头，并在祭火中投入供物，如谷物、酥油，还需要重复唱诵曼陀罗，祈祷，把愿望和祝福带给世界。其中，火是物质世界和更高的灵性世界之间、人和诸神之间的信使。透过这祭火，把提供的东西带到不可见的领域，同时带回祭祀者所祈求的恩典。据说，祭火可以净化我们的环境，可以帮助人们获得生活的目标，诸如健康、财富和繁荣，可以帮助人们消除难以消除的业，保障各种灵性实践的成功。祭祀后留下的灰，具有净化和疗愈功能。而火祭的最佳时间可以是日出、中午以及日落之时。

　　弗劳利认为，阿育吠陀是一种火仪式，瑜伽也是一种火仪式。阿育吠陀是一种外在的火仪式，瑜伽则是一种内在的火仪式。

　　阿育吠陀作为火的仪式，火就是消化之火（jatharagni）。供品是我们吃的食物，就是普拉那能量供品（pranagnihotra）。在此，我们不仅仅提供了食物，也提供了直接相关的五气（五种普拉那）。在火供中，唱诵五气曼陀罗：

Om Pranaya Svaha

Om Apanaya Svaha

Om Vyanaya Svaha

Om Samaya Svaha

Om Udanaya Svaha

　　瑜伽作为一种内在之火的仪式，并不需要使用任何外在的东西，而要用我们本性中不同的官能。在实践瑜伽中，我们把我们存在的方方面面都供奉给内在的神火。

然而，不同的瑜伽形式，则会有不同的瑜伽供奉仪式。毫无疑问，瑜伽主要运用呼吸和心意之火去净化和转化我们的意识。只要我们和我们的内在自我即我们的神圣之火联结，这种净化和转化就会发生。这种联结唤醒我们的灵魂之火，回归内在之火即神性本身。

二、火的旅程以及火的五种状态

火无处不在，它有一个自我发展的旅程。从物质世界的自然之火，直到人之火，经历一个漫长过程。火，作为一种特别的意识，处于各个层面。它会被束缚，但也会被唤醒，被点燃。例如，火在矿物里，在石油里，在煤炭里，在植物里，在水中，在动物身上。但我们最关心的还是我们身上的火。

人是特殊的存在，是特别高级的存在，是在岩石、植物和动物之后第四层的存在。人，这一存在具有强大的智性之火，也就是人有着特别强大的理解力，能理解事物的本质。人的这一能力让人和其他动物拉开了距离。利用这智性之火，我们可以找到更多更好的食物，也可以用于寻找真理，获得人生的意义，也可以建立人们之间的种种规则，发展哲学、宗教、艺术和灵性。

人，也带来独特的消化火。火的使用让人得到了解放，例如很多食物，不管是肉食类还是蔬菜类，经过火烧之后，就会适应人的消化火。毫不夸张地说，我们每天的烹饪基础，就是我们赖以生存的自然之火的仪式！

火在人身上得到进一步的发展。从消化之火、情绪之火、智性之火、喜乐之火，直到自我（阿特曼）之火，以及大梵之火。一切都是火，一切都是火的展示，也即是纯粹自我的展示。

因为人自身的设定，阿育吠陀瑜伽特别地关心人之火。弗劳利认为，在我们人之中，火主要有五种存在的状态：

第一，火过高，过猛，过强。

第二，火过低，过缓，过弱。

第三，火不稳定，或高或低，或强或弱。

第四，火不纯，起烟。

第五，火燃烧适度，清澈、明亮和平衡。

若火过高、过猛、过强，就会变得具有摧毁性。这样，就不是给我们提供温暖、光明和滋养，而是使得身体过热，以某种方式烧坏我们。这一现象容易在皮塔（Pitta）体质的人那里发生。

火过低、过缓、过弱，就不能给我们提供足够的温暖和能量，使得我们感到寒冷、虚弱，无法正常发挥各项功能。这一现象容易在卡法（Kapha）体质的人那里发生。

火变动不居，不稳定，身体就容易失衡，身体就容易出现各种极端状态。这一现象容易在瓦塔（Vata）体质的人那里发生。

火不纯，燃烧中起烟，暗示了火燃烧中出现了问题，即身心中有不纯之物。例如吃错了食物（燃料），食物可能受到了污染，或者可能含有毒素，或者可能和其他食物相冲，等等。

火的燃烧适度、平衡，即可稳定提供温暖、光明、能量和滋养。这一般在瓦塔、皮塔和卡法平衡的人那里发生。

三、五鞘和火瑜伽

瑜伽哲学认为，人有五鞘，每个鞘的症状体现在身心健康上。弗劳利等当代瑜伽士，他们系统考察五种火和五鞘之间的对应关系，阐明了每个鞘的火之状况，以便瑜伽行者利用有关方法调理身心。

食物鞘，或粗身鞘，对应食物之火或粗身鞘之火。食物鞘或粗身鞘之火就是消化之火（胃火，jatharagni），它在我们的腹部，尤其在消化食物的小肠中。这一消化之火把我们吃下去的食物分解成各种元素的本质。本质上，你的胃火是你健康的关键。胃火好，你就会健康；如果胃火耗尽，毒素就累积。胃火主要分四类：平衡、瓦塔型、皮塔型和卡法型。

根据弗劳利等人的研究，我们吃下去的食物进入胃中，此时卡法（水）占据主导。食物的消化、小肠中的吸收为皮塔占据主导。而大肠的排泄，则由瓦塔主导。瓦塔、皮塔和卡法三者通过胃火同时发挥作用。同时，身体上的胃火也和我们的言说有关，我们的身体是围绕着消化道建立起来的一个管道，其出口就是嘴巴。正确的饮食和正确的言说彼此互补，都是食物鞘的功能运作。因此，弗劳利提醒我们，不仅要小心我们吃下去的食物，还要注意我们说出来的话语。

能量鞘，对应的能量鞘之火，梵文pranagni。此火在心肺中工作，并和胃火相联系。能量鞘之火负责传输氧气，和血液关系密切。通过能量鞘之火，我们得以消化空气或普拉那。一般地说，呼吸的能量比食物的能量更加精微和直接。吸气就如吃食物，卡法占主导；呼气就如排泄，瓦塔占主导。能量鞘之火，通过呼吸的悬停而得到能量，这主要是皮塔占主导。从这里也可以知道，瑜伽体位和调息练习中，住气具有特别的意义。对于瓦塔和卡法体质的人，如能进行科学的住气，就会极大地促进身体健康。

心意鞘，对应的是心意之火，梵文manasika agni。心意之火消化我们的感官印记。心意之火和眼睛关系最为密切，眼睛可被视为感官之火。在运动器官中，关系最密切的是言说，言说是心意中的言说。心意之火消化印记，并将它们转变成内在之景，即我们的想象界。

智性鞘，对应的是智性之火，梵文Buddhika agni。智性之火是分辨之火，通过智性可以区分真假、好坏、对错。心意之火具有道德的中立性，它只是消化印迹，而智性之火则进一步消化这些印迹，并从中抽出意义、性质和内容。智性之火建立起答磨（法）系统、我们的视域和理解力。

喜乐鞘，对应喜乐之火，梵文Anandagni。喜乐之火是爱之火，当这一爱之火没得到充分发展时，表现出来的就是欲望之火。欲望是我们深处的希望、动机和渴望。欲望得到发展，可以发展成（神圣的）爱和喜乐之火。

这五种火对应于我们三身的五鞘。弗劳利具体地分析了这五种火的有关状态。我们把主要的内容转述如下，同时对内容也做了一些修改和增补：

粗身鞘——消化之火

1. 火过高,过猛,过强	胃口过大,饥渴感强烈,新陈代谢又高又快,体温过高,吸收快,排泄快
2. 火过低,过缓,过弱	胃口差,厌食,新陈代谢又低又慢,身体过重,体温过低,消化缓慢
3. 火不稳定,或高或低,或强或弱	胃口不稳定,体温不稳定,消化变化不定
4. 火不纯,起烟	带毒的消化和排泄,新陈代谢不健康,有皮疹,皮肤变色,或者受感染
5. 火燃烧适度,清澈、明亮和平衡	胃口健康而适度,新陈代谢平衡,消化和排泄良好,肤色佳

能量鞘——能量鞘之火,呼吸之火

1. 火过高,过猛,过强	充满强烈的能量,过分运动,缺乏自我控制力,冲动,呼吸中充满过多的热
2. 火过低,过缓,过弱	低能量,缺乏运动,久坐,缺乏动机,呼吸短而弱
3. 火不稳定,或高或低,或强或弱	能量不稳定,呼吸模式不稳定,过度活跃并伴随筋疲力尽
4. 火不纯,起烟	能量有问题,中毒,发狂,肺部和血液不纯或有毒素
5. 火燃烧适度,清澈、明亮和平衡	平衡、平静和一致的能量与运动,稳定,深呼吸

心意鞘(情绪)——心意之火

1. 火过高,过猛,过强	愤怒,嫉妒,强烈欲望,脾气暴躁,好争论,冲突,暴力
2. 火过低,过缓,过弱	抑郁,悲伤,苦涩,深度的执着,陷入情绪的昏迷或顺从
3. 火不稳定,或高或低,或强或弱	喜怒无常,混乱,情绪不稳定,焦虑,高度敏感,恐惧,犹豫不决
4. 火不纯,起烟	情绪上迷幻,怀疑,憎恨,偏执,狂暴
5. 火燃烧适度,清澈、明亮和平衡	爱,喜乐,宽恕,满足,无惧,情绪自然,洋溢着幸福感

智性鞘（精神）——智性之火

1. 火过高，过猛，过强	好批评，好判断，自以为是，固执，好争论
2. 火过低，过缓，过弱	心意运动迟钝，推理能力差，觉知力低，判断力弱，学习技能糟糕
3. 火不稳定，或高或低，或强或弱	混乱，优柔寡断，怀疑，无法专注，信念不稳定，价值观不稳定
4. 火不纯，起烟	精神迷惑，价值观错误，信念具有摧毁性，觉知错误，想象力失常
5. 火燃烧适度，清澈、明亮和平衡	心意明晰，判断平衡，智慧，具有很好的分辨力，富有洞见

喜乐鞘（灵魂）——喜乐之火

1. 火过高，过猛，过强	宗教狂热，不宽容，基要主义，对其他信仰和灵修不能容忍
2. 火过低，过缓，过弱	缺乏信仰和灵性追求，依附物质世界，灵性黑暗
3. 火不稳定，或高或低，或强或弱	信仰不稳定，不稳定的灵性追求，不稳定的实践，缺乏平静以及灵性的宁静
4. 火不纯，起烟	宗教或灵性的迷幻，自我夸大，昆达里尼能量紊乱，冥想紊乱，意识出现扭曲变形
5. 火燃烧适度，清澈、明亮和平衡	灵魂觉知，开悟意识，内在平静，喜乐，至福，与至上者合一

　　根据以上内容，我们可以了解自己或他人"五火"可能存在的问题。对于潜在的五火问题，弗劳利提供了治疗的一些建议，同时，我对其内容做了一些修改和增补，供读者参考：

　　——对于消化之火的治疗建议：

　　1. 消化和排泄要达成平衡。

　　2. 根据体质调整饮食，多食用萨埵（悦性）食品。根据第三章，根据不同体质安排合适的饮食。

　　3. 注意季节性饮食的变化。

4. 适当使用辣的调料，如生姜、辣椒、姜黄、小豆蔻等。

5. 禁食，改善胃火。

6. 根据体质，用诸如人参补气。

7. 通过瑜伽体位和其他运动，使身体平静、释放压力。

8. 调整体温，保护身体，增强身体抵制寒冷的能力。

——对于呼吸之火的治疗建议：

1. 呼吸新鲜空气。

2. 有意识地呼气和吸气的平衡训练，提高自己的心肺功能。

3. 有规律地左右脉经络调息（平衡）。提高呼吸之火的方法：太阳脉贯穿法、圣光调息法、风箱式住气法、乌加依住气法等。

4. 控制行动感官，不要过多活动、过累，注意节制，尤其控制嘴巴，不要说话太多；控制生殖器官，不要过多释放性能量。根据阿育吠陀思想，一般性爱适合在春季和冬季，夜晚。正常健康的情况下，对于瓦塔体质的人，性爱次数要少，一般一两周1次。卡法体质的人，性爱次数可以多一些，一般每周2～3次。皮塔体质的人则介于中间。

5. 多走路，远足，接近草地、森林、山水。

——对于心意之火的治疗建议：

1. 平衡接受的印迹和释放的印迹。

2. 制感，包括禁食，摆脱印迹的束缚以及整合接受的印迹。

3. 想象从内部控制感官。

4. 多接触灵性之人，念诵适合个体特征的曼陀罗。

5. 虔信瑜伽。可托庇于充满能量的神圣者如希瓦、罗摩、杜尔迦。

6. 专注内在的声音和光。

——对于智性之火的治疗建议：

1. 辨别真假，平衡判断和理性。

2. 研读灵性教导，从事智慧瑜伽的学习和实践。

3. 培养正确的价值观和判断力。

4. 学会区分永恒和短暂。

5. 专注和冥想，可以特别冥想火、太阳等。

——对于喜乐之火的治疗建议：

1. 让自己充满爱、虔信、慈悲。

2. 正确的联谊和合适的人际关系。

3. 慈善活动。

4. 敬拜至上。

5. 尊重导师、老师、父母。

6. 独处，禁食。

7. 亲近导师、善知识，拜访圣地。

8. 牢记自己真正的本心——纯粹意识。

9. 冥想、三摩地，与至上合一。

10. 在家里或长住之地方设置壁炉，里面有火。

四、八支瑜伽和火瑜伽

读者不难发现，瑜伽八支和火瑜伽关系非常密切。具体地说，三身五鞘之火和广义的阿斯汤迦八支瑜伽有着内在的联系。

根据弗劳利等人的看法，阿育吠陀是基于火的发展，是基于在身体层面平衡食物的消化和毒素的排泄的消化之火。而瑜伽，则更关心火的更高发展，尤其关心和神圣之火联结的智性之火。这个神圣之火就是意识之火，也就是光辉的普鲁沙，或者说阿特曼。

瑜伽中的关键之火是普拉那之火或者说呼吸之火。普拉那之火和其他各火之间有着特别的联系。一般来说，普拉那之火是最强大的，它可以净化精身。

帕坦伽利的瑜伽八支旨在发展上述五火，以帮助我们进行内在的净化和转化，从而达成瑜伽的最高目标。总体来说，八支的前两支（禁制和劝制）是要我们安置好我们外在的生活，备好我们本性的燃料，让神圣之火来点燃。履行十条禁制和劝制，让生命的火光辉灿烂。

一般地说，体位法和消化之火关系密切。鉴于体位法和消化之火的关系，有很多值得实践的内容。体位法可以净化我们的身体。当我们放松、平衡时，我们的消化之火也会放松、平衡。在实践中，针对不同体质的人，体位内容、强度都应该有差异。正确体位，会导致好的消化和排泄，带来健康和合适的胃口。

调息，更多地和呼吸之火（能量鞘之火）有关。调息的核心是发展呼吸之火（能量鞘之火），以此净化我们的普拉那能量、经络和精身。能量鞘之火主要通过吸气、住气和呼气进行。某种意义上，它和五气（命根气、下行气、平行气、遍行气和上行气）是有差异的。深度的呼吸并住气，会增强能量鞘之火，导致身体发热，让身体出汗，而出汗可以净化经络。另外，调息和曼陀罗结合对于净化能量鞘更具有力量。

制感和感官之火（Indriya agni）有关。从字面上看，制感，就是以各种方法快速地从感觉印迹中脱离。制感非常有益于我们心意和感官之火。

专注和心意之火有更多的关系。当我们专注于某个对象时，心意就如火一般稳定地燃烧。冥想和智性之火有关。冥想可以增强我们的智性之火，因为我们的思想是燃料，目击意识就是火。

三摩地和爱之火、喜乐之火有关。在三摩地中，我们超越二元对峙，融入神圣之火中，净化了外在的欲望，进入喜乐之火中。

某种程度上，从火瑜伽来讲，帕坦伽利的八支瑜伽就是一种特殊的火瑜伽训练模式。

五、火瑜伽实践

在吠陀中火瑜伽具有重要位置，修习的方法也很多。综合弗劳利等人的看法，我们为读者提供部分具有较强实践性的修法。

（一）冥想目击的火焰

1. 要知道我们心中的自我是一切不变的目击者，它是处于我们之中永恒、不灭的火焰。

2. 我们的自我是时空中一切的见者。

3. 努力回到这一核心的目击意识之火焰，超越一切外在的干扰和困难，走出一切物质和身体的限制，进入纯粹无限制的存在和平静中。

4. 努力安住在这一目击意识中。无论我们失去中心还是陷入冲突和混乱，都要努力回到这一意识。

这一冥想之法比较容易，就是你要完全认可你的真正自我就是身心背后的目击意识，这个意识不受任何身心活动、身心好坏苦乐的染着或限制。

（二）冥想奥义书教导的灵性之心

冥想心中的意识之火是古代吠陀火瑜伽的核心之法。这里的心，并不是生理意义上的心，甚至也不是心轮之心，而是超越七轮的灵性之心，借用弗劳利的说法，就是第八轮，即深蓝色的八瓣"莲花"。具体修习要点：

1. 想象心中有一深蓝色的八瓣莲花，八瓣莲花的八个花瓣代表八个空间方位。在任意一个空间中都可发现整个的宇宙和所有的生物。

2. 想象心中有一拇指般大小的火焰，它有你自己身体的模样。这就是你的普鲁沙之火。它代表了你的精身，从里面让你身体充满能量。

3. 在这一火焰中，你的原子般大小的灵魂，也就是你的存在本质，发出金色的光芒，照亮整个火，让你的生命之火充满能量。这个灵魂带着你生生世世的经验。它的"电流"遍布你整个的存在，让你的每个时刻都充满能量，点亮你的心意、心、脑和神经系统。

4. 在这个比最小的还要小的灵魂之光中，有着至上自我，即普遍的自我，但它比最大的还要大，它是超越一切黑暗的纯粹"太阳"之光。

通过这样的冥想，最终达到最高的光中。

（三）五重瑜伽火供

1. 身体供奉

第一，想象自己在心莲中作莲花坐，如一火焰，依靠这个火焰维系，得到净化，获得能量，并得以转化。

第二，把身体意识献给这一内在的火焰。伴随着身体的所有痛苦、疾病、不适等也都一并献出。

第三，让你的身体从火焰中升起，充满光明、喜乐和能量，净化身体，不依附身体的惰性，没有什么东西可以限制你的身体。

2. 呼吸供奉

第一，缓慢而深沉地吸气到心中之火的源头。把你的所有能量、本能、冲动和欲望等都献给心中的生命之火，此火圆满、快乐、光彩熠熠。

第二，呼气，把你转化性的生命力、创造力和能量引向你的整个身体，充满每个肢体、关节和器官，有了全新的力量、活力和能量。

3. 言说供奉

第一，取一个曼陀罗如Om或Hrim，轻轻念诵108遍或其倍数。

第二，引导曼陀罗之能量从喉咙到心。

第三，让心中的火焰为你重复曼陀罗108遍或其倍数，以此将你的心愿带进你的潜意识，以及你的生活经验中，进而转变你的业力。

第四，让心中的火焰将曼陀罗返回给你说话，带来指导，引导你认识至上自我。那曼陀罗或许带来圣言，指导你，给予你智慧和恩典。

4. 心意供奉

第一，把你整个心意（包含所有的思想、感情、情绪和感觉）献给心中之火。将你不定的心意消融于深不可测的心海。

第二，让心意消融于心之火焰，将所有的忧虑、怀疑和焦虑全都耗尽。

第三，在心中保持觉知。出现任何念想、烦恼、扰动，都直接将心意返回到心之火焰。

5. 自我（私我）供奉

第一，把你的小我、你的自我形象、你的傲慢等都献给这一心中的灵性火焰。

第二，火焰耗尽你的业力、执着、恐惧、欲望——不管是今生的还是往世的。

第三，要明白你所拥有的并不真是你的。你的自我不是一件东西，不是你这身体，只是你内部纯粹的光。

第四，让你净化的自我带着新的觉知服务整个世界。

第五，接纳和欢迎其他的纯粹自我，把他们视为光的不同方面，而你就是那个光！

（四）冥想自然中的火

人的意识发展经历了一个自然而漫长的演化过程。我们可以冥想这个过程。可以冥想岩石中、水中、植物中、动物中、人中的火。

（五）Om和圣火

有关Om的运用方法很多。有些比较复杂且操作困难。我们这里综合不同的吠陀瑜伽经典中的方法，结合实际操作，提供一种整合法。具体如下：

1. 双侧鼻腔吸气，气息下至下丹田；呼气，同时想象圣火从脊柱底部点燃，逐渐上升到脐轮。——注意，呼气时，通过嘴巴发A（阿）音。

2. 呼气结束后，接着第二轮调息冥想：依然双侧鼻腔吸气，气息下至下丹田；呼气，同时想象圣火从脐轮逐渐上升到心轮。——注意，呼气时，通过嘴巴发U（呜）音。

3. 接着第三轮调息冥想：依然双侧鼻腔吸气，气息下至下丹田；呼气，同时想象圣火从心轮逐渐上升到头部，最后到头顶，抵达无限空间。——注意，呼气时，通过鼻腔发M（姆）音。（圣火进入无限，我们似乎会虚化掉，因此还需要返回能量。）

4. 接下来能量返回。双侧鼻腔吸气，想象无限中的能量返回自身，直达下丹田。此时，默念种子曼陀罗Hrim，感觉金光灿灿的光进入，能量从头部，经过喉咙，进入心房那神圣的区域。然后，自然呼气即可。

如此冥想10～15分钟。

Hrim曼陀罗是灵性之心的曼陀罗，它开启心中的小小空间，但整个宇宙可以安住其中。此曼陀罗也是基本的女神曼陀罗，可以给我们带来创造性和转化性的力量。Om和Hrim曼陀罗的结合，可视为希瓦（宇宙阳性能量）和夏克蒂（宇宙阴性能量）的结合。这是一种完整的合一。在某种意义上说，吠陀瑜伽是要把阴阳能量有机整合。这是一种超越和临在的结合，完美地体现了阿育吠陀瑜伽之精神。

另外，请参考第十三章《调息瑜伽》中"Om调息法"、第十五章《冥想瑜伽》中"Om初级冥想"和"高级唵声冥想"。

附　录

胃火测试法

人体健康的核心在我们的胃。胃好，身体好。瑜伽习练有时是为了改善和提升我们的胃火，以及平衡我们身体内的各种能量。阿育吠陀瑜伽高度关注我们的胃火。根据阿育吠陀医学知识，我们可以把人的胃火状态归为四类：

1. 瓦塔（Vata）类型的胃火。

2. 皮塔（Pitta）类型的胃火。

3. 卡法（Kapha）类型的胃火。

4. 平衡（Sama）类型的胃火。

瓦塔类型胃火消化系统特点：冷、干、不规则。

皮塔类型胃火消化系统特点：热、烈、酸性。

卡法类型胃火消化系统特点：慢、重、弱。

平衡类型胃火消化系统特点：平衡。

S. R. 克塔比（Sahara Rose Ketabi）给出了4个题目，可借以测试你的胃火：

1. 饭后你的感觉如何？

a. 取决于吃的，经常会嗳气，腹胀

b. 通常是好的，有时因为饮食不当会有烧心感

c. 重，滞，疲惫

d. 好，充满能量

2. 常常感到饥饿吗？

a. 每天会变化

b. 常常会

c. 很少，长时间感到饱饱的

d. 相当规则

3. 你的大便如何？

a. 通常是干的，少，有时痢疾

b. 常常，有时液体一样

c. 重，稠密

d. 正常

4. 哪种食物容易干扰你？

a. 花椰菜、十字花科类食物

b. 油炸的或辣的食物，大蒜，番茄

c. 甜食，主要是碳水化合的食物，重的食物

d. 对各种食物都适应

　　根据这4个题目，看看你在a，b，c，d中哪个最强。如果是a，你就是瓦塔类型的胃火；如果是b，你就是皮塔类型的胃火；如果是c，你就是卡法类型的胃火；如果是d，你就是平衡类型的胃火。

　　针对不同胃火类型，在饮食上应该有差别。一些瑜伽人在习练瑜伽中同样需要注意自己的胃火，需要科学的饮食法。不然，习练瑜伽的效果就不能达成。《哈达瑜伽之光》也重视科学的饮食，只有科学饮食才能学好瑜伽！

阿
育
吠
陀

瑜伽

下篇

第九章

阿斯汤迦瑜伽之路

一、帕坦伽利的阿斯汤迦之路

几乎所有人都认定帕坦伽利是古代印度六派哲学中瑜伽派的创始人。但是，人们对他作为历史人物和他的生活几乎没有什么了解。不过，在瑜伽界，则始终有一些关于他的传说。

据传，他是蛇主（阿底舍沙，即毗湿奴的坐骑），他不仅编撰了著名的《瑜伽经》，还编撰过文法书和阿育吠陀医学书。学者们则认为，这些书出于不同的年代，很可能是由同名的帕坦伽利所撰写的。

我们无法还原真正的历史，只能满足于传说和神话。我们真正感兴趣的是他编撰的《瑜伽经》。帕坦伽利在《瑜伽经》中提供了一个完整的瑜伽修行系统。其哲学基础是数论，其修行方法的基本模式是阿斯汤迦（八支）。《瑜伽经》分四个部分，分别是三摩地篇、修行篇、力量篇和解脱篇。

帕坦伽利的《瑜伽经》被不同人注释，具有代表性或比较重要的注释有：

1. 毗耶娑（Vyasa）对《瑜伽经》的注疏：《瑜伽论》或《毗耶娑注疏》（约5世纪）。此毗耶娑和印度大史诗《摩诃婆罗多》的作者同名，但他们应该不是同一人。毗耶娑的哲学立场：数论。

2. 弥室罗（Vacaspati Misra）对《瑜伽论》的复注：即《真理明晰》（9世纪）。弥室罗的哲学立场：数论。

3. 薄阁（Bhoja）的注释和评论：《薄阁评注》（10世纪）。其哲学立场：数论。

4. 识比丘（Vijnana Bhiksu）的复注：《瑜伽复注》（16世纪）。其哲学立场：吠檀多。

5. 辨喜（Swami Vivekananda）对《瑜伽经》的注释：《胜王瑜伽》（19世纪）。其哲学立场：吠檀多。

阿斯汤迦瑜伽，即八支瑜伽，是帕坦伽利为人们达成瑜伽目标——三摩地——而设计出来的瑜伽修习之法门。这一瑜伽修习之法门对瑜伽的发展具有革命性的意义。帕坦伽利的瑜伽才是真正的阿斯汤迦瑜伽，我们不应该把它等同于当下瑜伽商业市场上流行的作为一种特殊类型的哈达瑜伽。

所谓的八支瑜伽指：禁制（yama，持戒）、劝制（niyama，精进，遵行）、体式（asana，体位、坐法）、调息（pranayama，呼吸法）、制感（pratyahara，摄心）、专注（dharana，执持，凝念）、冥想（dhyana，静虑，禅定）和三摩地（samadhi，等持，三昧）。前五支称为瑜伽外支（外修），后三支称为瑜伽内支（内修）。外支为内支服务。

二、八支瑜伽模式

帕坦伽利是一个瑜伽修习成就者，他编撰的《瑜伽经》内容十分丰富。但《瑜伽经》洋洋洒洒的四章内容归纳起来就是一条，即第一章第二节："瑜伽是对心的意识波动的控制。"理解了这一节的真谛、实践这一真谛、达成这一真谛，则也就达成了瑜伽。

为了引导人们达成瑜伽的这一至高目标，帕坦伽利引进了数论哲学作为他的瑜伽体系的哲学基础。后来的《瑜伽经》的注释者们，有的继续持数论哲学的立场，如毗耶婆，有的则从吠檀多立场来理解《瑜伽经》。

但是，我们需要阐明或理解的是，帕坦伽利这个八支瑜伽模式并不必然需要和数论哲学建立一种直接的关系，也不一定非得要和吠檀多哲学建立一种必然的关系。事实上，在众多的瑜伽修行者那里，他们并不太在意瑜伽背后的哲学是数论的还是吠檀多的，他们更多关注的是实践。因为他们首先要解决的就是心意问题。不同的哲学流派以不同的方式来看待心意和心意的波动，也以不同的方法来处理或解决心意的问题。毫无疑问，数论和吠檀多在心意问题上的理解和处理方式有差别，但这并不妨碍我们理解和运用帕坦伽利所提出的具有普遍性和实用性的八支瑜伽模式。

事实上，对于不同的人，八支瑜伽模式具体实践的内涵差异不少；对于不同时期的人们，差异也不少。帕坦伽利认为，他提出的诸如禁制和劝制的原则是超越时间和前提条件的，需要绝对服从。然而，在很大程度上，这只能是形式的绝对性，而非具体实践内容的绝对性。这一发现对于我们理解何为瑜伽具有十分重要的意义。

在禁制和劝制的原则下，八支瑜伽模式可以脱离具体的哲学模式，而作为一种实践的模式或者方法，其意义巨大。在不同历史时期，在不同环境或处境中，人们可以在此模式中注入不同的内涵。而正是因为如此，人们才可以不断地演绎和发展《瑜伽经》、实践《瑜伽经》，从而创造出今日瑜伽盛大的局面。

如果把八支瑜伽模式和某一具体的哲学流派连在一起，自然有其力量，但也就束缚了八支瑜伽模式本身。如果我们清理一下八支瑜伽模式和某些具体的哲学流派之间的关系，从而理解八支瑜伽模式本身所具有的独立性和可延展性，那么我们也就更能理解帕坦伽利作为伟大瑜伽士所编撰的《瑜伽经》之原创性。我们知道，帕坦伽利没有提出自己的数论哲学，而是采纳已有的数论哲学的基底，他在哲学上并没有独立的原创性。他的《瑜伽经》也没有采纳吠檀多哲学的基底，而后来的某些哲学家、注释大家们从吠檀多哲学的角度来注释和理解这部《瑜伽经》，他们试图将帕坦伽利的《瑜伽经》吠檀多化。帕坦伽利的《瑜伽经》是一种实践，是一种真正"改变""服务""造就"新人的实践。如果我说帕坦伽利是《瑜伽经》著作者而非编撰者也没有任何问题，因为，他真正的创造性就在于《瑜伽经》提出的这一"八支瑜伽模式"。

当然，我们也要意识到，人们可以根据自己哲学的需要采纳不同的哲学立场。基于数论哲学，瑜伽是分离，而不是合一。基于吠檀多哲学，瑜伽则是合一，而不是分离。我们习练瑜伽，如果接受吠檀多哲学，就会说《瑜伽经》是要达到"合一"；如果接受数论哲学，就会说《瑜伽经》是要达到"分离"。对于吠檀多哲学，瑜伽的目的最终就是要达成"梵我一如"，这个"梵"就是至上自我，这个至上自我就是我们真正的本性，即阿特曼。对于数论哲学，瑜伽的目的最终就是要达成"原质（自然）和原人（普鲁舍、纯意识）分离"，从而达成"独存"之境。

认识了帕坦伽利的原创性和核心，认识到其八支模式和数论哲学、吠檀多哲学之间的距离，我们就能理解《瑜伽经》注释传统中的巨大差异以及各自传承的瑜伽传统。基于此，我们就可以从多个视角来认识《瑜伽经》，实践《瑜伽经》。

三、八支瑜伽模式和数论

根据数论哲学，世界由"原人"（purusha，普鲁沙）和"原质"（prakriti，自然）这两种永恒的存在构成。原人是永恒不变的，原质是未显的、不可见的。原质具有三德（tri-gunas），即萨埵（sattva，善良）、罗阇（rajas，激情）和答磨（tamas，愚昧）。三德彼此运动，一旦打破它们之间的平衡，就会发生所谓的宇宙进化（变化），产生大（mahat，或觉buddhi）、我慢（ahamkara，私我）、心意、五个感觉器官（眼、耳、鼻、舌、身）、五个行动器官（口、手、足、肛门、生殖器）、五个精微元素（色、声、香、味、触）、五个粗糙元素（地、水、火、风、空）。物质和精神现象共有二十四谛（tattva），原人是第二十五谛。帕坦伽利《瑜伽经》在此基础上加上了"自在天"这一特别的"原人"，所以《瑜伽经》可以被认为是一种有神论的数论。

数论哲学认为，我们人的问题出在这个心的波动上，正是因为我慢出现了自我感，从而产生"我""我的"观念，而忘记了我们自己本是原人。在这个伴随我慢的心意运动中积聚了无数的潜在印迹和习性，并由此构成业力，使得我们陷入生死轮回中。帕坦伽利认为，因三德构成的一切，对于具有分辨之力的人来说，一切生活的经验都是痛苦的，他说："即使当前喜乐的享受也是痛苦的，因为我们已在担心会失去它。过去的喜乐是痛苦的，因为它留在我们心中的印迹会再度让我们渴求它。"①

为了克服或避免痛苦，帕坦伽利提供了种种瑜伽实践的方法，即八支瑜伽修持方法——阿斯汤迦瑜伽。

从这里可以看到，数论是哲学基础，而阿斯汤迦（八支）是一套实践方法。尽管帕坦伽利要处理的问题是人的痛苦问题，就如佛陀要解决的问题也是痛苦问题一样，但佛陀的实修所体现的哲学显然不同于帕坦伽利，尽管他们的伦理观有一些相似。同样，耶稣也是要解决人的痛苦问题，而耶稣的解决方法也不同于佛陀和帕坦伽利。耶稣的方法主要是爱——信主，爱人，要悔改。一个人能悔改，能有大信，有大爱，他的痛苦问题就从根上解决了。帕坦伽利提供的解决方法则是工具性的。在这里，数论和阿斯汤迦瑜伽结合，也就是数论哲学思想和八支瑜伽实修方法结合。但是，数论和八支瑜伽之间并不是唯一的共生关系！

事实上，数论哲学本身并不需要八支瑜伽修法。数论认为，人，一旦真正认识到原质和原人的差异，原人就不再认同于原质，也就是两者达成分离，人也就自由了。帕坦伽利渴望自由，他给大家留下的是一个具体的实践之路。如果数论哲学和八支瑜伽实践是完全结合而不能分开的，那么我们就无法理解后人从吠檀多哲学的角度去理解和实践《瑜伽经》。

四、八支瑜伽模式和吠檀多哲学

印度正统六派哲学包含吠檀多哲学和数论哲学。但这两个哲学派

---

① 斯瓦米·帕拉伯瓦南达、克里斯多夫·伊舍伍德著，王志成、杨柳译：《帕坦伽利〈瑜伽经〉及其权威阐释》，商务印书馆，2017年，第111页。

别非常不同。吠檀多哲学是一元论，认为终极存在是唯一的，即梵，或绝对意识。所有的一切都是梵的幻化。吠檀多不二论的代表商羯罗（Shankara）强烈反对数论哲学。数论哲学是二元论的，坚持有两个不变的终极本质，即原质和原人。

吠檀多和数论的目标都是自由或三摩地。但他们的哲学基础和实践方法都存在差异。数论完全是通过智性明晰而得自由，无须依赖特别的实践。但吠檀多强调自己的实践方法，诸如冥想。

吠檀多和数论之间的区别最根本的还是哲学观的不同：一元论和二元论。事实上，它们使用的术语差异也很大。前面一节我们谈到了数论的一些重要术语，吠檀多有其自身的重要术语，诸如梵、摩耶、阿特曼、吉瓦等。有时，人们把阿特曼对应于数论中的原人。事实上，这并不太正确。因为，吠檀多的阿特曼是同质的，并与终极的梵同。吠檀多中也没有对应数论中原质这一术语的词。

《奥义书》认为，宇宙由普拉那构成。在不二论吠檀多中，所有物质的运动都是由五种生命气或普拉那引发的。在数论哲学中，则完全缺乏"普拉那"这一概念，一切"运动"来自罗阇。但若是一定要找点对应的关系，则勉强可以把三德和原质对应，原质和吠檀多的摩耶对应，摩耶对应于普拉那。但因为它们在不同的哲学系统中具有特定的含义，我们只能说勉强具有一定对应的关系，却不能完全等同起来。

根据吠檀多，自由或解脱是个体达成和梵的合一，喜乐是阿特曼的固有（内在）本性，自由或解脱是一种喜乐状态。而根据数论哲学，自由或解脱并不是一种喜乐状态，而是一种悲伤终止的状态。

根据吠檀多，（我的）个体性是虚幻的，"我意识"（I-consciousness）来自阿特曼与菩提的认同。根据数论哲学，个体是真实存在的，即便是在解脱的状态下，这种"我意识"属于原质，但不是原人。

我们注意到，在瑜伽修行界，不少人根本不能明确区分所谓的数论词汇和吠檀多词汇。大家已经习惯接受瑜伽是合一或联结之意，并以此去讨论和理解《瑜伽经》。然而，或许他没有想到的是，帕坦伽利的瑜伽是分离瑜伽，不是合一瑜伽。

　　尽管数论和吠檀多在思想上差别巨大，但事实上，吠檀多也从数论中吸收了不少内容，或者可以说挪用了一些数论派的思想。但吠檀多对《瑜伽经》的关注，是基于吠檀多立场的，它站在自己的立场上，挪用某些数论思想，肯定并接纳帕坦伽利瑜伽的阿斯汤迦修法。

　　也许有人会说，从吠檀多哲学的角度来理解《瑜伽经》，可能会无形之中扭曲帕坦伽利《瑜伽经》的原意，甚至做出非常不同的解释。就如一本《老子》，不同人很可能做出了完全不同的解释。尽管吠檀多和数论之间有着根本的差异，但是我们可以意识到，这样的差异性的争论是没有意义的。对于我们大众来说，严格区分阿特曼和原质没有必要，对于概念化区分它们价值也不大。对于我们普通修行者来说，不用太在意所用的词汇以及它们之间的哲学差异——因为对于我们来说，首要的是实践。等到实践达成一定成效后，自会走上智慧之道。

五、八支瑜伽模式和阿育吠陀瑜伽

　　帕坦伽利对瑜伽的理解比如今大部分所教导的瑜伽要综合和完整。弗劳利认为，帕坦伽利的阿斯汤迦瑜伽至少包含了六方面的问题，即心质、智性、心意、私我、生命力、身体。[①]

　　从这六方面来看，帕坦伽利的阿斯汤迦瑜伽是一个庞大且复杂的修行系统，解决的是人之方方面面的问题。而今日流行的哈达瑜伽，则基本上还停留在利用体位法来健身的层面上。事实上，和帕坦伽利所谈的瑜伽还有很大的距离。

　　基于数论，人们关注的是原质和原人的分离，在于最终的独存；基于吠檀多，人们关注个体自我和至上自我的合一，个体灵魂（吉瓦）和阿特曼的认同，最终和梵合一。但我们要综合考虑帕坦伽利的八支，不能仅仅看到想要的最终结果，我们还需要看到获得结果的整个过程，也

[①]　David Frawley, *Ayurveda and the Mind,* Twin Lakes: Lotus Press, 1997, p.260.

即是，换个角度，从阿育吠陀瑜伽出发，重新理解帕坦伽利的八支瑜伽模式。

阿育吠陀瑜伽理论上吸收了阿育吠陀理论，并且传承了帕坦伽利瑜伽本身的理论。但作为一种对瑜伽的新发展，它有如下特征：

1. 相比于传统瑜伽，阿育吠陀瑜伽高度关注我们粗身和精身的健康。尽管关注人的觉悟或自由或解脱，但其重点不是直达觉悟或解脱，而是首先关注具体的人在日常生活中具体的身心健康。它不反对觉悟或自由或解脱，因为其本质同样也是追求觉悟，只是它没有把实践的重点首先就落实到诸如智慧瑜伽所做的那样完全以觉悟为导向。它也没有像传统上所理解的帕坦伽利那样以三摩地为皈依，它首要关注的是人的身心健康，因为它秉持身心健康是达成觉悟的前提。

2. 阿育吠陀瑜伽认可并接受帕坦伽利八支瑜伽模式，其理论构架以阿斯汤迦（八支）为基础。

3. 阿育吠陀瑜伽不仅接受八支瑜伽模式，而且扩展了八支瑜伽模式，它从人的身心健康这一角度注入了新内容。传统的阿斯汤迦瑜伽，重点是冥想。但阿育吠陀瑜伽，对八支都有相对独立的认识。和传统的八支瑜伽相比，阿育吠陀瑜伽所讨论的八支内容更丰富、更多元，也更包容。

4. 阿育吠陀瑜伽考虑个体的体质差异。这是完全不同于传统的帕坦伽利瑜伽的地方。阿育吠陀瑜伽所关注的身心健康之方法基于阿育吠陀医学知识。也即是，只有了解了个体的体质，才能有针对性地从而更有成效地开展体位、调息、制感、专注、冥想、唱诵等瑜伽习练。

学习阿育吠陀瑜伽，需要充分了解阿育吠陀基本的医学思想，需要充分了解瑜伽实践，尤其是基于《瑜伽经》八支实践，需要充分了解瑜伽习练者的体质特征，在这三者综合的基础上，确立起有效的习练模式，使得习练者首先可以在身心健康上确实获得疗愈，从而为瑜伽的更高目标服务。

第十章

禁 制 瑜 伽

一、八支瑜伽中的禁制

大部分人认为，瑜伽只是我们个人之事。但帕坦伽利的阿斯汤迦瑜伽首先告诉我们的是瑜伽是社会中的瑜伽。我们任何人都需要在一定的社会环境中探索瑜伽，实践瑜伽，达成瑜伽的目标。帕坦伽利倡导的阿斯汤迦瑜伽首先就是把个体之人纳入整体的社会中来理解。这一要点体现在八支瑜伽模式中，就是八支瑜伽的第一支，即禁制（yama，持戒）瑜伽。

禁制，意味着人的瑜伽实践首先需要实修瑜伽的品质。禁制属于瑜伽实践者所需遵守的一种外在规则。离开这一外在规则，个体根本就不能达成瑜伽的目标。之所以如此，是因为本质上瑜伽是要培养起人的萨埵（善良）品质，只有基于这一萨埵品质，才有可能达到三摩地。

禁制包含五条戒律：不杀生（ahimsa，不伤害，非暴力）、不说谎（satya）、不偷盗（asteya）、不纵欲（brahmacarya）和不贪婪（aparigrahah）。

在这五条戒律中，第一条不杀生最重要。一旦做到了不杀生，就能理解和做到其余的四条戒律。因为，不杀生，就无须再遮蔽，无须再说谎，也无须再偷盗了。为了他人和自身，必然遵循基本的性能量准则以及基于性能量的人际准则。不会去觊觎他人财富，不会贪求他人所拥有的东西。

帕坦伽利认为，这些戒律具有普遍适用性，不受时间、地点、目的或等级规定的任何限制。帕坦伽利的这一看法具有两面性。人们如何执行他的禁制是一门艺术。艾扬格在注释《瑜伽经》2:31节时，还强化了帕坦伽利的普适性原则，他说："禁制的五个方面被称为'强大的普适誓戒'，因为它们不受阶级、地点、时间和责任概念的制约。每一个人都应该无条件地遵从它们，特别是瑜伽学习者，而不问出处及现状；诸如宗教仪式、誓戒和某些人的天职等文化现象，保存了这些禁制，形成了作为社会基础的规则框架。我认为，这种普适性也应适用于其他七支，而不区分时间、地点或条件，以便为一种普遍的文化制定规则。"①

巴查曼（Nicolai Bachman）说："始终严格实践禁制是可能的，但在实践层面则可能太极端。运用我们的分辨力来决定遵循一条禁制是否合适，这取决于我们自身。"②

从当代瑜伽学术以及实践出发，我们需要反思帕坦伽利所说的"无条件"执行的真实含义。

1. 帕坦伽利说应该无条件执行这些禁制，因为这些禁制是普遍适用的。并且进一步，艾扬格先生说，八支瑜伽都是"普适"的，都应该严格执行。但现实中几乎无人可以真正做到。如果非常挑剔地来看，在这世上要找到一个人是真正无条件全部执行的，只怕是帕坦伽利本人也不能完全做得到。

2. 帕坦伽利所说的"无条件"是有条件的。毗耶娑（Vyasa）曾谈到，传统上诸如不杀生是按照种姓划分的。具体的参见本章第三节。

3. 我们普通人所理解的"无条件"执行，很容易陷入"教条主义"中。这对瑜伽的修习会带来一定的弊端。不能执行得太"执着"。

4. 我们普通人可能会因为不能很好地理解"禁制"或"劝制"的真实内涵，而可能使得"禁制"或"劝制"这两支"形同虚设"。

---

① 艾扬格著，王东旭、朱彩红译：《帕坦伽利瑜伽经之光》，海南出版社，2016年，第181页。

② Nicolai Bachman, *The Path of the Yoga Sutras,* Boulder: Sounds True, 2011, p.140.

二、禁制和能量

根据弗劳利等瑜伽士的普遍看法，我们人体身心健康的根本是能量问题，即物理能量、心理能量、智性能量、喜乐能量等问题。

一个人，如果没有足够的物理能量，就会虚弱，生病，最后死亡。锻炼身体，增加营养，改善生活方式，首先是一种物理能量保护、调理和增强的方式。身体是否健康，取决于很多因素。但重视物理能量的配置、增强、平衡和运用则是关键。过于激烈的运动，过于负荷的运动，包括过于负荷的哈达瑜伽体位，并不是健康之道。缺少运动，同样是不健康的。需要有合适的运动，合适的宁静，需要有阴阳能量之间的平衡。

除了物理能量，也需要重视心理能量。我们的心理疾病，大部分时候都是由于心理能量的不平衡导致的。如何让我们的心理能量平衡呢？对于普通人，我们可以采取一系列方法，例如：倾诉、发泄、移情、游戏、郊游、看心理医生、反省、朝觐、阅读经典、心灵激荡、念诵曼陀罗、冥想等。其实，我们大部分人所面临的心理问题都是一般性的问题。只有少数问题需要特别的医学指导和医治。很多时候，我们的心理问题，其实就是缺少倾听者，就这么简单。倾听，对倾诉者来说，是一种极大的心理解放。从心理能量的角度看，倾诉和倾听是一种心理能量的疏导。

有时，我们也会因为智性还不够发达，或者还没有明白一些问题，陷入智性能量的遮蔽或堵塞的状态中。对于这种能量情况，我们需要更多智慧的手段。

最后，所有的能量最终都与喜乐能量相结合。我们不快乐，是因为我们的喜乐能量陷入了遮蔽或堵塞的状态中。对于这种能量情况，我们需要更多灵性的方法。

为了避免或减少各种能量的不正常流动，或者为了避免能量陷入遮蔽或堵塞的状态中，我们首先需要让我们生命品质转向萨埵。而这一转变工作的第一步，就是要给生命的成长或走向圆满提供一种保护性的机制。这个保护性的机制最基本的就是禁制。

三、不杀生或不伤害

什么是不杀生或不伤害？不杀生或不伤害是针对谁的？帕坦伽利认为，不杀生或不伤害这一禁制是无条件的——只要是真正的瑜伽士，就应该持此戒律。

根据印度传统的种姓制度，对于种姓制度中不同阶层的人，杀生是有规范的或有例外的。例如，毗耶娑就评论说："不杀生按照种姓来划分，如渔夫杀生则限于杀害鱼，不杀害其他。按照地点划分，如'在圣地我不杀生'。按照时间划分，如'我不在半月的第十四日和圣洁的日子里杀生'。同样，虽然摆脱了这三者，而按照时机划分，如'除非为了天神和婆罗门，我不杀生'。这和刹帝利的规定一样，除非在战斗中，刹帝利不杀生。"[1]

帕坦伽利认为，应该没有任何设定，要无条件地践行不杀生的戒律。这被视为"大誓言"。在现实中，几乎没有人能真的做到。这一"大誓言"对所有瑜伽人都提出了巨大的挑战。严格地说，只要我们呼吸、喝水、走路等，都会导致广义的杀生。因为，呼吸的空气中有生命；喝的水中有生命；走路时，脚下也有很多的微小生命。一般的当事人没有意识到。但即便意识到了，也无法避免。佛陀是知道这个道理的。耆那教徒也知道这个道理。严格的耆那教徒连喝水都要过滤。问题是，真能把微小的生命过滤掉吗？在群山行走的瑜伽士，他们有能力避免不伤害脚下的小生命吗？

然而，对于我们习练瑜伽的人，心中不生起杀害的念头则是完全可能的。毫无疑问，佛陀、帕坦伽利等大师都没有杀生的念头。"大誓言"首先是在心意的念头上践行的。

另外，杀生，或者伤害，不仅发生在肉体上，还发生在心意层、语

---

① 钵颠阇利著，黄宝生译：《瑜伽经》，商务印书馆，2016年，第64页。

言层和行为层。语言的暴力，读者应该都比较清楚。心中所谓的恨意，也是一种杀生。心意、语言和行为三种伤害往往联系在一起。如今，我们在这个沟通无限方便、人人都是媒体的时代，语言的暴力最容易发生。而心中的恨意，隐藏在心意中，在伤害他人的同时，更伤害自己。

不杀生或不伤害，是一条戒律。不杀生或不伤害，首先要运用于我们自己。我们对我们自己需要有一种全新的态度，爱护自己这具肉体和心理，从心意念头、说出口的和没有说出口的语言、显现的和未显的行动上，首先爱护自己，对自己践行不杀生。爱护自己，对自己持有非暴力、不伤害、不杀之态度和立场，非常有意义。

四、不说谎

从德性上说，说谎是答磨的特征，而诚实是萨埵的特征。不说谎意味着诚实。毗耶娑说："诚实得以确立，业和果便有保障。"[1]

简单地剖析一下，说谎的原因不外乎以下几条：

1. 为了自己的利益而说谎。

2. 为了他人的利益而说谎。

3. 为了小群体的利益而说谎。

4. 为了国家民族的利益而说谎。

5. 为了某种价值观或世界观而说谎。

6. 为了真理而说谎。

7. 为了游戏的目的而说谎。

总结起来，一句话，为了利益而说谎。那么，这个利益是什么利益？物质利益？精神利益？灵性利益？

如果仅仅提供一些现象，我们就会模糊说谎的深层原因。抽象地谈论说谎确实不容易。

---

[1]　钵颠阇利著，黄宝生译：《瑜伽经》，商务印书馆，2016年，第68—69页。

然而，我们说谎的真正根源在于我们的我慢！严格地说，诚实就是不说谎，就是不让"我慢（私我）"干扰我们的判断和语言的表达。

为了自我的保护、自我的虚荣，我慢会说谎。我慢的精微性导致了谎言和说谎的精微性。甚至，有时我们可以说说谎是一个"计谋"，是一个系统中的"一环"。再从宏大的方面说，人类之梦的迷幻性，就在于我慢的迷幻性。但事实上，只要我慢存在，说谎就必然存在。我慢心重，说谎就严重。或许我们可以自我检查一下，或者观察一下他人，看看自己或者他人有谁没有说过谎？就如耶稣的反问，谁是善良的？

我慢为了自己而说谎。在这个物质三界，不说谎是难以理解的。因为，三界的构成是三德：萨埵、罗阇和答磨。只有在纯粹的萨埵状态，人是清明、光明、坦然、无碍的，人们生活在一种自然的状态中，才无须说谎。说谎这种"德性"才无法在人的心念中升起。但是，世界并不是纯粹萨埵的，我们无法看到一个没有说谎言的世界。

作为瑜伽修行者，我们则必须要努力超越说谎，也就是要努力超越答磨这一德性。发愿安住在瑜伽之道上的人，当不断改造自我，转化自我，通过瑜伽这一"炼金术"，消融我慢。可以说，不说谎是瑜伽修行达到某个高度的标志。觉悟的圣人，超越私我，没有我慢，他是光，于他，不再有谎言，就如光中没有黑暗一样。当我们超越我慢，或消除了我慢，说谎的根基就被挖了出来。

瑜伽是要把瑜伽人培养成萨埵型的人。尽管今日的哈达瑜伽（体位）很难具有这样的能力，但从瑜伽本身的诉求看，如果瑜伽还关心人的觉悟，那他必定会沿着诚实、不说谎的生命品格发展。

现实中，一个人，一旦达成了觉悟之境，是否还会说谎呢？从形式上说，我认为他是会说谎的。但从本质上说，不会。例如，借用佛陀的一个故事。有女子死了孩子非常痛苦，求佛陀救活她的孩子。佛陀知道她的悲伤和软弱，并没用理论说教她，而是告诉她到没有死过人的人家讨要芥子，要到了，她的孩子就会活转回来。妇女信以为真，到处找。可是，谁家没有死过人呢？这位女子在这样的行动中明白了佛的教导。

形式上，佛陀说了谎。但因为佛陀没有我慢，而是为了引导这个悲伤的女子走出悲伤，所以，本质上佛陀没有说谎。

五、不偷盗

偷盗（偷窃），简单地说，就是一方没有某物，而另一方有某物，没有某物的一方从有某物的一方以非法的方式把某物占为己有。当然还有更进一步的，一方有某物，另一方也有某物，但一方出于自私，还是以非法的方式把另一方的某物占为己有。

同样，偷盗（偷窃）的根源也是来自"我慢"。我慢强烈，偷盗就可能发生。我们讲的偷盗，不仅仅是财物上的偷盗，也有观点看法的偷盗，还有虚名的偷盗，等等。偷盗让我慢得到满足，却可能让当事人陷入麻烦。

偷盗他人财物，我们很容易理解。但如今也可以注意到，诸如在大学研究机构里，教授剽窃同行的成果、国内学者剽窃国外学者的成果、汉语学者剽窃非汉语学者的成果。学术上的剽窃五花八门，不胜枚举。人们对偷窃财物受到惩罚，很容易认可。但对学术上的偷窃（剽窃），一直以来都不够重视。例如，有人翻译了国外学者的书，译著上有边码。另外学者参考了或挪用了该译著，但他连此译著提都不提。这可以说是偷窃他人译著的内容。对有的学者提出的新观点，有人却说是自己提出了那个观点，硬是把人家的观点说成是他自己的。这是剽窃人家的观点。

帕坦伽利说："当一个人不再偷盗时，一切财富就接近他了。"[1]这一说法，似乎有悖论。毗耶娑对此没有给出特别的解释。艾扬格说："当一个人不去占有非己所有之物，所有财富都会降临于他。他没有欲望，却毫不费力地吸引物质财富和象征性财富，包括所有珍宝与美

---

[1]　斯瓦米·帕拉伯瓦南达、克里斯多夫·伊舍伍德著，王志成、杨柳译：《帕坦伽利〈瑜伽经〉及其权威阐释》，商务印书馆，2017年，第133页。

德。"①斯瓦米·帕拉伯瓦南达、克里斯多夫·伊舍伍德的解释有一些合理性："这节经文可以用两种方式加以解释。首先，当一个人从贪欲中摆脱出来时，他就不再会经验到任何匮乏，因而其处境便与世界上最富有的人相同。其次，在很多情况下，一个人若没有物质利益的欲求，实际上反倒会引来物质利益。正如辨喜说的：'你离财富越远，她就越是会跟着你，如果你根本不在意她，她就会成为你的奴隶。'"②

兰戈那坦（Shyam Ranganathan）说，帕坦伽利在这里所说的，具有悖论性，我们需要转变理解视角。不偷盗，一切的财富如何可能接近他呢？从现实情况看，兰戈那坦认为，偷盗会让人最终陷入麻烦，导致他没有能力获得财富。但他继续认为，帕坦伽利在这里所谈的财富，我们不应该直接等同于物质财富，而应该理解为精神财富或灵性财富。③

从三德理论出发，可以发现，偷盗源于答磨的属性，也可能源于答磨-罗阇的属性。当一个人被我慢主宰的时候，这个我慢为罗阇占据主导的时候，他就非常在乎得失，总想从他人那里获得什么。但由于人并非完全为某一个属性所主宰，往往在答磨和罗阇结合主宰的时候，偷盗就容易发生。单纯的罗阇属性还不至于偷盗，不至于贪污。而当一个人为萨埵属性所主导，那么再大的财富安置在他面前，也不会去非法占有。

六、不纵欲

不纵欲，梵文brahmacarya，也翻译成梵行。某种程度上可以说，其实质就是对性能量的控制。

毗耶娑说，一旦梵行得以确立，便会获得勇力。获得了勇力，功德

---

① 艾扬格著，王东旭、朱彩红译：《帕坦伽利瑜伽经之光》，海南出版社，2016年，第191页。译文有改动。

② 斯瓦米·帕拉伯瓦南达、克里斯多夫·伊舍伍德著，王志成、杨柳译：《帕坦伽利〈瑜伽经〉及其权威阐释》，商务印书馆，2017年，第133页。

③ Shyam Ranganathan, *Patanjali's Yoga Sutra with an Introduction and Commentary,* India: Penguin Books, p.189.

就会增强，无所障碍。他获得成功，能向可教化的弟子们传授知识。[1]艾扬格则说，禁欲将生殖能量转变为灵性能量（ojas，奥伽斯），带来光辉。[2]而斯瓦米·帕拉伯瓦南达、克里斯多夫·伊舍伍德说："性行为、性思想和性幻想会消耗我们大部分的生命力。当这种力量因不纵欲而保存下来时，它就升华成灵性能量。这种能量是精神导师绝对必需的，因为正是凭借这种力量，他才能将他的理解力传递给学生。真正的宗教并不像历史或数学那样靠'教导'，而是像光或热一样被传递。"[3]而辨喜说："不含性意识的大脑有着巨大的能量和强大的意志力。没有贞节就不可能有任何精神的力量。（对性欲的）节制会带来神奇的控制。人类的精神导师都十分节制，而正是这节制给了他们力量。因此，瑜伽士必须要节制。"[4]兰戈那达说："性控制促进生命活力的观念在印度和中国的传统医学中是一个普遍信念。当然，对于瑜伽士的挑战是把这一性冲动转化成从事瑜伽的能量。"[5]当代的瑜伽士弗劳利则说："性活动容易在心意中增加罗阇和答磨、紊乱和迟钝，并减少萨埵和精神的明晰。所以，瑜伽系统强调'梵行'，即控制一个人的创造性能量，把性力的转化作为灵性发展的一个主要因素。"[6]

　　这里，我之所以不厌其烦地引用大师们的教导，是要告诉读者，对于梵行或不纵欲，瑜伽并不是从宗教的角度来理解的，而是从瑜伽实践能否顺利和成功的角度来理解的。不能坚持梵行，而是纵欲，很难有瑜

---

[1]　钵颠阇利著，黄宝生译：《瑜伽经》，商务印书馆，2016年，第69页。

[2]　艾扬格著，王东旭、朱彩红译：《帕坦伽利瑜伽经之光》，海南出版社，2016年，第192页。

[3]　斯瓦米·帕拉伯瓦南达、克里斯多夫·伊舍伍德著，王志成、杨柳译：《帕坦伽利〈瑜伽经〉及其权威阐释》，商务印书馆，2017年，第133—134页。

[4]　*The Complete Works of Swami Vivekananda,* vol. 1 Kolkata: Advaita Ahrama, 2002, p.263.

[5]　Shyam Ranganathan, *Patanjali's Yoga Sutra with an Introduction and Commentary,* India: Penguin Books, p.190.

[6]　David Frawley, *Ayurvedic Healing* （2nd revised and enlarged edition）, Twin Lakes: Lotus Press, 2000, p.241.

伽成就。不过，艾扬格也曾经十分正确地指出过，纵欲常被误解。他从一个瑜伽士的角度对性能量加以考察说，"性能量是生命力最基本的表达，它极其强大，必须控制与疏导"①。他认为，只有当感官快乐是唯一动因时，才违背了"不纵欲"。而巴查曼也说："不纵欲是在保护生命能量，尤其性能量，以便引导到更富有成效的方向。走向（carya）至上真理（Brahman），指导身心脱离感官放纵，减少力比多，因而保护促进整体健康和活力的生殖液。根据阿育吠陀，消化的最终产物就是身体最微妙的组织即生殖液，它们提供我们免疫系统背后的精微能量即奥伽斯。"②

瑜伽并不是禁欲主义的，但也不是纵欲主义的，而是一种平衡主义，我们主张要适度和平衡。瑜伽应该适度地享受生活所能提供的，但却不能执着或沉溺于任何感官的享受。

更加古老的吠陀文化，既不倡导禁欲，也不倡导纵欲。但对于少数生命的探索者，他们持有禁欲的立场。吠陀也没有坚决反对。当然，事实上，某种程度的禁欲，或者说性欲克制，确实可以带来更大的专注力和精神力量。这是事实。对于那些对某个事业有强烈追求的人，他们走禁欲之道，我们不应去否定，而要尊重他们。

瑜伽把我们带向生命的圆满，无明的消除，私我的崩溃，达到天人合一或梵我一如的境界。这是大丈夫的事业。在这一道路上，不纵欲是一条基本的戒律。特别对于那些走向瑜伽高级层面的导师和真正的瑜伽士们，更该如此。

从阿育吠陀瑜伽的角度看，不纵欲是一条养生之道，这种养生之道和瑜伽的目标之追求完全一致。但如果把不纵欲转变成为宗教性的教条，则会带来不少问题。同样，把性问题从自然主义的问题完全转变成为社会的、道德的问题，也会带来不少问题。阿育吠陀瑜伽，从自然主

---

① 艾扬格著，王东旭、朱彩红译：《帕坦伽利瑜伽经之光》，海南出版社，2016年，第192页。

② Nicolai Bachman, *The Path of the Yoga Sutras,* Boulder: Sounds True, 2011, pp.157—158.

义、社会道德和灵性等不同角度去理解，走一条中道，不让性成为瑜伽途中的障碍，而是肯定性能量本身，肯定性能量转化的价值。

七、不贪婪

帕坦伽利说："当一个人不再贪婪时，他就会认识其生存的过去、现在和将来。"[①]贪婪是无明的结果，体现答磨的属性。贪婪之人执着于各种对象。主要包括：物质对象、名声、自己的身体、思想观点、他人。

我们看到一个好看的东西，就想占为己有，得不到就可能偷窃，甚至更激进去暴力占有。我们可能贪婪我们的房子，把一生的追求都押在房子上。我们也可能执着我们的名声，孜孜追求。我们可能贪婪我们的身体，对自己的身体有着莫名的崇拜冲动，例如过分的哈达瑜伽锻炼，纠结于某个高难度的体位动作。有些女性过于贪婪自己的身体，把大部分的时间和金钱花费在打扮上。有时，我们更加贪婪我们的观点或思想，顽固地坚持自己的某些想法，似乎一切都不能改变，当受到挑战时，会歇斯底里地"保护"自己的观点或思想，或为自己的主张辩护。

在尘世的日常生活中，我们也会贪婪他人，把他人视为自己的所属部分。而贪婪他人，是出于占有对方的我慢。然而，他人如何可能是自己的？当今更是一个消费主义主导的社会，人们跟随欲望，陷入贪婪的泥潭，难以自拔。人成了贪婪消费的奴隶！

这里，我们顺便说几句"收礼"。礼物本身非常有意义。但今日的"礼物"常常是不纯粹的，其中潜伏着"交易"。或许你基于自己的名声、地位、关系、职权等而有机会收到这样那样的"礼物"。一旦你接受了"礼物"，满足了你的"贪婪"之欲，你也就陷进了潜在的麻烦中。礼物有风险，收礼需谨慎。有的"礼物"会让我们远离瑜伽，消耗能量，改

---

① 斯瓦米·帕拉伯瓦南达、克里斯多夫·伊舍伍德著，王志成、杨柳译：《帕坦伽利〈瑜伽经〉及其权威阐释》，商务印书馆，2017年，第134页。

变生命的航向。辨喜说："接受赠礼者的心会受到馈赠者的心的影响，因此接受者很可能堕落。接受赠礼容易丧失心的独立性，并使人盲从。"[①]当然，辨喜是从严格的修行要求来说的。我们也不能草木皆兵。一般没有附带条件的礼物应该还是没有问题的。

瑜伽人的不贪婪，就意味着我们需要摆脱对我们自己身心的执着，对他人的执着，对名色地位等的执着。要消除因为我慢而生起的贪婪，根本就在于消除我慢或我执。帕坦伽利说，一旦达到不贪婪，我们就会去认识自己生存的过去、现在和将来。毗耶娑说，一旦达到不贪婪，便会探寻自己的过去、现在和未来：（1）"我曾经是谁？"（2）"我曾经怎样？"（3）"这是什么？"（4）"这究竟怎样？"（5）"我们将成为什么？"（6）"我们将会怎样？"[②]其中，（1）和（2）涉及过去，（3）和（4）关乎现在，（5）和（6）是将来。

一旦达到了不贪婪，我们就会关心上面的这些问题。这些问题的"核心问题是关乎'我'的本性以及和身体的关系。现在我们把这个身体认同于'我'，但是当一个人知道过去和未来之身，他就会不得不拒绝这种认同观，因为在那些身体中，我们的'我'曾经和将来是完全不同的，是某种其他身体。我们自己已经有众多的身体之'我'，并将有更多。所以，一旦质疑一个人执着于当下拥有的身体是一个人的个体性，这会导致不执，不执于私我以及世界的形式，灵性的探求会变得更强"[③]。

简单地说，贪婪源自我慢。不贪婪引发人们追问"我"的本性。从阿育吠陀瑜伽的角度说，不贪婪的人才是真正健康的人！

---

① 转引自斯瓦米·帕拉伯瓦南达、克里斯多夫·伊舍伍德著，王志成、杨柳译：《帕坦伽利〈瑜伽经〉及其权威阐释》，商务印书馆，2017年，第126页。

② 参见钵颠阇利著，黄宝生译：《瑜伽经》，商务印书馆，2016年，第69页。

③ Swami Veda Bharati, *Yoga Sutras of Patanjali with the Exposition of Vyasa*, vol. 2., Delhi: Motilal Banarsidass Publishers,2009（2001），pp.542—543.

第十一章

劝 制 瑜 伽

一、瑜伽中的劝制

瑜伽中的禁制关乎个人的社会层。我们的瑜伽修行不能脱离社会，不能脱离和他人的关系。所以，帕坦伽利给瑜伽实践提出了五条戒律（禁制）。

同时，帕坦伽利也为瑜伽实践者的个人生活提出了五条戒律（劝制）。禁制运用于社会层，劝制则侧重于个人层。这五条戒律分别是：纯净（shaucha）、满足（santosha）、苦行（tapas）、研读（svadhyaya）和敬神（Ishvara pranidhana）。

瑜伽的劝制非常重要。有人认为，这些劝制可有可无，那是因为他们对帕坦加利瑜伽的无知。为什么帕坦伽利首先把"禁制"作为瑜伽实践的第一支？这是因为，必须要有瑜伽修持的良好环境和条件。如果社会层出了问题，所谓的瑜伽实践就难以进行。有了这一社会层的保障之后，个体的行为准则就非常重要。劝制使得瑜伽行者真正走向瑜伽之路。

纯净，就如乌龟身上的那个保护壳，让瑜伽修习者始终走在正确的道路上，而不受伤害。身心纯净，就具备了生命的芳香，就可以带来自我成长的正能量。满足则让我们不心外求物、不依我慢而行，却可以让自我的能量得到自然平衡。内心满足的人，免疫力一般都比较强，很多一般性的心理疾病就不容易发生。

禁制是帕坦伽利瑜伽也即阿斯汤迦瑜伽的一个基础部分。劝制也是帕坦伽利瑜伽的一个有机组成部分。离开劝制，帕坦伽利瑜伽也是无法成功的。有的瑜伽修习者说，我们习练瑜伽就是用体位法，最多加点调息和冥想。这样理解瑜伽以及帕坦伽利瑜伽，是非常片面的或完全错误的。

劝制绝对不是可有可无的摆设。没有劝制，瑜伽习练会带来很多问题。具体来说：

1. 不纯净：导致能量污染，不合理的能量散耗，偏离瑜伽的目标。

2. 不满足：引发我慢的扩张，小我的自大，激发过多的罗阇和答磨能量。

3. 不苦行：缺乏专注力。

4. 不研读：不会明白瑜伽的真正道理。

5. 不敬神：缺乏谦卑和信仰，瑜伽没有最终的归宿。注意，这里的神，不要误会为"人格的神"。

二、劝制和能量

八支瑜伽模式中的禁制，使得我们的瑜伽实践行在安全的道路上；劝制的实践则让我们的能量专注在瑜伽的道路上。没有安全保障，就无法谈论瑜伽道路上的专注。没有瑜伽道路上的专注，也就无法达成瑜伽的目标。

从能量的角度看，正如帕坦伽利说的，能量（力量）强盛的人很快可以修成瑜伽（《瑜伽经》1:21）。如同禁制一样，劝制的践行，也使得我们有足够强盛的能量。禁制和劝制，都为瑜伽行者提供了瑜伽的正念。这种瑜伽正念本身，也包含了瑜伽正行。瑜伽正行，就劝制来说，就需要在行动中体现出纯净、满足、苦行、研读和敬神的品格。

身心纯净，能量就会纯净。纯净的能量，不会沿着无端的方向流动或随意消散甚至浪费。身心满足，就会充满能量，就无须支出无端、无意义的能量。苦行，本质上是一种自我管控。苦行可以发生在身心不同的层面。身体上的苦行，会带来健康；心意上的苦行，会带来心灵的力量，达到高度的专注，稳固自身的根基。研读瑜伽典籍，可以静心，可以明理，调整和促进智性鞘。敬神，可以使得我们的瑜伽目标高度明确，能量聚焦高度确定。帕坦伽利说，克利亚（kriya）瑜伽的起点就是苦行、研读和敬神（2:1）。正如艾扬格说的，苦行意味着哈达瑜伽，研读意味着智慧瑜伽，敬神意味着虔信瑜伽。劝制使得我们瑜伽行者稳健地走在瑜伽正道上。

三、纯　净

帕坦伽利说："纯净会使人疏远身体，厌恶与他人接触。"[1]对此，毗耶娑评论道："厌恶自己的肢体而进行净化，看到身体的弊端，不执身体，成为苦行者。进而，不接触他人肢体。洞悉身体的本质，即使经过水等清洗，也看到身体不纯洁，想要抛弃自己的身体，他怎么还会接触他人始终不自制的身体？"[2]

从帕坦伽利和毗耶娑的教导可以看出，他们对待身体的态度是排斥性的，也就是说，身体本身并不值得去肯定。修习的结果是厌恶身体。这一思想和时下人们修习瑜伽的大部分人所认可的瑜伽可能是"对抗的"。从数论哲学看，理想的结局是原质（自然，物质，非自我）和原人（自我，真我，普鲁舍）分离。毗耶娑也持数论立场。如果我们扩展下我们的哲学，就会发现印度最大的哲学传统即吠檀多，对身体的态度也是排斥性的，它并不鼓励人们热爱身体，不会像今日的瑜伽人所看到的瑜伽那样关爱身体。再扩展一下，诸如传统的大小乘佛教修持，对身体的态度基本上也是排斥的。再扩展一下，西方传统的基督宗教文化，也是排斥身体的。换言之，轴心时代发展起来的各大"宗教性"文化可能都具有一个倾向，那就是普遍排斥身体，视身体为"恶"。今日人们普遍关注"身体"，很大程度上是现代性文明的产物。

---

[1]　斯瓦米·帕拉伯瓦南达、克里斯多夫·伊舍伍德著，王志成、杨柳译：《帕坦伽利〈瑜伽经〉及其权威阐释》，商务印书馆，2017年，第134页。

[2]　钵颠阇利著，黄宝生译：《瑜伽经》，商务印书馆，2016年，第70页。

帕坦伽利所理解的纯净是排斥身体的污染，目的是为了瑜伽的目标。从传统的数论和吠檀多出发，厌恶身体是明了真理的体现——因为身体是暂时的、会腐朽的，而非永恒的。对于求真的瑜伽行者来讲，除了永恒者之外，那些注定腐朽的有什么意义值得追求呢？！这里，我们需要注意，厌恶身体，并不意味着破坏身体！厌恶身体是在明白了身体必朽的基础上对身体不执、不认同的一种实践。明白了这一真谛，就明白了身体的作用。

传统的哈达瑜伽，我们可以看到对身体的肯定。而在阿育吠陀瑜伽中，我们更看到了对身体的肯定。但是，无论是哈达瑜伽，还是阿育吠陀瑜伽，对身体的肯定，并不意味着对身体的执着。哈达瑜伽以及阿育吠陀瑜伽是通过身体的瑜伽，而不是身体的瑜伽。"通过身体"，就是把身体视为神圣的"庙宇"。如果身体是庙宇，那么我们就应该时时打扫干净，好好爱护周全。

阿育吠陀瑜伽并不否定帕坦伽利和吠檀多对待身体方式的有效性，但它并不认为那是唯一的方式。同样是"纯净"，阿育吠陀瑜伽和帕坦伽利的阿斯汤迦瑜伽有一些交叠，有一些相似，但也有不同之处。目标一致，但方法有差异。这里顺便说一下，也有瑜伽士认为，帕坦伽利不仅编撰了《瑜伽经》，还编了阿育吠陀的经典。不过，从思想上看，个人认为《瑜伽经》的编撰者似乎不可能是阿育吠陀医学著作的编撰者。因为，阿育吠陀经典对待身体的态度和《瑜伽经》对待身体的态度差异很大。

我们从阿育吠陀瑜伽的角度来理解纯净，纯净可以包含四个层面：环境、身体、心意、精神。

环境纯净：意味着瑜伽实践者所处的环境应该干净、卫生，没有污染，空气清新，饮水卫生，没有嘈杂噪音，安全，饮食卫生且丰富。环境的不纯净会直接影响瑜伽的习练。瑜伽修习者要关注自己的环境，避免用污染的食物、水等。

身体纯净：意味着瑜伽实践者要保持身体干净卫生。

心意纯净：意味着心意能量专注不散漫。心意不纯，也会直接影响身体不纯。心意随意之人，身体往往也是随意的。

精神纯净：我们不仅需要身体纯净、心意纯净，更需要精神纯净。精神污染之人，如何可能成就瑜伽的目标？瑜伽之路是一条冒险之路。瑜伽有其自身的精神诉求。偏离了瑜伽真正的精神，或者根本就不在乎瑜伽精神，那么他所行的瑜伽就只是一个空名而已。

四、满　足

帕坦伽利说："由于满足，人得到最大快乐。"（2:42）[1]也即是，满足才是快乐的本质，而非因为快乐而满足。

在这个世界上，什么东西让人最快乐？我们在《瑜伽喜乐之光》中有很多讨论。一般地说，一切东西都有可能让我们快乐，但这种快乐是有条件的。一头猪在泥潭里会感到快乐，但你不会。一个人在玩游戏的时候会感到快乐，但有的人并不会。有人吃某种食物会感到快乐，但其他人不会。

通过外感官即眼耳鼻舌身，我们会感到快乐。任何通过感官获得的快乐都需要条件，即感知者（个我）、感知对象、感知工具（感官）。这一三元组，缺一不可。当我们的感知工具（感官）存在缺陷时，我们就感受不到快乐或痛苦；当我们的感知工具非常敏锐时，我们通过非常有限的感知对象就能感知到强烈的快乐或痛苦。

我们需要通过感官经验快乐。当我们感官内摄时，主要通过内感官感受内在的丰富和喜乐。而当我们感官完全内摄时，就可能处于深度睡眠状态，或进入瑜伽三摩地状态。我们自然也知道，我们的感官内摄有主动的和被动的，一旦感官被动内摄，被关闭了感官系统，身体可能就死亡了。我们累了的时候，也会被动内摄感官，此时就进入睡眠状态。经过一段时间，感官再一次返回到活跃的状态。如果是主动的感官内

---

[1]　斯瓦米·帕拉伯瓦南达、克里斯多夫·伊舍伍德著，王志成、杨柳译：《帕坦伽利〈瑜伽经〉及其权威阐释》，商务印书馆，2017年，第136页。

摄，即那些瑜伽修行者，他们有可能暂时进入三摩地状态，他们也可能持续地处在三摩地中。但一般情况下，人的根无明（root-avidya）会把他"遣送"回来。

为了获得快乐的体验，可以从几个角度来改善。

首先就是改善我们的感知工具，让我们的感官改善而具有强烈的感知力，这是感知快乐的基础。我们知道，我们的感官随环境条件的变化而变化，具体来说，生病时、年纪大了的时候、感官受到伤害，等等，都会影响我们的感知力。为了保持我们的感知力，提高我们的感知力，我们要找到合适的方法，阿育吠陀瑜伽可以提供不少帮助。

从感知对象看，我们需要丰富的感知对象，需要不断强化的感知对象，如果感知对象（不管是形式还是内容）并不理想，我们就很难感受快乐。

从感知者看，感知者是真正感受或经验快乐的主体。主体的立场和态度直接影响着他如何面对感知对象以及如何利用感知工具。"你想什么，就感知到什么。"这是很有道理的。感知者得到很好的瑜伽修习，具有内在的满足感，这种满足并不是依赖外在对象，那么，外在感知对象的变化就不会影响他的快乐；甚至，当他的感知工具发生了变化，或当他老了或某一感官受伤了，也不会影响他的快乐。这就是帕坦伽利说的，由于满足，人得到最大快乐。

其次我们还可以换一个角度来理解快乐，世俗的快乐和神圣的快乐。世俗的快乐需要依赖快乐对象，这种快乐具有相对的不稳定性、变异性、流动性、短暂性；神圣的快乐所依赖的对象不是一般性现象，而是一种想象的、理性的或信仰的对象，具有相对的稳定性。世俗对象之快乐涉及方方面面，从生理性的快乐（如性、食物），到游戏性的快乐、审美性的快乐，等等。神圣的快乐则发端于不执的快乐（不执于对象），崇尚人格的神圣对象的快乐，直到超越私我、抵达梵我一如的梵乐。

我们追求世俗的快乐，这并不是错误的，但执着世俗的快乐则会出现问题。阿育吠陀瑜伽并不反对对世俗对象所带来的快乐的认可和接纳，但它并不倡导人们执着于世俗对象。同样，阿育吠陀瑜伽肯定神圣对象所带来的精神和灵性的快乐，但同样不倡导人们去执着那些快乐。阿育吠陀瑜伽主张满足于满足，让生命自我圆满和流溢。当"满足"本身作为存在之状态的时候，快乐是自动呈现的。阿育吠陀瑜伽肯定帕坦伽利"满足"的戒律。但在"满足"状态时，它不会排斥任何对象，而是透过一切经验无处不在的快乐。真正的阿育吠陀瑜伽士，他在哪里都能经验那无限丰富和圆满的至上喜乐。

五、苦　行

劝制中的后三条戒律是苦行、研读和敬神，帕坦伽利把这三者视为一个整体，称之为"克利亚瑜伽"。巴查曼认为，这三条戒律会给我们带来非常积极的改变。苦行包含有意识的、深思熟虑的行动，是外在的行动，多在身体层，但这也不是绝对的。研读则让我们看到我们内在需要提升的地方。敬神让我们保持谦卑。当这三者合作成为一个三元体的时候，它们就会成为我们成长的强大动力。[①]

巴查曼认为，克利亚瑜伽的目的有两层：一是弱化精神上的、情绪上的痛苦；二是培养起完全的专注（三摩地）。通过实践克利亚瑜伽，让我们对需要消除的先前不舒服或痛苦的事件做出反应，并最终将这种反应转化成有意识的、积极的行动。这一转化阐明并净化我们的心意场，让我们完全专注并觉知事件的本来模样。[②]

Tapas，苦行，来自词根tap，意思是"热"，或"引发痛苦的行为"。该词最初出现在《梨俱吠陀》（10.154.2）中，指的是苦修和冥想。在《唱赞奥义书》和《蒙查羯奥义书》中也使用tapas一词，指的是履行职责和苦行。佛教中也有关于苦行的教导，如《法句经》就把苦

---

① Nicolai Bachman, *The Path of the Yoga Sutras,* Boulder: Sounds True, 2011，pp.185—186.

② Nicolai Bachman, *The Path of the Yoga Sutras,* Boulder: Sounds True, 2011，p.186.

行等同于遵循一系列戒律，如梵行（贞守）、常行乞食、不说谎、穿湿衣、非暴力、不占他人之物等。帕坦伽利《瑜伽经》的苦行则是从自制、苦修等角度理解的。

通过苦行，可以改变我们存在的状态。我们知道，热意味着转化。烧开水，要加热；烧饭，要加热；打铁，要加热；防寒，要加热；习练哈达体位，会发热。因为苦行这一行动，会带来"热"，这个"热"会带来事件、过程、人生的改变。

《薄伽梵歌》对苦行做了最为深刻的分析，认为苦行有三层：行为、语言和思想的苦行。"崇拜天神，尊敬婆罗门、古鲁和智者，纯洁，诚实，独身，非暴力——这些被称为行为的苦行。（17.14）语言不具攻击性，真实，有益，和蔼，经常研习经典，这些被称为语言的苦行。（17.15）心意平静，思想纯洁，温和，缄默，自我控制，这些就是思想的苦行。（17.16）"[1]

根据数论，万事万物都由三德构成，并被三德所主宰。根据德性的差异，《薄伽梵歌》把苦行分三类："瑜伽士心怀至上的信仰，不渴望获得果实，实践上述（思想、语言和行为）三种苦行，被称为善良之德的苦行。（17.17）为了获得礼遇、荣誉和崇敬，为了显摆炫耀，为了某种不确定的和短暂的结果而从事苦行，被称为激情之德的苦行。（17.18）愚蠢顽固，自我折磨，或为了伤害他人而从事苦行，被称为愚昧之德的苦行。（17.19）"[2]

如果理解了苦行的原意是要我们通过苦行来转变我们存在的状态，那么我们就应该对苦行持开放的态度，即便是身体的苦行，也应该要看到这其中的价值和意义。

帕坦伽利关心的苦行是为了让心意宁静，以便进行冥想、抵达三摩地。苦行中，他发现人的身心不净会被消除，并因此有可能获得身体的

---

[1] 毗耶娑著，罗摩南达·普拉萨德英译并注释，王志成、灵海汉译：《薄伽梵歌》（注释本），四川人民出版社，2017年第七次印刷，第315—317页。

[2] 毗耶娑著，罗摩南达·普拉萨德英译并注释，王志成、灵海汉译：《薄伽梵歌》（注释本），四川人民出版社，2017年第七次印刷，第317—318页。

某些超自然能力。①通过净化，人的感官得到了清理，发挥更大的作用或具备更大的功能。

从阿育吠陀瑜伽来看，苦行非常重要。阿育吠陀瑜伽并不否定数论传统、吠檀多传统的苦行，也就是基于觉悟的苦行，一切的苦行是为了觉悟和三摩地。它也肯定《薄伽梵歌》对苦行的综合性理解和阐发。但阿育吠陀瑜伽对苦行的理解还有一些自身的特点。

第一，苦行不是为了苦行而苦行。我们很多瑜伽人并没有理解苦行的动机和目标。他们大多看到的只是苦行的形式，例如，他们认为苦行就是以一种严厉的、苛刻的，甚至自虐的方式对待自己的身体。当然，有一些苦行属于愚昧性苦行，并不适合人们去实践。事实上，苦行需要以符合自身德性的方式来实践。为了苦行而苦行不是阿育吠陀瑜伽所倡导的。

第二，苦行是为了我们的身心健康或达成身心发展的目标。为了参加某个瑜伽体位的考试，就需要花费时间和精力，这就是苦行。随随便便怎么可能呢？有对夫妇因为种种原因肾亏。医生建议他们夫妇分房住，半年内不要进行房事。对他们来说，这是苦行。农民，庄稼要有好收成，同样需要经常上田头地间，这也是苦行。对于我们普通人，苦行的目标是非常具体的，也是世俗的。但换言之，任何目标的达成，都需要我们"加热"，增加"痛苦"，离开这些，很难达成目标。

第三，瑜伽修习者的最高目标是三摩地，或者说是意识的觉醒。对于普通瑜伽习练者，特别是哈达瑜伽习练者，瑜伽的目标是世俗的，诸如减肥、健身、康复、减压、静心等。即便仅仅是为了达成这些目标，习练者也需要苦行，即不断地做体位、调息等，真正需要"发热"。但瑜伽行者需要明白的是，瑜伽的总体目标或者帕坦加利八支瑜伽模式中的每一支都是一种苦行。

第四，阿育吠陀瑜伽强调苦行的目标性，但同时突出强调苦行一定要

① 斯瓦米·帕拉伯瓦南达、克里斯多夫·伊舍伍德著，王志成、杨柳译：《帕坦伽利〈瑜伽经〉及其权威阐释》，商务印书馆，2017年，第137页。

结合瑜伽习练者自身的体质。例如，有些体质的人做某些形式的苦行，不仅对身心健康没有益处，甚至会造成伤害。有人认为辟谷很好，于是也去辟谷。但实在不是人人都适合辟谷的，我们首先需要对我们自身的体质有个充分的了解。同样，有人认为，必须要不断地习练体位才能达成哈达瑜伽的目标。这种错误的认知会反噬自身，因为他不认识自身的体质，不断强化的体位习练并不一定会给他带来健康效果，在认识上也不会有"突飞猛进"。他成了"苦行"的受害者。

六、研　读

帕坦伽利说："由于研读，人可看见他选定用以崇拜的神的面貌。"[1]

毗耶娑说，研读包含学习解脱经论或念诵"唵"[2]。萨拉斯瓦蒂（Swami Satyananda Saraswati）说，Swadhyaya（也写作Svadhyaya）的意思是闭上眼睛，观察自己的内在自我。通过这样的实践，瑜伽士能够深深地专注于择神上。[3]布赖恩特（Edwin F. Bryant）说，Svadhyaya的字面意思是自学，但更普遍的意思是研读经典。在早期吠陀时期，它包含复述念诵吠陀经文，直到记住。[4]由于帕坦伽利对于一般的神灵具有高度的警惕性，他提醒瑜伽士不要在意这些神灵的力量，因为一旦陷入那些"力量"，对瑜伽士是一种障碍。所以，布赖恩特断言，人们选择的崇拜之神应是自在天，而非一些诸如吠陀小神。[5]布赖恩特还进一步推论

---

① 斯瓦米·帕拉伯瓦南达、克里斯多夫·伊舍伍德著，王志成、杨柳译：《帕坦伽利〈瑜伽经〉及其权威阐释》，商务印书馆，2017年，第138页。

② 钵颠阇利著，黄宝生译：《瑜伽经》，商务印书馆，2016年，第66页。

③ Swami Satyananda Saraswati, *Four Chapters on Freedom: Commentary on the Yoga Sutras of Sage Patanjali,* Bihar: Yoga Publications Trust, p.204.

④ Edwin F. Bryant, *The Yoga Sutras of Patanjali with Insights from the traditional commentators,* New York: North Pint Press, p.273.

⑤ Edwin F. Bryant, *The Yoga Sutras of Patanjali with Insights from the traditional commentators,* New York: North Pint Press, p.274.

说，帕坦伽利是毗湿奴传统的或希瓦传统的。[①]帕坦伽利的自在天和一般宗教的至上神很不一样，因为在他这里，自在天并不是世界的创造者，并不干涉人类，而是一种特别的原人。

所以，从帕坦伽利的角度看，"研读"应包括研读吠陀经典以及念诵"唵"曼陀罗。研读经典，可以明白道理，具有分辨能力，知道什么是真我，什么是非我。通过研读，可以和至上真理建立联结。在这一点上，艾扬格则比较理性，他说："研读有两条路径。一条路径是从身体的皮肤开始，穿越内在的诸鞘，走向那观者；另一条路径是从那观者走向身体表层。尽管纯粹意识就在体内，但它需要通过体式和调息实践来打开，在实践中，智性充当了一座桥梁——它把身体的觉知和那核心（意识）联结起来。唯有这连接的智性带来身体、心意与灵魂的和谐，以及与至上灵魂（iṣṭadevatā，择神）的亲密无间。"[②]而台湾的瑜伽行者邱显峰先生的解释更是理性，也值得重视，他说："本节里所谓的与神祇沟通，指的是透过研读圣典，明了经典的旨趣，可以进一步了解圣者或神祇的心，并进而与之做心灵的沟通交流，因为一位圣者所著的圣典，代表他的心音和境地。但研读圣典的最终目的是在了悟真我、了悟至上、融入至上。"[③]

帕坦伽利强调研读明理并切实实践，目标是走向觉悟。从阿育吠陀瑜伽的角度看，研读经典可以和至上自在天联结，并走向至上的自由，但它也充分肯定经典的阅读以及念诵唵曼陀罗更具体的意义。

对于我们瑜伽修习者来说，研读经典可以理解至高的道理，也可以从中获得启发，用以指导日常人生。大部分人的瑜伽目的并不是求得解脱，而是渴望更加美好的现世生活。这个更加美好的现世生活，涉及身

---

①　Edwin F. Bryant, *The Yoga Sutras of Patanjali with Insights from the traditional commentators,* New York: North Pint Press, p.277.

②　艾扬格著，王东旭、朱彩红译：《帕坦伽利瑜伽经之光》，海南出版社，2016年，第201页。译文稍有修改。

③　邱显峰翻译讲述：《胜王瑜伽经》（详解），台北：喜悦之路静坐协会，第176页。

心的健康和人生的繁荣。经典研读，可以为我们的人生提供指导。但强调觉悟和解脱的经典并非如此。我们可以从不同的角度阅读和演绎《瑜伽经》。一种解释是完全解脱主义的，并不关注日常生活的繁荣和发展。这在今日大众化世俗化的瑜伽世界，难以有人如此实践。另一种解释是关注瑜伽的解脱，《瑜伽经》是关于如何觉悟的一种指导，但同时它也不排斥对身心健康和美好生活的追求，即印度传统文化中所提出的财富、正义和快乐的追求。而在世俗追求和觉悟追求之间，通过经典的演绎达成一种协调。而这一思想，本质上正是吠陀传统所肯定的。

关于曼陀罗。有各种各样的曼陀罗，不同曼陀罗具有不同的功能。即便是"唵"曼陀罗，也可以有不同意义的运用。可参见第十六章的详细解说。

七、敬　神

帕坦伽利说："通过敬神，可获得三摩地。"[1]这里的神，应该理解为"自在天"。而毗耶娑直接说："将所有的一切奉献给自在天，人一定获得成就。"[2]

拉斐尔（Raphael）曾说，帕坦伽利《瑜伽经》的第2章第45节"必须和第1章第23—27节以及第2章第1节整合在一起。值得指出的是，帕坦伽利一点也不是教派主义者，他让人理解，不仅可以通过阿斯汤迦瑜伽，而且可以通过奉爱方式投入自在天而达成三摩地。让自己全然投入自在天这一至上、遍在、超越的原则，意味着完全不执于原质以及它的多重表象。"[3]

而艾扬格说："三摩地是通过清明的智性和臣服于神的强烈意图

---

[1]　斯瓦米·帕拉伯瓦南达、克里斯多夫·伊舍伍德著，王志成、杨柳译：《帕坦伽利〈瑜伽经〉及其权威阐释》，商务印书馆，2017年，第138页。

[2]　钵颠阇利著，黄宝生译：《瑜伽经》，商务印书馆，2016年，第71页。

[3]　Raphael, *The Regeal Way to Realization*（*Yogadarsana*），New York: Aurea Vidya, 2012, p.82.

达成的。三摩地的力量降临至托庇于神之人。将自我交托给神让修习者摆脱尘世欲望的束缚，引导他弃绝感官欲望，并在他身上培养出最为强烈的专注形式。"①萨奇南达（Sri Swami Satchidananda）的说法更加直接："很多人对如何即刻进入三摩地非常感兴趣。事实上，只要我们完全奉献自己，那么我们此时此刻就可以达到三摩地，而无须等待昆达里尼升起、到达顶轮。……敬神是最容易的道路。《薄伽梵歌》中有一诗节说，'以我的名义做一切事情，你就会获得平静和喜乐'。如果我们理解这节经文，甚至就没有理由阅读更多经文了。"②

我们可以注意下面几点：

1. 帕坦伽利也提供了一条走向瑜伽目标的简易之道，那就是：义无反顾地投入自在天的怀抱。这可以导致三摩地。从哲学上说，这是将私我完全放弃，投入到一个至高者那里。这一思想和吠檀多的思想一致，但却和数论思想有别。从这里我们也可以看到，帕坦伽利本质上具有实践的品质，他也不是一个固执的人。如果通过敬神也可以达到三摩地，那就是说，通过诸如体位、调息、制感、专注、冥想，最后达到三摩地，并不是唯一的。在克利亚瑜伽中，苦行、研读和敬神可以达到瑜伽目标，这似乎是一个独立的瑜伽修行系统。但帕坦伽利没有更多地论述。这给了我们一个启发，即，帕坦伽利的瑜伽系统具有很大的包容性，甚至可以包容基于数论和吠檀多这两种不同哲学的瑜伽修持——这又给了我们一个极大的实践性启示：我们可以根据我们自身的意趣和体质来选择瑜伽之道。

2. 帕坦伽利瑜伽并不否定而是高度肯定达到瑜伽目标之道上恩典的重要性。兰戈那坦明确指明了这一点。③帕坦伽利接受瑜伽恩典论，这是

---

① 艾扬格著，王东旭、朱彩红译：《帕坦伽利瑜伽经之光》，海南出版社，2016年，第202页。

② Sri Swami Satchidananda, *The Yoga Sutras of Patanjali with Translation and Commentary,* Virginia: Integral Yoga Publications, 2013, pp.141—142.

③ Shyam Ranganthan, *Patanjali's Yoga Sutra with An Introduction and Commentary*, India: Penguin Books, 2008.

值得关注的。因为，在整体上，《瑜伽经》基本上是一个"自行救助"的修行系统。但在克利亚瑜伽中，帕坦伽利接受了至上的主自在天之恩典的思想。通过自在天的恩典，人也可能达到三摩地。不过，我们需要深入了解什么是"恩典"。

巴查曼发现，敬神意味着人向一个更高的对象自在天臣服，这种臣服带来两个结果：消除我执（egotism），培养谦卑。[①]

绝大部分信仰体系都相信有一种比我们更高、更精微的力量存在。帕坦伽利所持的数论哲学包含一个至上的主即自在天，这个自在天不受三德限制；数论哲学也包含个体的内在自我即普鲁沙。一个人，心中怀疑，就无法做到敬神。巴查曼说，怀疑会损害任何成功的机会，真正的信仰需要全身心地臣服于至上的主。"当我们对更高的力量有了信心，我们就接受，作为我们行动结果所发生的正是所要发生的，即便它并不和我们的期待相匹配。"[②]

因为对至上的自在天有了信仰，我们就会坦然接受一切，放下我执，一切都是以自在天为归宿。由于自在天是完美的、绝对的、全知的，我们必然就会升起内在的谦卑。一旦内在的谦卑升起，我执就消除，我们和自在天之间的隔阂就被打破，就如在吠檀多中吉瓦（灵魂）得到了净化而和阿特曼一如。真正的信仰消除私我，消除我执。生命的质量就会发生根本的转变，而这个转变可被视为自在天的"恩典"！在这一恩典中，个体内心升起纯粹的爱。在纯粹的爱中，无明被消除，喜乐自然升起，并且这种喜乐扩散到一切众生。在这一意义上，瑜伽中的恩典并不是神秘的，而是可以理解的。敬神是一条瑜伽之路。

从阿育吠陀瑜伽的角度看，这种基于虔信的瑜伽之路对于心灵的健康也极其重要，尤其是对于那些感情丰富、卡法体质的人，虔信瑜伽之道是一个比较好的选项。

[①]　Nicolai Bachman, *The Path of the Yoga Sutras*, Boulder: Sounds True, 2011, p. 201.

[②]　Nicolai Bachman, *The Path of the Yoga Sutras*, Boulder: Sounds True, 2011, p. 202.

第十二章

身体瑜伽

一、引 子

当今社会，我们许多人所理解的瑜伽就是哈达瑜伽。但他们所理解的哈达瑜伽，绝大部分并不是传统的哈达瑜伽，而是具有高度运动特征或体育化的当代哈达瑜伽。他们过于重视"体位"这一支瑜伽的实践，相对忽视了瑜伽更大、更广的维度，他们的瑜伽和传统瑜伽之目标相差甚远。

当代体育化的哈达瑜伽受到现代运动生理学、解剖学等学科的影响，体位的要求越来越严格、越来越细化，甚至是标准化，可以说哈达瑜伽已经彻底西化。这种西化的哈达瑜伽进入中国，很快便受到人们的欢迎。就哈达瑜伽来说，我们可以看到，各种流派的哈达瑜伽都进入了中国，同时，也有瑜伽人将中国传统文化中的中医、太极等试图与哈达瑜伽融合起来，而出现了瑜伽的一些新气象。当然，也更有瑜伽人试图找到瑜伽的原意。

本章我们为大家提供基于阿育吠陀视角展开的哈达瑜伽。希望这一新发展的瑜伽可以有助于瑜伽更加成熟健康地发展。

二、《瑜伽经》与体位

帕坦伽利《瑜伽经》涉及体位（体式、坐姿）的经文主要是第2章46—49节：

2:46 坐法必须安稳自如。

2:47 控制身体的自然习性，冥想无限者，坐法便安稳自如。

2:48 这样，一个人不再受感官经验二元性的困扰。

2:49 掌握坐法后，必须通过呼气吸气的停顿进行调息练习。[①]

我们需要知道，在帕坦伽利的时代，还没有后来人们所了解的哈达瑜伽。根据帕坦伽利，体位（asana）一词的含义主要是：瑜伽士坐稳、坐舒适的身体的姿势，尤其是坐姿，这种坐姿可以让瑜伽士长时间安稳地坐着冥想无限者（如Om），从而达成身心放松以及瑜伽的目的，即超越感官经验的二元性。另外，帕坦伽利提醒我们，只有坐法稳定后，才可以进行且必须进行调息的练习。但《瑜伽经》中还没有后来哈达瑜伽所倡导的asana的含义，即各种各样的体式。[②]

我们今天看到的瑜伽人所做的各种各样的体式，本质上和帕坦伽利无关，和原来的瑜伽八支也没有非常直接的关系。

三、《哈达瑜伽之光》与体位

Asana作为今日人们所理解的各种各样的体位，主要来自另一支瑜伽，即哈达瑜伽。哈达瑜伽的核心和普拉那能量的控制有关。为了控制这个普拉那能量，哈达瑜伽强调体位、调息、身印等。现代社会，人们把哈达瑜伽和身体瑜伽相等同，认为哈达瑜伽就是为了身体。当代哈达瑜伽本质上就是身体瑜伽，极少会涉及传统哈达瑜伽的目标。传统哈达瑜伽和现代哈达瑜伽全然有别，但它们重视体位，这还是一致的。

传统哈达瑜伽代表性的文本有《格兰达本集》《希瓦本集》《牧牛尊者百论》《瓦希斯塔本集》《雅伽瓦卡亚瑜伽》《哈达瑜伽之光》等。在众多哈达瑜伽文本中，影响最大的就是《哈达瑜伽之光》。

[①] 斯瓦米·帕拉伯瓦南达、克里斯多夫·伊舍伍德著，王志成、杨柳译：《帕坦伽利〈瑜伽经〉及其权威阐释》，商务印书馆，2017年，第143—146页。

[②] Swami Harshananda, *A Concise Encyclopedia of Hinduism,* vol 1., Bangalore: Ramakrishna Math, 2012, pp.171—172.

关于哈达瑜伽体位的数量，萨海（G. S. Sahay）博士有个完整的描述："高罗克萨（即牧牛尊者）认为，体位的数量和物种的数量一样多。根据印度神话，物种有840万种，因此，体位的种类也是840万种。《哈达瑜伽之光》确定了84种体位。在焦特布尔发现的《哈达瑜伽之光》手稿中，描述了108种……《乔戈—普拉迪皮亚卡》（*Joga Pradipyaka*）是哲亚特·罗摩（Jaiyat Rama）用北印度方言写下的另一部手稿，它描述了84种体位。"①总体上，我们可以发现，"体位总数超过200种；在很多情况下，体位名称相同，但是技巧不同；不同文本中，有时体位相同，但名称不同"②。

《哈达瑜伽之光》第一章向我们提供了15个体位，分别是：吉祥坐、牛面式、英雄坐、龟式、公鸡式、仰龟式、弓式、扭转式、背部伸展式、孔雀式、摊尸式、至善坐、莲花坐、狮子坐和蝴蝶坐（牧牛式）。③不过，《哈达瑜伽之光》的作者斯瓦特玛拉摩认为，在所有的体位中，精华的体位就只有4种。而且，如果我们仔细研读文本就会发现，实际上，只有1种体位是所有体位中最好的，即至善坐（siddhasana）。④这很值得我们思考体位的本质目的。

四、体位和瑜伽系统

瑜伽是一个家族。家族成员对待体位有不同态度。传统上，大部分

① 斯瓦特玛拉摩著，G. S. 萨海、苏尼尔·夏尔马英译并注释，王志成、灵海译：《哈达瑜伽之光》，四川人民出版社，2017年，第77页。

② 斯瓦特玛拉摩著，G. S. 萨海、苏尼尔·夏尔马英译并注释，王志成、灵海译：《哈达瑜伽之光》，四川人民出版社，2017年，第77—78页。

③ 《禅定点奥义书》（§42）说，有多少生物就有多少体式。《格兰达本集》（II.2）说有840万种体式，并说84种最好，同时描述了其中32种。《希瓦本集》（III.84）说，有84种体式，并描述了其中4种。《雅伽瓦卡亚》（III）描述了8种体式以及其中2个变种。

④ 斯瓦特玛拉摩著，G. S. 萨海、苏尼尔·夏尔马英译并注释，王志成、灵海译：《哈达瑜伽之光》，四川人民出版社，2017年，第77—78页。

瑜伽都没有把注意力放在体位上，只有哈达瑜伽特别地肯定了体位的重要性。

传统哈达瑜伽时时不忘它的目标，那就是三摩地。只是它认为身体健康、能量控制是达成瑜伽目标所必需的。传统哈达瑜伽对习练环境、习练顺序、饮食习惯等都有明确的规定，同时对依据其要求进行的哈达瑜伽习练，带来的身体上的效果也予以明确肯定。

弗劳利说："如果没有合适的体位去安顿普拉那，调息就不可能平稳进行。如果没有合适的体位去安顿感官，制感几乎就是不可能的。如果没有合适的体位去安顿心意，专注和冥想就难以进行。"①由此可见，体位法的重要，我们谁都不能忽视之。之所以如此，是因为体位可以帮助我们减少干扰我们心意的罗阇能量。

关于体位，可以有几种理解：

1. 作为走向瑜伽目标中的一个环节，完全服务于三摩地；

2. 作为单纯的习练，接近健身运动；

3. 作为一种身心疗愈的方式。

传统哈达瑜伽的体位关注的核心是第一种。现代哈达瑜伽的重点则在后两种。对很多瑜伽习练者来说，体位习练的目的是第二种理解。不管哪种理解，体位都具有特别的价值。从体位服务于三摩地来说，可以不关心现代运动生理学、解剖学的知识；但对于后两种理解，哈达瑜伽吸收现代运动生理学、解剖学的知识就显得很有意义。

哈达瑜伽的西方化，很大程度上突出了哈达瑜伽体位法中的第二种理解，结合了现代西方发展起来的运动生理学、解剖学等学科。这使得哈达瑜伽似乎具有了"科学性"的特点。而对有些人，这种现代哈达瑜伽甚至被消极地视为"殖民化的瑜伽"（colonized yoga），或也可被看作"西方化的瑜伽"（westernized yoga）。

从哈达瑜伽体法的第三种理解出发，我们可以说，中医或印度阿育吠陀医学融入哈达瑜伽，就具有更加深化和广泛的意义。本章，我们

---

① David Frawley, *Yoga and Ayurveda,* Twin Lakes: Lotus Press,1999, p.206.

主要吸收阿育吠陀的思想来呈现瑜伽体位。

从阿育吠陀瑜伽角度看，体位的习练应该是很讲究的。事实上，不同瑜伽系统如果能吸收或关注一些体位上的习练，会很有意义。无论是行动瑜伽，还是智慧瑜伽，或者虔信瑜伽，每天30分钟或更多时间习练瑜伽体位，对他的瑜伽之道很有帮助。通过哈达体位，可以帮助任何类型的瑜伽人变得更健康，使得瑜伽之路更顺畅。

五、体位的意义和目的

体位是我们获得粗身平衡健康的工具。体位的习练可以释放张力、改善弹性、强化身体中的能量流动等。弗劳利说，体位的目的是创造一种自由的能量流，以便帮助我们直接关注内在。而同时，这一能量流也可以聚焦于身体，以便处理身体相应部位的不适应，或治愈一些疾病。[①]

事实上，体位可以直接影响我们的健康、生命的活力、身体的灵动性以及觉知。缺乏体位习练可能会出现健康问题，错误的体位习练同样也会带来健康问题，不科学的体位会堵塞我们体内的能量流动，使得我们的机体功能不适，甚至让功能失调，导致疼痛和疾病。

弗劳利给我们分析了体位和三层身体之间的关系：

（一）体位对粗身鞘的影响

对粗身鞘的影响主要集中于消化道。如果体位有问题，而运动通过消化道的时候能量就会受堵。这会直接影响胃火，并可能不同程度地引发各种消化问题以及不同的疾病。后背和胸部很紧，会弱化胃口，而胃口受制于头和口中的普拉那能量。背部中间以及腹部中间太紧，则会弱化小肠中的胃火，这会让累积的张力产生压力，导致食物吸收障碍。背部下方以及腹部之紧张或疲弱，会限制或弱化结肠的功能，会导致气胀，扰乱消化，导致便秘、腹泻等。

---

① David Frawley, *Yoga and Ayurveda,* Twin Lakes: Lotus Press,1999, p.208.

（二）体位对能量鞘的影响

能量鞘主要通过粗身鞘的消化系统和循环系统发挥作用。普拉那的对应物之一的氧气，通过血液强化所有组织的能量。体位错了，肺的功能就会受影响，呼吸就弱，氧气吸收就会减弱。肺部累积黏液和浊气，导致充血、过敏和感染。随着免疫功能的下降，抵抗通过空气传播的病原体的能力也下降。背部上中部的体位会强烈影响肺部以及循环系统。错误的体位阻碍上行气的运动，而我们是通过上行气直立、感到快乐和充满活力的。这也会导致下行气的增加，让我们感到沉重、抑郁和低能量。

（三）体位对心意鞘的影响

心意鞘主要通过头、脑和神经系统工作。如果体位错误，神经脉冲就会被干扰。脖子紧张，则流向头部的血液就会减少，心理能量就会减少，导致头痛、鼻窦过敏，以及其他心意鞘和能量鞘的问题。神经系统和骨骼系统紧密相连。而根据阿育吠陀，神经组织是从骨骼组织发展的。命根气在神经中，下行气在骨头中。而神经系统尤其和瓦塔连结，并主导皮塔和卡法。错误的体位累积瓦塔，扰乱整个身心。具有冷和干燥属性的瓦塔累积在骨头和关节中，导致关节僵硬。紧张转移到神经，导致失眠、焦虑和情绪不稳。神经系统受到脊柱的控制。错误的脊柱扭转，会引发神经紧张和种种瓦塔方面的问题。而通过正确的瑜伽体位放松关节，累积的瓦塔就会得到舒缓，促进健康和觉知。[①]

体位对于健康的重要性不言而喻，对身体、普拉那、心意、体形、生命力和创造性的理性都具有积极的治疗效果。但是，现实中，人们却难以理解科学的身体体位的锻炼的重要性。人们忽视正确的体位，很少去发展人的弹性。同时，人们接受一种体操式的瑜伽习练，引发进一步

---

① David Frawley, *Yoga and Ayurveda,* Twin Lakes: Lotus Press,1999, pp.208—210.

的张力。时下，我们大多数瑜伽习练者都是在办公室、空调房、电脑前工作，很容易带来种种问题。很多知识分子属于瓦塔体质，他们往往忽视身体，身体僵硬，缺乏弹性，骨头里累积了过多的瓦塔。但也有人过于执着体位，过度强调瑜伽体位所谓的精准和标准化，他们的体位缺乏不执之德的培养，即便一时在身体上带来一些益处，也往往导致对身体的执着，在心意和情绪上变得僵硬，甚至性情暴戾。事实上，过于强调体位并不合适，因为这会过度增强身体的意识，强化身体层的私我。

六、体位与体质

体位和体质关系非常密切，我们需要了解体位和体质之间是如何发生联系的。弗劳利提醒我们，每个人都应该每天习练半小时的体位以便防止道夏的过多发展。一般来说，瓦塔体质的人最需要体位，因为他们最容易坐姿扭曲。而卡法体质的人容易久坐不动，可以通过更多主动的体位而受益，包括更多罗阇型的运动或跳跃；皮塔体质的人则需要通过体位来平静他们暴躁的脾气。他还系统总结了不同体质和体位选择的关系，就对待体式的态度以及如何选择具体体位提供了很多洞见。

不同体位应该要和不同的体质相对应，而相同的体位采取不同的方式也可以对应相应的体质，如此才能使得体位事半功倍。例如，同一个体位，缓慢地进行、稳定地进行、柔和地进行，可以减少瓦塔；清凉的、能量的分散和放松地进行，可以减少皮塔；而快速、充满热能和用力地进行，则可以减少卡法。

综合弗劳利等人的研究，可以将瓦塔、皮塔和卡法体质和相应的体位做一整体的介绍。

（一）瓦塔和体位

瓦塔体质的人身体较冷，皮肤干燥，关节不佳，循环较差。他们身体容易僵硬，脊柱容易侧凸。他们应该做体位练习，以保持健康的身体。

据说世上最好的和最差的体位展示者都可能是瓦塔体质的人。年轻时他们弹性好，如能保持下去就会很好。但他们过于关注心意而忽视体位，则可能体位很差。他们有时脆弱，有时又容易过度运动，容易为不科学的体位练习以及强烈的体位练习所伤害。

我们进行体位练习，要减少瓦塔，可以从正确的态度开始。不可急躁，心意和情绪要安稳，缓慢深长地呼吸，注意保暖，重视前期的热身运动，改善循环，放松关节，要意识到自己可能会过度习练体位而时刻提醒自己，应适度出汗，但不可太累。总的来说，瓦塔体质的人，要温和、缓慢、平衡、适度、暖和地习练体位。

瓦塔体质的人习练体位，要强调骨盆和结肠这些瓦塔所在的主要地方。习练的目的主要是释放臀部、腰椎、骶髂关节的紧张。瓦塔体质的人不应过于运动。但当瓦塔过多而导致身体僵硬时，体位习练可以适当增强，以使得普拉那能量进入那些僵硬的区域。

各种坐式都适合瓦塔体质，特别是那些可以在下腹部创造力量和安静的坐式，如至善坐、金刚坐。它们增强根基，控制下行气。

瓦塔体质的人在脊柱累积瓦塔，可以实践脊柱适度的弯曲，例如鱼式就很好。同时，在脊柱适度扭转时，要充分呼吸，不然就会增加瓦塔。为了减少瓦塔，可以多使用根锁（会阴收束法）。

瓦塔体质的人瑜伽体位的练习不能太过消耗，应该温和地进行。进行体位练习的同时，要注意配合调息和冥想。体位完成之后，一定要做大休息术，需要足够时间的摊尸式。并且，可以把小腿垫高一些。一般来说，如果做90分钟的体位练习，摊尸式的时间不应少于15分钟。

（二）皮塔和体位

皮塔体质的人，富有肌肉，身体弹性好，循环和关节都不错。如果他们从事体位习练，可以做得很好。但有时，有些体位则不及瓦塔体质的人。他们的问题是关节良好，却因为过度习练体位而容易松弛。

从心理学上说，皮塔体质的人富有攻击性，喜欢做一些挑战极限的体位。他们常常追求卓越，然而当把这种精神运用到体位习练中的时候，就容易因为过度而出问题。他们充满雄心，带有强烈的驱动力。在进行瑜伽体位练习的时候，应该给身心带来清凉，以便他们朝内而更好地理解自己。

瑜伽本身并不是竞争性的或竞技性的体育运动。特别对于皮塔体质的人，本来就充满竞争和追求卓越的意识，在竞争性的或竞技性的运动中容易做出一些超越自己极限的体位而导致瑜伽伤害。皮塔体质的人，对自己、对他人，都不要太挑剔，太富有批判性。否则，体内的皮塔会过分上升而带来问题，如头痛、眼压升高、流鼻血等。

皮塔体质的人体位的方式应是清凉的、滋养的、扩展的、放松的，呼吸要放松，要安静地坐。不要太出汗，不要让身体太热，更要小心不要让脑子头部太热。一般要避免做诸如头倒立、手倒立等倒立体式，如果一定要做，则时间一定要短。为了减少皮塔，可以多多使用脐锁（收腹收束法）。

根据瑜伽的理解，太阳原则在肚脐，月亮原则在上颚。这两个原则可以对接。诸如肩倒立，就可以让太阳和月亮两种原则平衡，有助于舒缓中腹部、小肠和肝部的紧张。皮塔体质的人，可以多做弓式、眼镜蛇式、船式和鱼式。

（三）卡法和体位

卡法体质的人，一般较矮胖，骨头不长，弹性不佳。他们习练瑜伽，不应强迫自己练习莲花坐等体位，避免受伤害。卡法体质的人，小时候可能瘦弱，但随着年纪增大，特别是生了孩子后就会发胖，这就容易导致他们渴望减肥，甚至通过瑜伽的体位法来减肥，但一般都达不到理想的效果。

因为超重，容易在胃部和大腿处累积过多的脂肪而让身体下坠。他们也可能会在胸部累积黏液。卡法体质的人容易久坐不动，身体活跃度较差，所以他们需要更多的习练，以刺激新陈代谢，增强循环。缓慢地体位习练容易增加卡法。据说，卡法体质的人就如结了冰的河流，因为冷而不流动。通过足够强度的习练和深度呼吸，冰开始融化。这样可以消除过多的卡法。

卡法体质的人可以多运动，多出汗。习练的时间也可以长一些。久坐生卡法。对于卡法体质的人，需要热情、意志力，促其努力。他们一般消化和新陈代谢缓慢，体位的练习应多刺激其消化，强化胃火所在区域的习练应该很有益。弓式是最适合卡法体质的人的一种体位。激活脐轮能量的习练也是一个很好的形式（参见第六章）。在练习相关体位时，应配合调息，效果会更好。为了减少卡法，可以多多使用喉锁（收颔收束法）。

下面的列表是弗劳利为瓦塔、皮塔和卡法三类人的哈达体位习练提供的一般性指导，读者可参考使用。

瓦塔（Vata）	
总体指导	保持能量稳定、平衡和持续；温和适度；维持热情
身体	保持身体平静、专注和放松；体位要缓慢、柔和, 不过度，不可突然用力，避免生硬运动, 使用强力的肌肉力量
普拉那	保持深呼吸，平静和强健，要强调吸气
心意	保持心意稳定，专注

皮塔（Pitta）	
总体指导	保持能量清凉、开放和善于接纳, 像新月
身体	保持身体清凉、放松；以臣服的方式做体位以便消除热和紧张
普拉那	清凉呼吸, 放松和扩散；通过嘴巴呼气，以便释放过多的热
心意	保持心意接纳性，不执，觉知，防止对人对事过分的尖锐和批判性

卡法（Kapha）	
总体指导	确保热身；要努力、有速度和决心做体位
身体	保持身体轻盈和运动、暖和、干燥
普拉那	保持普拉那向上运动, 循环；如必要，采取快速、深度的呼吸
心意	保持心意热情，警觉，像火焰一样聚焦

七、哈达瑜伽的习练指导

综合众多瑜伽士的实践经验，下面给出哈达瑜伽练习的一般性指导，读者需根据自身的体质，参考使用。

1. 穿宽松合身的衣服。

2. 空腹，一般饭后90分钟之后习练。练习中间，可适当饮用温开水或柠檬水。

3. 在休息术之前的所有练习中，眼睛都是睁开的。

4. 除了特别的体式或调息法，整个体位练习过程中都是鼻腔呼吸。

5. 习练时，身体是活跃的，但心意应处于觉知的状态，即是宁静的状态。

6. 习练的基本顺序：热身、站式、倒立、后弯、前屈、扭转、摊尸式。

7. 扭转式时必须充分呼吸，不然容易伤身。

8. 习练要平衡，不要偏于一侧。

9. 保持喉咙、眼睛、下巴的放松。

10. 体位运动要缓慢、适度，保持觉知，从内外察觉自己的身心。瑜伽不是体操，它们是一些创造能量模式的身体姿势，这些能量模式可以改变你的能量场，影响你的生活方式。

11. 瑜伽是一种修持，不是竞技，也不和自己竞争。要安住在当下。

12. 身体疲倦或生病时，体位的习练只能是那些可治疗你的体位。瑜伽是为了强化能量，而不是消耗能量。瑜伽可以成为能量管理的工具，带来健康和长寿。

13. 每次练习结束之前，一定要做摊尸式大休息。以90分钟一个瑜伽习练单元为例，休息术一般需要5到20分钟。卡法体质的人可以在7分钟之内。摊尸式对于瓦塔和皮塔体质的人十分重要，最好做20分钟。在所有体式中，摊尸式是异常重要的。摊尸式不仅是大休息的体式，更是一种重要的制感方式。

从阿育吠陀瑜伽的角度，我们还可以提醒几点：

14. 阿育吠陀瑜伽对于体位的要求，和其他很多哈达瑜伽系统有差别。阿育吠陀瑜伽对体位难度要求并不高，它更强调体位的实际疗愈效果。有时候，体位习练是为了力量以及柔性。但在阿育吠陀瑜伽中，体位习练用于部分疗愈，特别是用于纠正不当的形体。

15. 阿育吠陀瑜伽体位高度重视体位和呼吸配合。没有合理、有效的呼吸，体位习练意义不大，甚至带来伤害。除了例外，用力的体式一般在吸气时进行，伸展放松的体式一般在呼气中进行。

16. 阿育吠陀瑜伽的体位针对粗身鞘，调息针对能量鞘，并联结粗身鞘和心意鞘。体位和呼吸是有机的关系。通过体位可稳定身体，强健身体，客观上也有助于调息。

17. 为了让体位习练具有更高级的意义，即和瑜伽目标有机结合，我们可以运用《梵经》中的思想，即我们在做体位的时候，加入内在的观想，让体位和体位的观想结合，让自己的小我和至上意识（至高者）联结。

八、体位、呼吸和道夏的关系

根据弗劳利等人的研究，体位和道夏的关系，可以分三个层面讨论：

1. 普拉那层面，即瓦塔或风层面，涉及扩展和收缩、升降体位。
2. 冷热层面，即皮塔或火层面，涉及体位或呼吸冷热。
3. 补泻层面，即卡法或水层面，涉及体位或呼吸补泻。

（一）瓦塔层

体位的运行本质上跟普拉那的关系密切。事实上，我们需要了解普拉那、普拉那和体位、普拉那和道夏的关系。体位和道夏的关系是通过普拉那而建立起来的。

我们在不同地方已经谈论过普拉那这一生命能量。哈达瑜伽的核心涉及普拉那能量。普拉那代表的是运动，是风，和瓦塔关系更为密切。

普拉那本身根据其功能还可细分为五种，即命根气、上行气、遍行气、平行气、下行气。关于这五种次级的普拉那之位置和一般功能，可参见本书第三章。

我们先来看看体位和五个次级道夏的关系：

1. 体位增强五个次级道夏。

a. 命根气：向内或向前运动的体位、呼吸

b. 上行气：向上运动的体位、站式体位

c. 遍行气：扩展和释放的体位、伸展体位

d. 平行气：收缩和集中的体位、坐的体位

e. 下行气：立根和稳定的体位、坐的体位和俯卧体位

2. 体位弱化五个次级道夏。

a. 命根气：向外运动的体位、施压并感到疲劳的强烈体位

b. 上行气：向下运动并释放的体位、倒立体位

c. 遍行气：收缩和集中的体位、莲花坐、休息术

d. 平行气：扩展和释放的体位、伸展手臂和腿的体位

e. 下行气：向上运动的体位、站立体位

应该要充分考虑五个次级普拉那，要强化它们。但是，不同道夏（体质）的人，在如何强化或弱化五个次级普拉那上会有差别。

一个人，能量偏低（下行气过强），体位习练目的就在于增强能量，即增加上行气，要强化向上的运动和站立的体式，也可强化唱诵等。

一个人，能量偏高（上行气过盛），应该使用俯卧或倒立的体位，需要深而缓慢的呼吸，要控制说话。

一个人，能量太收缩或朝内（平行气过多），其体位目的就应该在于扩展和释放能量，即增加遍行气，应多做一些扩展性的体位。

一个人，能量过于分散（遍行气过强），其体位目的应该是集中和固定能量，即强化平行气，可以多做冥想。

瓦塔类型的人，下行气易出问题，下行气控制下腹和生殖系统。对应的方法是：要让下行气平静、受控和强化。要谨慎对待下行气，清理下行气，一些净化法很有必要。另外，增加平行气，收缩和巩固能量，

也很重要。在强化平行气的时候，还需要让遍行气发挥作用，即要释放。在此过程中，身体推拿、推油对于减少瓦塔也很有益。

皮塔类型的人，要注意平行气的平衡。通过向下运动，促进下行气和平行气的平衡。

卡法类型的人，活动性低，易导致下行气和平行气过强。对应方法是：加强上升和扩展的体位，以便增加生命气、上行气和遍行气。

（二）皮塔层

体位的冷热，取决于它们对消化火的作用。一般来说，平行气是收缩性的，是热的；遍行气是扩展性、伸展性的，是冷或凉的。扩展性的体位带来热效果，但时间久了，就会带来清凉的效果。收缩性的体位带来清凉效果，但时间久了，会带来热效果。所以，体位的冷热并不是绝对的。

体位和呼吸的冷热效果，主要如下：

1. 体位

a. 前屈体位是清凉的，特别像坐角式（upavista konasana）。前屈体位的时间不要太久，不要刻意延长。

b. 后屈体位是热的。

c. 站立体式是热的（除了站立前屈体位）。

d. 大部分倒立体位是热的，如头倒立、手倒立。

e. 扭转体位是中性的，促进三个道夏的下降。

弗劳利提醒我们，任何体位都具有冷热的功能，这主要取决于我们如何使用体位。一般促进循环的、收缩的体式是热的，反之则容易导致清凉。

2. 呼吸

a. 吸气导致清凉。

b. 呼气导致发热。

3. 住气

a. 吸气之后的住气导致发热。

b. 呼气之后的住气导致清凉。

4. 左右脉经络调息

a. 左鼻腔呼吸是清凉安静的。

b. 右鼻腔呼吸是暖和刺激的。

5. 鼻腔和嘴巴呼吸

a. 相对来说，通过鼻腔的呼吸是热的。

b. 通过嘴巴的呼吸是清凉的。

注意：嘴巴呼吸，一般只在限定的时候使用，并且多用于呼气。

6. 快慢呼吸

a. 快速呼吸是热的，如风箱式调息。

b. 慢呼吸是清凉的。

据说，快呼吸加速我们的老化过程以及能量丧失；慢呼吸则延缓我们的老化过程以及能量丧失。

7. 呼吸和道夏

a. 热呼吸，如太阳脉贯穿法、风箱式调息、圣光调息，会增加皮塔。

b. 清凉呼吸，如月亮脉贯穿法。

（三）卡法层

超重或体重不足，在阿育吠陀中有很多具体的处理方法，例如五疗法就很有价值。

关于年纪，老人因为衰老，需要滋补性的疗法。年轻人更多的需要泻法。

根据弗劳利等人的研究，体位和调息具有滋补性和下泻性功能。快速、强力的体位具有下泻的功能，反之则具有滋补的功能。增加明亮轻盈的调息具有下泻的效果。如果配合滋补性饮食，调息可以增加体重。

在滋补之前应该是泻。这就是为什么哈达体位中更多的体位活动在前，而最后才是休息术。

1. 运动和扩展性的体位是下泻性的。

2. 安静、坐式、闭合性的体位是滋补性的。

3. 深吸气并伴随延长的住气是滋补性的，会增加地、水和火元素。

4. 延长呼气，并伴随住气是下泻性的，会增加风和空元素。

九、瓦塔体质体位序列（含部分调息）

下面，我们综合弗劳利等人的研究，依据三类体质，提供一个相对完整的体位习练序列。需要注意的是，这些序列并非唯一的。同时，在实践中，需要根据练习者自身体质的精微特征，做相应的调整。

瓦塔体质之人习练的关键点是：平静、缓慢、稳定、根基、力量、坚持。

1. 坐式：至善坐（Siddhasana）、金刚坐（Vajrasana）、狮子坐（Simhasana）、简易坐（Sukhasana）、英雄坐（Virasana）

2. 拜日式，但拜日的方式应该是缓慢的并要充满觉知。

3. 站式：树式（Vrksasana）、三角式（Trikonasana）、战士一二三式（Virabhadrasana）、门闩式（Parighasana）、山式（Tadasana）、幻椅式（Utkatasana）、前屈式（Padahastasana）。

4. 倒立式：头倒立（Sirsasana）、靠墙倒箭式（Viparita Karani）、肩倒立（Salamba Sarvangasana）。

5. 眼镜蛇式（Bhujangasana）和蝗虫式（Salabhasana），要有意识、谨慎地习练。

6. 各种前屈体式，头触膝前屈伸展式（Janu Sirsasana）、坐立前屈（Paschimottanasana）。

7. 婴儿式、龟式（Kurmasana）、背部扭转头碰膝前屈伸展式（Parivrtta Janu Sirsasana）、船式（Navasana）、瑜伽身印（Yoga Mudrasana）。

8. 脊柱扭转，如巴拉瓦伽第二式（Bharadvajasana II）、套索扭转式（Pasasana）。

9. 根锁（Mula Bandha，会阴收束法）。

10. 经脉净化调息法（Nadishodhana），左右鼻腔交替调息法10~12次。

11. 摊尸式（Savasana），20~30分钟。

十、皮塔体质体位序列

皮塔体质之人习练的关键点：清凉、放松、臣服、宽恕、温和、扩散性。

1. 坐式：简易坐（Sukhasana）、至善坐（Siddhasana）、金刚坐（Vajrasana）、英雄坐（Virasana）、莲花坐（Padmasana）。

2. 拜月式（Chandra Namaskar）。

3. 站立体式，如树式、三角式、半月式（Ardha Chandrasana）。

4. 腿伸展式，如双角式（Prasarita Padottanasana）。

5. 下犬式（Adho Mukha Svanasana）。

6. 肩倒立、靠墙倒箭式、船式、鱼式、眼镜蛇式、弓式、婴儿式。

7. 所有坐立前屈式，如坐角式（Upavistha Konasana）、龟式、头触膝式。

8. 扭转式，如半鱼王第二式（Ardha Matsyendrasana II）、玛里奇式（Maricyasana）。

9. 瑜伽身印。

10. 脐锁（Uddiyana Bandha，收腹收束法）。

11. 清凉调息法14次或21次。

12. 摊尸式。15~30分钟。

十一、卡法体质体位序列

卡法体质之人习练的关键点：刺激、运动、暖和、光明、能量、释放。

1. 坐式：狮子坐（Simhasana），其他诸如简易坐（Sukhasana）、至

善坐（Siddhasana）、金刚坐（Vajrasana）、英雄坐（Virasana）、莲花坐（Padmasana），但要注意配合调息。

2. 拜日式，动作可以猛一些，如跳跃部分。

3. 战士一二三式（Virabhadrasana）、站立手抓大脚趾（Utthita Hasta Padangusthasana）、单腿脊柱前屈伸展式（Urdhva Prasarita Ekapadasana）、半月式。

4. 下犬式（Adho Mukha Svanasana）、上犬式（Urdhva Mukha Svanasana）、坐角式（Upavistha Konasana）。

5. 全反向平衡式，如手倒立(Adho Mukha Vrksasana)、雀尾式（Pinca Mayurasana）。

6. 头倒立（慎用）、肩倒立，以及各种变体。

7. 犁式、骆驼式、车轮式（Urdhva Dhanurasana）、蝗虫式、船式、玛里奇式、卧扭转放松式（Jathara Parivartanasana）。

8. 喉锁（Jalandhara Bandha, 收颔收束法）。

9. 风箱式住气法（火呼吸）14次（一轮），可以做3～5轮。

10. 短暂的摊尸式，7分钟之内。

十二、如何处理导致相反效果的体位

习练哈达体位是为了健康，为了减少道夏，充分发挥意志力，并确保瑜伽中的舒适和健康。正如前面所述，一些体位会增加道夏。但是，即便是增加道夏的体位，我们还是可以习练。只不过，做这些体位时，需要注意，包括：配合的呼吸、时间的长短、练习的频率等。综合弗劳利等人的建议，我们需要注意以下几点：

1. 进入体位并保持体位时，应充分、有意识地呼吸。

2. 对于增加道夏的体位，要缩短体位保持的时间，并要限制习练的次数。

3. 对于减少道夏的体位，要延长体位保持的时间和数量。

4. 根据个人道夏类型，瑜伽休息术要有合适的时间长度。

另外，我们还需要注意：反向体位。原则上，两个反向的体位在功能上是可以相互平衡的。根据德斯卡查尔的研究，在做好某个体位之后，接着做与之对应的反向体位，而且反向体位一般比较简单。①例如，做好上犬式之后，接着就做下犬式，以达成两种反向或对抗体位之间的平衡。反向体位是一门重要的艺术，阿育吠陀瑜伽十分重视反向体位，因为这可以避免某个元素之能量不合理的上升，从而保持平衡健康。

常用的反向体位有：战士式—站立前屈式、眼镜蛇式—猫式（变体）、背部前屈伸展式—桥式、蝗虫式—炮弹式、仰卧扭转式—炮弹式、头倒立式—炮弹式（或肩倒立式）、骆驼式—婴儿式、肩倒立—鱼式、上犬式—下犬式。

十三、瑜伽锁和阿育吠陀瑜伽

瑜伽里有四种常用的锁印，就是根锁、脐锁、喉锁、舌锁。但进一步探索，则可以发展到七种瑜伽锁印。锁印的主要功能是锁定能量，不让能量轻易流失。在瑜伽习练中，掌握并熟练运用瑜伽锁印，对身心健康很有意义。

下面分别介绍七种锁印。

（一）Mulabandha根锁，会阴收束法

至善坐，安稳地坐好（如果不能做这一体位，也可以坐在凳子上），闭上眼睛，放松全身，伸直腰背；住气，收缩会阴（即用力提拉肛门和生殖器处的括约肌和内直肌），收缩后肌肉悬停一会；放松，恢复正常呼吸。

根锁，一般一轮五次即可。

身体不好时不要做根锁。

---

① 关于反向体位，可以参考T. K. Desikachar, *The Heart of Yoga*, Rochester: Inner Traditions India, 1995, p.32。

根锁提升上行气，并唤醒昆达里尼能量。同时，可引导和控制性欲，防止和治疗便秘。改善海底轮和生殖轮，减少瓦塔。

（二）Ashvini mudra马印

马印就是提肛运动：提肛，放松，提肛，放松。

根锁和马锁都会提升上行气，改善海底轮、生殖轮，有助于治疗便秘，减少瓦塔。

（三）Uddiyana bandha脐锁，收腹收束法

练习脐锁时，站式或坐式皆可。

自然站立，身体放松舒适；腰部前倾，双手放在大腿上；吸气，呼气，呼气时要尽可能呼尽，可以多做几次；住气，朝内、朝上用力收腹，收缩后悬停一点时间；然后放松，缓慢呼气；恢复正常呼吸。

脐锁，一般一轮五次即可。

身体不好时不要做脐锁。

脐锁提升上行气，唤醒昆达里尼能量，改善胃火，可促进消化。改善脐轮，减少皮塔。

（四）Jalandhara bandha喉锁，收额收束法

可以站式，也可以坐式。至善坐，安稳地坐好（如果不能做这一体位，也可以坐在凳子上）。双手分别放在大腿上，闭眼或微闭；吸气，然后悬停（也可以呼气，然后悬停）；头缓缓下弯下压，下巴靠紧锁骨处的凹处，悬停，保持一点时间；缓缓呼气；缓缓向上伸直头，吸气。

喉锁，一般一轮五次即可。

身体不好时不要做喉锁。

喉锁有助于促进甲状腺健康，消除紧张和烦恼，对于唤醒昆达里尼能量有效，改善命根气，改善心轮、喉轮，减少卡法。

（五）Khechari舌锁，逆舌身印

至善坐，安稳地坐（如果不能做这一体位，也可以坐在凳子上）。闭眼，全身放松，腰背伸直；以舒适的方式让自己的舌头尽力卷曲后翻（伸展）。

舌锁一般可以多做。

舌锁可以结合诸如呼吸等其他一些相关的习练一并进行。

舌锁的运用，对于唤醒昆达里尼能量有效，减少卡法。因为舌头后翻，产生分泌液（甘露），可以改善整体生命质量，培养和维护奥伽斯（ojas，维持生命免疫力和活力的能量）。

（六）Jnana-mudra（chin-mudra）指锁，智慧手印

至善坐，安稳地坐好（如果不能做这一体位，也可以坐在凳子上）。双手分别以食指（代表风）和拇指（代表火）相扣，其余三指直伸。

另一种方式就是结苏磨手印。

作为瑜伽锁的指锁，可以结合静坐来做。一般一次十五分钟即可。

该手印促进能量内部循环（而非流出），有助于能量的保存和内部运行，促进整体生命质量，改善眉间轮和顶轮。

（七）Mahamudra大身锁，大身印

大身印和其他的瑜伽锁一样，本质上都是为了唤醒昆达里尼。大身印形式非常简单。坐在平坦的瑜伽垫上或平地上，舒服地直身；一腿平放、伸直；另一腿弯曲，脚掌回缩抵住会阴；双手手指勾住伸直之脚的大足趾，带领上半身前曲，注意不要弓背。全程伴随有觉知的呼吸。

大身印改善整体生命质量，平衡瓦塔、皮塔和卡法。《哈达瑜伽之光》上说，练习大身印，可以消除诸如肺病、皮肤病、便秘、腺体肿大、消化不良等疾病。

附　录

道夏和身体

弗劳利教授就道夏和身体的关系做了非常深入的研究。我们整理后附录在此，以供读者参考使用。下表简明地表述了道夏的不同状态和身体之间的关系。对这一规律性的认识，可以帮助我们更好地开展哈达瑜伽习练。

	瓦塔	皮塔	卡法
道夏运动或累积	瓦塔的运动有点极端，一是运动过度，一是运动不足。 运动过度，表现为不稳定、振动、心意扰动、感官迷失方向。 运动不足，表现为麻痹、僵硬、肌肉抽搐等。	皮塔的运动要么向上要么向下。 向上，则引起高血压、头痛、失眠、眼压高、流鼻血。 向下，则引起尿道感染、尿中带血、生殖问题。	卡法容易累积在身体上部或下部，但主要是上部。 上部容易在胸部、喉咙和头部积累黏液，以及心里堵塞。 累积在下部，则导致腹部、大腿脂肪过剩，或下腹以及腿部的水肿。
道夏减少和消除	从大肠和下腹消除紧张，包括消除浊气，将能量从大肠下引，立足于大地	从小肠和腹部中间释放热能和紧张，给血液和肝脏降温，将能量从小肠下引，释放到大地中	消除胃部和胸部的堵塞，将能量从胃部和胸部上引，从嘴和鼻腔中消除作为卡法的黏液
阿育吠陀瑜伽习练不佳表现	疼痛、紧张、受伤、消化不良、心烦意乱		
	疼痛、僵硬、焦虑、发炎、便秘	张力、愤怒、发烧、无力、过敏	昏睡、迟钝、堵塞
阿育吠陀瑜伽成功习练表现	共同的现象：消化好、没有舌苔、身体有香味、肤色好、轻盈、机体富有弹性、清洁、平静		
	消除关节的僵硬、肌肉稳定、感到有根基、平静	感到清凉、平静、开放、宽容，减少发炎、酸性和流血	体重正常、消除过多脂肪、黏液和水
对待道夏的态度	就像对待花一样——小心谨慎，关心、温和	就像对待朋友一样——皮塔需要朋友的陪伴和指导	像对待敌人一样——要有强烈的动机，需要推动它做出它能做的，保持纪律和压力

常用体位对道夏的作用

拉德教授在《阿育吠陀教科书》第三卷研究了常用体位对道夏的作用，值得关注。我们摘译如下，供参考。

体位（梵文名）	中文名	瓦塔	皮塔	卡法
Balasana	婴儿式	+++	+++	+++
ArdhaMatsyendrasana	半鱼王式	+++	+++	+++
Padmasana	莲花坐	+++	+++	+++
Siddhasana	至善坐	+++	+++	+++
Supta Padmasana	卧莲式	+++	+++	+++
Setu Bandha Sarvangasana	桥式	+++	+++	+++
Savasana	摊尸式	+++	+++	+++
Tadasana	棕榈树式	+++	+++	+++
Vriksasana	树式	+++	+++	+++
Adhomukha Svanasana	下犬式	+++	++	+
Ustrasana	骆驼式	+++	++	+
Virasana	英雄式	+++	++	+
Yoga Mudra	瑜伽身印	+++	++	+
Bhujangasana	眼镜蛇式	+++	+	++
Gomukhasana	牛面式	+++	+	++
Janu Sirsasana	头触膝式	+++	+	++
Kukutasana	公鸡式	+++	+	++
Mayurasana	孔雀式	+++	+	++

续表

体位（梵文名）	中文名	瓦塔	皮塔	卡法
Ardha Navasana	半船式	+++	+	++
Sarvangasana	肩倒立	+++	+	++
Salabhasana	蝗虫式	+++	+	++
Simhasana	狮子坐	+++	+	++
Uttana Padasana	拱背升腿式	+++	+	++
Vajrasana	金刚坐/雷电坐	+++	+	++
Shirshasana	头倒立	+++	+++	++
Dhanurasana	弓式	++	+++	+
Halasana	犁式	++	+	+++
Matsyasana	鱼式	++	+	+++
Utthita Trikonasana	三角延展式	++	+	+++
Urdhva Padmasana	倒莲式	++	+	+++

（说明：+表示产生作用的程度。+++表示产生最大的效果，++表示产生中等的效果，+表示产生最小的效果。一个体位发生效果，需要有足够的持续时间。一个体位有三个阶段：进入、持续和退出。根据体质的差异，持续时间可以调整。）

针对不同体质问题的疗愈性体位

拉德教授说，体位配合相应的调息具有强烈的疗愈效果。针对瓦塔、皮塔和卡法体质出现的健康问题，拉德教授提供了一些体位的建议，根据这些体位来习练，可以起到非常好的效果。

一、瓦塔类型

1.瓦塔型哮喘：后弯、犁式、仰卧抱膝式、摊尸式

2. 腰痛、背痛：仰卧抱膝式、犁式、半轮式、后弯

3. 便秘：后弯、瑜伽身印、仰卧抱膝式、肩倒立、摊尸式

4. 抑郁：瑜伽身印、犁式、摊尸式、棕榈树式、莲花坐

5. 坐骨神经痛：仰卧抱膝式、后弯、犁式、瑜伽身印、半轮式

6. 性无能：后弯、犁式、肩倒立、起重机式

7. 静脉曲张：头倒立、后弯、摊尸式

8. 皱纹：瑜伽身印、后弯、头倒立、犁式

9. 类风湿性关节炎：半轮式、弓式、头倒立、后弯

10. 头痛：犁式、瑜伽身印、头倒立

11. 失眠：摊尸式、眼镜蛇式、后弯

12. 月经紊乱：犁式、眼镜蛇式、半轮式、瑜伽身印

二、皮塔类型

1. 消化性溃疡：伏莲式、清凉调息

2. 甲状腺机能亢进：肩倒立、耳触膝式

3. 吸收不良：仰卧抱膝式、鱼式、蝗虫式

4. 高血压：肩倒立、眼镜蛇式、半弓式、安静呼吸

5. 愤怒、憎恨：半弓式、肩倒立、卧莲式、摊尸式

6. 偏头痛：清凉调息、肩倒立、鱼式

7. 结肠炎：鱼式、耳触膝式、船式、弓式

8. 肝脏问题：鱼式、肩倒立、耳触膝式、伏莲式

9. 痔疮：鱼式、肩倒立、弓式

10. 口腔发炎（舌头发炎）：清凉调息

三、卡法类型

1. 支气管炎：头倒立（注意安全，最好有辅助）、犁式、前屈、后弯、半轮式、鱼式

2. 肺气肿：半轮式、肩倒立

3. 鼻炎：鱼式、船式、犁式、弓式、风箱式呼吸

4. 由鼻炎引起的头疼：狮吼式、头触膝式、鱼式

5. 糖尿病：船式、鱼式、半轮式、后弯、前屈

6. 慢性肠道疾病：鱼式、蝗虫式、眼镜蛇式

7. 嗓子痛：狮吼式、肩倒立、蝗虫式、鱼式

8. 哮喘：半轮式、弓式、船式、肩倒立、棕榈树式

主要体位示意图

说明：其中，有一些体位难度极高，在阿育吠陀瑜伽中，并不要求人们都去做到。读者和习练者不需要用体位难度，而应以习练效果来衡量自己或他人。另外，一个从事阿育吠陀瑜伽实践的人需要根据自己的体质，选定适合自己的部分常用的体位。

1. 拜日式

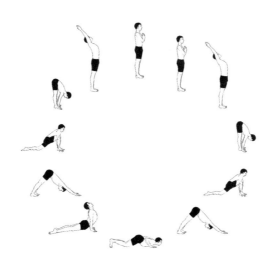

2. 拜月式

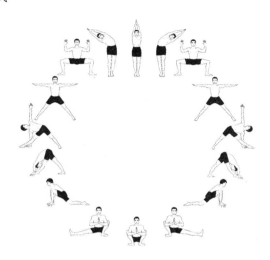

3. 至善坐

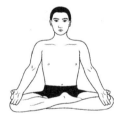

4. 英雄坐

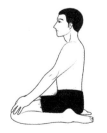

5. 莲花坐

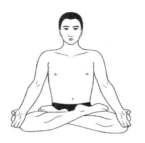

6. 金刚坐

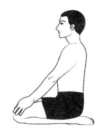

7. 祈祷式

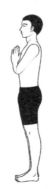

8. 战神室犍陀式

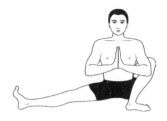

9. 站立手臂伸展式

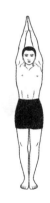

10. 四肢伸展式

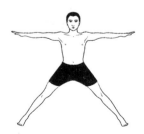

11. 蹲式（女神式）

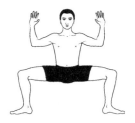

12. 骑马式

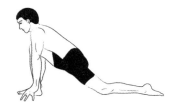

13. 斜板式

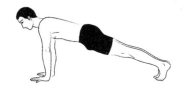

14. 树式

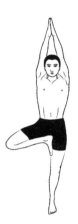

15. 棕榈树式

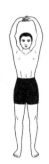

16. 幻椅式

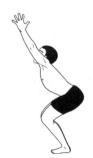

17. 三角式

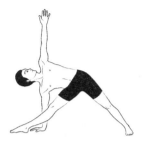

18. 战士一式

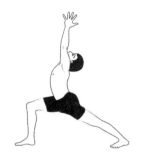

19. 战士二式

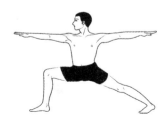

20. 战士三式

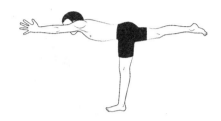

21. 半轮式

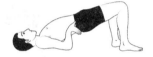

22. 仰卧抱膝式（一）

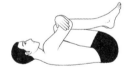

23. 仰卧抱膝式（二）

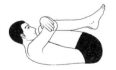

24. 门闩式

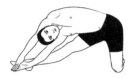

25. 犁式

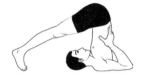

26. 靠墙倒箭式

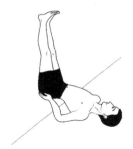

27. 肩倒立

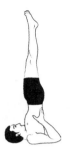

28. 头倒立

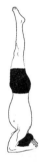

29. 手倒立

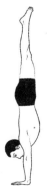

30. 孔雀起舞式

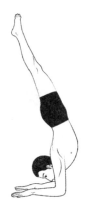

31. 眼镜蛇式

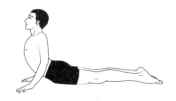

32. 蝗虫式

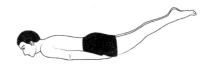

33. 头触膝前屈伸展式（大身印）

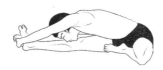

34. 头触膝前屈伸展式（双脚）

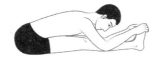

35. 耳触膝式

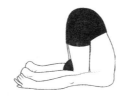

36. 婴儿式

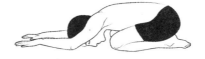

37. 龟式

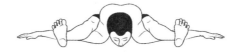

38. 背部扭转头碰膝前屈伸展式

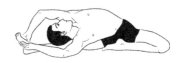

39. 船式

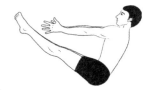

40. 瑜伽身印

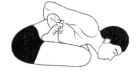

41. 鱼式

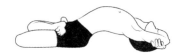

42. 半月式

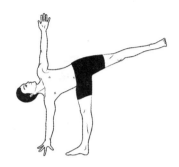

43. 站立前屈式

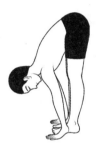

44. 站立后弯式

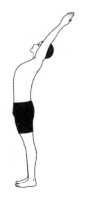

45. 站立侧弯

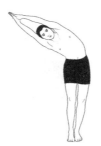

46. 骆驼式

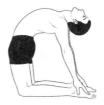

47. 弓式

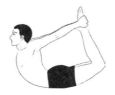

48. 加强侧伸展式

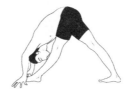

49. 半鱼王式

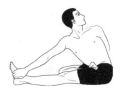

50. 巴拉瓦伽式

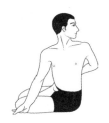

51. 卧扭转放松式

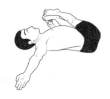

52. 套索扭转式

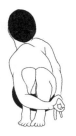

53. 双角式

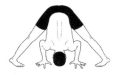

54. 下犬式

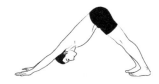

55. 上犬式

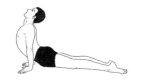

56. 坐角式

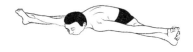

57. 站立手抓大脚趾

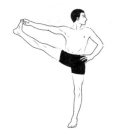

58. 单腿脊柱前屈伸展式

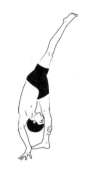

59. 玛里奇式

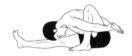

60. 八体投地式

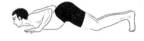

61. 狮吼式

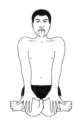

62. 卧莲式

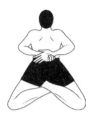

63. 莲花支撑式

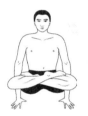

64. 肩倒莲式

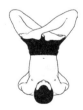

65. 头倒莲式

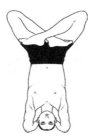

66. 摊尸式

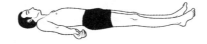

第十三章

调息瑜伽

一、调息的含义和相关经文

调息，Pranayama，由词根prana和āyāma构成。其中，prana，普拉那，生命力，生命能量；āyāma，控制、扩展、延伸。Pranayama（调息）的意思是"生命力的控制、扩展或延伸"。在帕坦伽利的瑜伽中，调息（pranayama）是八支中非常重要的一支。

Prana，普拉那，是我们的生命力或生命的能量。这一生命的能量，最重要的表现形式就是我们的一呼一吸。或者说，呼吸只是生命能量的一种载体。有人说，调息法就是呼吸控制法。但我们始终要理解的是，尽管调息从呼吸开始，但普拉纳不只是呼吸。

古代很多经典都讨论过调息法。简单地说，调息就是对呼吸的自主性的控制过程。我们自然的呼吸，并不是调息。调息，是要有介入的，就是要"调整的"。而调整的目的，即是有意识地扩展或延伸生命力。

调息，在我们中国传统的文化中也称为"吐纳"。中国的"气功"一词历史非常短暂，但"吐纳"一词历史非常悠久。吐纳术是非常重要的养生健身之法。《老子》和《庄子》等书中都涉及调息（吐纳）的思想和实践。可以说，中国古代对于调息（吐纳）具有非常深刻的研究和实践。

在瑜伽实践中，调息是非常关键的一支。《瑜伽经》涉及调息的主要经文如下：

2:49 掌握坐法后，必须通过呼气吸气的停顿进行调息练习。

2:50 呼吸的停顿可以在外或在内，或完全停止不动，因地点、时间和固定的呼吸次数加以调节，因此停顿可长可短。

2:51 第四种调息是由专注于外部或内部对象而引起的呼吸停顿。[①]

《哈达瑜伽之光》对调息的论述则更加丰富。全书的第二部分专门讨论了调息术。我们也摘录出来，供读者集中参考学习：

2:1 体位法稳固之后，瑜伽练习者已经控制住感官，饮食均衡有益，这时就应该按照古鲁指导的方法正确地练习调息法。

2:2 呼吸不稳，则心意不稳；呼吸稳定，则心意稳定。因此，瑜伽练习者要获得不动的心意，就应该要控制住呼吸。

2:3 只要身体还有呼吸，就还有生命。死亡不过是呼吸离开了身体。因此，呼吸应该得到控制。

2:4 经脉充满杂质，呼吸就不能进入中脉。那么，如何才能使之进入中脉，如何才能达到温曼尼（三摩地）境界？

2:5 只有当充满杂质的所有经脉都得到净化，瑜伽练习者才能够获得控制生命气的能力。

2:6 之后，随着纯净心意，应该有规则地练习调息。如此，中脉中的不纯也得到净化。[②]

二、调息的类型

调息法各种各样。在《瑜伽经》中，帕坦伽利主要基于住气方式

---

①　经文参见斯瓦米·帕拉伯瓦南达、克里斯多夫·伊舍伍德著，王志成、杨柳译：《帕坦伽利〈瑜伽经〉及其权威阐释》，商务印书馆，2017年，第146—152页。

②　经文参见斯瓦特玛拉摩著，G. S. 萨海、苏尼尔·夏尔马英译并注释，王志成、灵海译：《哈达瑜伽之光》，四川人民出版社，2017年，第105—110页。

的差异，为我们提供了四种调息法：（1）停顿在外。（2）停顿在内。（3）完全停止不动。（4）专注于外部或内部对象而自动引发的停顿。

第一种调息法，就是在呼气之后停顿（住气）；第二种调息法，吸气之后停顿（住气）；第三种调息法，（经过努力）同时停止（吸气和呼气）。

毗耶娑是这样说的："外部的、内部的和抑制的方式，依据地点、时间和数量观察，成为延长的和微妙的。其中，外部的是呼气后停止运动；内部的是吸气后停止运动；第三种抑制的方式是通过一次努力，同时停止这两者。如同水洒在灼热的石头上，完全收缩，同时停止这两者的行动。"[1]

第四种调息法比较难描述。帕坦伽利本人并没有说得很明白。但毗耶娑说："第四种则是通过确定吸气和呼气的领域，逐步克服阶段性，超越这两者，然后停止运动。"[2]对此，萨奇南达似乎有很深的认识，他说："第四种调息是自动发生的。在此，我们没有必要专注在住气上，因为，只通过专注于选定的对象或观念就会自动停止。这也称为自发式住气（kevala kumbhaka），是一种舒适的、无意识的住气。"[3]

吸气、呼气和住气是调息的核心。《哈达瑜伽之光》要求"正确地呼气，正确地吸气，正确地住气。这样，就应该获得瑜伽成就"[4]。

调息法的核心是住气。《哈达瑜伽之光》提供了一个通用的经脉净化调息法。同时，它还提供了八种住气法：

1. 太阳脉贯穿法（Surya Bhedana）。

2. 乌加依住气法（Ujjayi，喉式呼吸法，最胜住气法）。

3. 嘶声住气法（Sitkari）。

---

① 钵颠阇利著，黄宝生译：《瑜伽经》，商务印书馆，2016年，第73页。

② 钵颠阇利著，黄宝生译：《瑜伽经》，商务印书馆，2016年，第74页。

③ Sri Swami Satchidananda, *The Yoga Sutras of Patanjali*（translation and commentary），Buckingham: Integral Yoga Publications, 2012, p.152.

④ 斯瓦特玛拉摩著，G. S. 萨海、苏尼尔·夏尔马英译并注释，王志成、灵海译：《哈达瑜伽之光》，四川人民出版社，2017年，第122页。

4.清凉住气法（Sitali，冷气住气法）。

5.风箱式住气法（Bhastrika）。

6.嗡声住气法（Bhramari，黑蜂住气法）。

7.眩晕住气法（Murccha）。

8.漂浮住气法（Plavini）。

除了这些调息法，还有其他多种不同的调息法。

三、一种新的划分

仔细分析可以明白，帕坦伽利的调息是冥想导向的，最终通向三摩地，而不是身体导向的。帕坦伽利谈到的四种调息法，显然都不是为了今天人们所说的"身体的目标"。

同样，我们看到《哈达瑜伽之光》相当详细而充满技巧的调息法非常富有魅力。斯瓦特玛拉摩的做法确实充分考虑到了我们的身体。他认为，体位法稳固后，并且要有能力控制感官，以及达到良好的饮食习惯之后，才开始做调息。他是沿着身体健康的道路走的。但我们要弄明白的是，他所提供的调息法，最终的目的是什么。斯瓦特玛拉摩说，是为了让能量进中脉。能量进中脉做什么？依然是为了达到三摩地！传统的哈达瑜伽是三摩地导向的，而不只是单纯地为了身体的健康。

显然，传统的瑜伽调息是觉悟导向的。但就调息法本身来说，它可以在不同层面存在。我们并不拒绝或抵制觉悟导向的调息法，但我们同样也要关注身体导向的调息法。我们可以把调息法区分为两大类：一类是觉悟导向或三摩地导向的调息法，一类是身体导向或健康导向的调息法。

健康导向的调息法，我们称之为广义的阿育吠陀瑜伽调息法。

无论是觉悟导向的，还是身体导向的，这两类调息法并不对立，而是彼此包含相融。觉悟或三摩地导向的调息法可以带来身体的健康；而身体或健康导向的调息法，可以促进自我觉悟。只是它们的侧重点不同而已。

区分就是知识。通过这样的区分，我们可以重新梳理各种调息方法。根据阿育吠陀对人的体质的区分，调息法可以有更加丰富的内容。事实上，阿育吠陀瑜伽调息方法甚多，我们介绍其中的若干种。

四、调息法的三条基本原则

调息法，形式上是控制呼吸，实质上是控制普拉那。所以，必须要谨慎进行。在众多的调息规则中，最基本的三条原则必须要牢记在心：

（一）环境洁净原则

调息要考虑环境，不合适的环境不能调息。嘈杂、不安全或者空气不洁的环境，就非常不适合习练调息法。同时，太冷、太热、太潮或空气流动太快的地方，也不适合调息习练。

（二）体质适合原则

调息要基于体质，不同的体质应对应不同的调息法。换言之，不同的调息法，对于瓦塔、皮塔和卡法体质的人，具有不同的影响和作用。如果没有充分考虑具体的调息法和体质之间的内在联系，可能会给习练者带来伤害。

（三）循序渐进原则

斯瓦特玛拉摩说："正如驯服狮子、大象和老虎这样的野兽是缓慢地即逐渐地进行的一样，类似的，呼吸的练习也是如此，要缓慢或逐渐地进行。否则就可能伤害练习者自身。"[1]

---

① 斯瓦特玛拉摩著，G. S. 萨海、苏尼尔·夏尔马英译并注释，王志成、灵海译：《哈达瑜伽之光》，四川人民出版社，2015年，第120页。

五、主要的调息法实践

调息是一种处理普拉那即"风"的艺术。风，遍及一切，就人体而言，遍及全身。调息是要通过有意识的方式干涉人的"风"的流动，也就是普拉那的流动。普拉那到不了的地方，就是存在问题的地方。普拉那离开躯体时，就是躯体死亡时。我们必须要认真对待我们的"风"，我们的普拉那能量。

我们以下列序列分别介绍一些常用的调息法：

1. 觉悟或三摩地导向的调息法。

2. 身体或健康导向的调息法。

（一）觉悟或三摩地导向的调息法

1. Om调息法

Om（唵），可以说是印度文化的象征，具有强大的力量，类似于中国的阴阳图。印度古圣把多种特别的含义都赋予了这个Om。Om被视为宇宙的创造、维系和毁灭，是最初的圣言。习练Om调息，本质上就是习练觉悟梵我合一，或者就是让自我融入无限的梵中。

具体方式如下：

a. 吸气，静默地念诵A音（发长音[a:]或aa），注意力在脐轮，并意念想象宇宙的创造性能量（梵神是象征）普拉那进入肚脐。

b. 住气，静默地念诵U（发长音[u:]或oo），注意力在心轮，并意念想象宇宙的维系性能量（毗湿奴是象征）普拉那进入心轮。

c. 呼气，静默地念诵M（发长音mm），注意力在顶轮，并意念想象宇宙的转化性能量（希瓦是象征）普拉那进入顶轮。

除了上面这种实践方式，还有其他一些Om呼吸法：

a. 吸气。安坐（各种坐法都可以，以自己感到舒适为前提），用鼻子延长式吸气（气抵达腹部，聚集腹部）……心里默念Om，注意力在腹部，Om在腹部压缩之状。

b. 住气。气聚集于腹部。感到Om和气合一，带着巨大的普拉那能

量。住气时间根据个人实践，可长可短。随着习练时间加强，住气时间可以延长。（其他调息法也类似）

c. 呼气。张开小口，牙齿不碰，舌头基本平放，发出缓慢的Om声。头部就如一个发射台，Om的声音如电波向周围、世界扩展……在呼气最后，腹肌收紧，内观脊柱，延长呼气时间。

（可参考第八章瑜伽之火中的"Om和圣火"、第十五章冥想瑜伽中"Om初级冥想"和"高级唵声冥想"。）

2. Soham和Hamsa调息法

Soham调息法是一种非常有效的促进觉悟的呼吸法。Soham的字面意思是"我就是那（梵）"，或者也可以理解为"我就是那遍在的普拉那"。这个调息法，无须特别的要求，任何人都可以习练，也不限制次数。但呼吸的次数最好是7的倍数（也有9的倍数的）。具体方式参考如下：

a. 吸气。自然吸气，默念so，眼睛内视，so就如一根白色的能量带，从鼻腔直抵胸腔，和整个普拉那能量对接。

b. 呼气。无须住气。自然呼气，通过呼气扩展，默念ham，眼睛内视，ham就如一根红色的能量带，从胸腔直抵鼻腔，和整个普拉那能量对接。

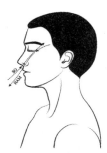

Soham调息示意图

这个呼吸法同时消除过多的下行气。

还有一种方式是把Soham倒过来念成Hamsa。具体方式如下：

a. 吸气。自然吸气，默念ham，眼睛内视，ham就如一根白色的能量带一样从鼻腔直抵胸腔，和整个普拉那能量对接。

b. 呼气。无须住气。自然呼气，通过呼气扩展，默念sa，眼睛内视，sa就如一根红色的能量带从胸腔直抵鼻腔，和整个普拉那能量对接。

不过，弗劳利说，相比Hamsa，Soham的调息能更好地强化呼吸，带来更大的能量。

Soham调息法是一个优秀的调息法，适合于各种体质。

3. 中脉调息法

中脉调息法是上乘的调息法。但一般需要在身心净化之后才比较有效。这种修法需要在命根气和下行气之间，沿着脊柱，穿越不同的脉轮。据说，一般而言，一旦修好了这一调息法，个体的能量和宇宙的能量就很容易打通或就处于交通交融的状态，而不再有真正的局限。

中脉呼吸法的具体方法如下：

a. 吸气。意念想象普拉那能量从顶轮经过眉间轮、喉轮、心轮、脐轮、生殖轮，直至海底轮。吸气要缓慢细长，似乎有一白色的清凉能量粗线从上到下。

b. 住气。能量扩展，渗透到四肢，脚心，脚指头，手指。住气时间一定要按照自己的体质而定，随着练习状态越来越好，也可以逐渐延长。但切记，绝不可勉强。

c. 呼气。意念想象能量从海底轮往上，经过生殖轮、脐轮、心轮、喉轮、眉间轮，直达顶轮，并在顶轮开出盛大的莲花。温暖的能量透过莲花扩展，和宇宙能量连结。

我自己也不时地以这一方式习练。但也有一种相反的修法，具体如下：

a. 吸气。意念想象普拉那能量从地心而上，经过海底轮往生殖轮、脐轮、心轮、喉轮、眉间轮，直达已经向更大宇宙开启的顶轮。吸气时要缓慢、细长，意念想象一红色温暖的能量粗线从下往上延伸。

b.住气。能量扩展，渗透到四肢，脚心，脚指头，手指。住气时间一定要按照自己的体质而定，随着练习的状况也可以逐渐延长。但切记，绝不可勉强。

c.呼气。意念想象普拉那能量从顶轮经过眉间轮、喉轮、心轮、脐轮、生殖轮，直达海底轮。呼气要缓慢细长，意念想象一条白色的能量粗线从上而下，能量透过海底轮一直扩展，直达劳宫穴、脚趾，达到地心。

这两种调息方式都可以帮助打开中脉。前者通天，更多地和宇宙的阳性能量（天）联结。后者更多地和宇宙的阴性能量（地）联结。前者更适合卡法体质的人习练，后者更适合瓦塔体质的人习练。这两种方法，皮塔体质的人都可以习练。

4.嗡声调息法（Bhramari）

《哈达瑜伽之光》和《格兰达本集》都提供了一种可以帮助抵达三摩地的调息法，即嗡声住气法（调息法）。具体方法如下：

a.嗡声住气法一般要在晚上实践，最好是单独一人，处于静僻之地。

b.闭上嘴巴。双侧鼻腔大声地细长吸气，吸气时带着声音（模仿打鼾声），感受生命气运行在喉轮和心轮之间。

c.不要住气。

d.缓慢地呼气，发出雌黄蜂般低沉的嗡嗡声。

斯瓦米·库瓦拉雅南达说，快速大声吸气，会产生类似雄蜂发出的嗡嗡声，而缓慢呼气则发出类似雌蜂发出的低沉的声音。通过持续习练，就容易抵达瑜伽修行者所能达到的喜乐之态。

（二）身体或健康导向的调息法

我们已经谈到五大元素和脉轮的对应关系（第二章）。事实上，五大元素也对应五种普拉那。一般而言，地对应命根气，水对应下行气，火对应平行气，风对应遍行气，空对应上行气。

在调息法中，我们谈论五大元素调息法，其实就是对应五气的调息。本质上，五气是瓦塔的五个次级瓦塔。所以，五气调息的核心是对瓦塔更为系统化的调理。五气和五大元素有对应关系。我们知道，瓦塔主要由风和空构成。不过，这并不等于瓦塔没有了其他的元素。在三个道夏中，瓦塔是最具影响力的。处理好瓦塔，就处理好了我们绝大部分的问题。对于五气调息的系统化处理，弗劳利做得最系统。这里的介绍也主要来自他的研究成果。

1. 命根气调息法

命根气调息的核心在脑。方法如下：

a. 持续地深呼吸（最好是腹式呼吸）7次。

b. 意念想象普拉那能量从天空中通过鼻腔进入。

c. 意念想象普拉那能量从头部和各种感官进入。

d. 意念想象从鼻腔、头部和感官进入的能量集中于两眼之间的意窍（也叫上丹田，也可以说是第三眼）。据说，意窍关乎生死，可以说是"出则死，入则生"。我们要守护意窍，避免过多的生命气从这里散逸出去。李谨伯先生说，可以通过"返观内照，长生久视"这一方法避免生命气的散发。

e. 命根气集中于意窍，住气，把命根气想象成一个光球。

f. 通过意窍呼气，经由各个感官传出能量。

关于呼吸的方式，并不在意左右鼻腔。但不要用口腔吸气。

另一种方式，是每次呼吸可以通过左鼻腔和右鼻腔交替进行。

此修法也可以通过意念想象加以强化。例如，想象命根气闪闪发光，心意活跃，甚至想象头部有一个金色之轮闪烁，散发着光芒。

命根气调息法的作用是治愈心意、感官、头部、神经系统的各种毛病，对于鼻窦炎、伤风头痛尤其有效，对于神经衰落、脑力疲劳也十分有效。这一调息法可以给大脑充电，使得脑子清晰，充满活力。

从阿育吠陀瑜伽角度看，命根气调息法增加普拉那能量。

2. 上行气调息法

上行气调息在嘴，它和思想、意志的向上运动结合在一起。

具体方法如下：

a. 用嘴巴深吸气。

b. 实际的气进入胸腔，但要将能量聚集于喉轮。

c. 住气于喉轮。

d. 呼气，发出洪亮的Om音。

e. 在呼气过程中，能量升起，就像一个光球一样从Om声中扩展，这个光球扩展包容自己的周围一切，一直包容整个宇宙。

f. 把喉咙经验为宇宙之音、言说和振动的中心，上行气就如深蓝的莲花从喉轮升起，将你的能量托起、上升。

这一调息法有助于治愈喉区和声带的疾病，可以防止喉咙痛，促进声音甜美，提供生命活力。这一调息法还可提高人的自我表达力。

从阿育吠陀瑜伽角度看，上行气调息法增加普拉那能量。

3. 遍行气调息法

遍行气调息在心脏，从心脏遍布全身，并扩展到体外。遍行气调息法的目的是开启心肺区，并从心肺扩展到全身以及外在世界。具体方法如下：

a. 站立，深吸气。

b. 双臂尽可能打开，让心肺充满能量。

c. 住气，双臂保持张开，意念想象能量通过血管从心脏扩展，直至全身四肢。

d. 意念想象能量通过手脚扩展到外面，扩展到整个外部世界。

e. 呼气，手臂收回到心脏，双手交叉。

f. 感受自己的心脏是一切生命创造的中心。

g. 意念想象遍行气就如橙色的轮子，螺旋形旋转，不断散发着光能。

遍行气调息法有助于治愈循环系统和肌肉骨骼系统的疾病，有助于消除肺部问题，改善心脏、关节，消除哮喘和紧张。

从阿育吠陀瑜伽角度看，遍行气调息法增强奥伽斯能量。

4. 平行气调息法

平行气调息在腹部或肚脐。平行气调息法的目的是专注和平衡我们的能量。具体方法如下：

a. 想象能量从整个宇宙、星系、外在世界、从远处的地平线进入腹中，想象平行气如一个多彩的能量球转向内部，进入肚脐，并变得很小，光辉灿灿，提供给我们稳定和专注。

b. 吸气（深度腹式吸气），在吸气时把能量带到肚脐，感受胃火。

c. 住气，意念集中于肚脐，想象胃火燃烧。

d. 呼气，让能量从肚脐向外扩展，给所有的身体组织、心意提供充足的能量。

平行气调息法有助于治愈消化系统、肝、胆囊、胃、小肠的疾病，有助于促进胃口、消化，有助于治愈溃疡，也有助于体内平衡，促进新陈代谢，并影响我们的身心平衡。人们常说，胃口好，一切好。而胃口好不好，和我们的平行气关系密切。所以，要让胃口好，要有一个好的胃，就应注意改善我们的平行气。

从阿育吠陀瑜伽角度看，平行气调息法增加特伽斯能量，特别适合瓦塔体质的人和卡法体质的人习练。

这一方式的变形修法：

a. 行双手合十手印或结苏磨手印。

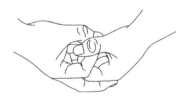

b. 吸气。想象整个宇宙能量朝自己的腹部汇聚。吸气要缓慢细长。

c. 不住气。

d. 呼气。想象能量从腹部向四周缓慢扩散，达到各个组织，达到四肢、手指、脚趾，达到头部，达到全身皮肤。

这一修法对于瓦塔和卡法体质的人尤其有益。也是自我能量恢复的有效方式。一次调息21次就可以感到明显效果。

5. 下行气调息法

下行气调息在海底轮，能量和大地结合，并扎根大地。具体方法如下：

a. 吸气。深深地吸气，把能量带到脊柱底部，感受身体如一座大山，有巨大的稳定感。

b. 住气。守住能量，根据实际住气，以不压迫为宜。

c. 呼气。能量通过双脚直达地心，并通过心意带动，让身上的浊气和毒素通过脚底的涌泉穴以及脚趾排进地心。

d. 呼气时想象下腹部深蓝的倒三角，能量从这个倒三角如闪电般直抵地心。

下行气有助于治愈生殖、泌尿、排泄系统的疾病，也可帮助治愈便秘、腹泻、经期问题以及性无能。这一调息法可以增强免疫力，防止疾病。

从阿育吠陀瑜伽角度看，下行气调息法对瓦塔体质的人十分有益。

6. 整合的木桩调息法

木桩调息法受益于八段锦站式第八式。基于八段锦的一些思想，我们加以改造和发展，使其成为一个有效的调息法（有时也称为木桩瑜伽）。具体方法如下：

a. 静心，保持平和安静。默念喜乐曼陀罗（参见十六章"声音瑜伽"）。

b. 保持身体呈立正站姿，双脚分开约半个肩宽。

c. 脚后跟缓慢抬起；通过鼻腔吸气，气至下丹田（气海），意念把能量提升到上身，甚至到头部。

d. 到达最高点，住气。脚后跟快速回落，身体呈自由落体运动，同时，鼻腔呼气，呼气的速度较快。下落时，身体快速回落地面形成振荡，下落的过程类似木桩回落。

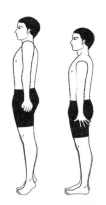

木桩瑜伽示意图

e. 吸气和住气时，闭上眼睛；呼气时，眼睛睁大。

f. 在身体振荡的过程中，把身上各种不好的信息、负能量、病气都带下，直抵地心。

g. 早晚各一次，每次7下。但过一个时候，可以每次做4、21下。再过一个时候，每次做50、100下为上限。以身体舒服为要。一般在饭后1小时进行。太饿或饱食时均不能习练。

此修法因配合曼陀罗，具有神奇的力量。

这一瑜伽修法的核心是在命根气和下行气之间。同时，也包含了平行气和遍行气，尤其突出了上行气。如果读者稍加注意，可以发现，它关联了曼陀罗和体位，是体位法、呼吸法、曼陀罗之结合。此木桩调息法对于提升自我免疫力，改善各种身心问题都具有非凡的效果。

从阿育吠陀瑜伽角度看，木桩调息法促进道夏平衡，尤其促进命根气和下行气的平衡。

7. 太阳脉贯穿法

这一调息法是最为优秀的调息法之一。基本方法如下：

a. 采取适合自己的舒适坐法，内心充满喜乐地坐好。

b. 右鼻腔缓慢吸气。

c. 住气，感受气到达头发、到达指尖。

d. 缓慢地用左鼻腔呼气。

这一修法的效果，《哈达瑜伽之光》说，可以净化额窦；消除因气息失调引发的疾病和蠕虫病。

因为是右鼻腔吸气，左鼻腔呼气，所以具有增加热能的效果。在冬天习练更合适。但对于瓦塔体质和卡法体质的人，即便在其他时间习练同样也很有益处。

另外，为了让调息效果更好，可以在吸气的时候默念ham，呼气的时候默念sah。

8. 月亮脉贯穿法

这一调息法和太阳脉贯穿法相对。基本方法如下：

a. 采取适合自己的舒适坐法，内心充满喜乐地坐好。

b. 左鼻腔缓慢吸气。

c. 住气，感受气到达头发、到达指尖。

d. 缓慢地用右鼻腔呼气。

因为是左鼻腔吸气，右鼻腔呼气，所以会带来清凉的效果。在夏天习练更合适。但对于皮塔体质的人，即便在其他时间习练同样也很有益处。

另外，为了让调息效果更好，可以在吸气的时候默念so，呼气的时候默念ham。

9. 乌加依调息法（Ujjayi，喉式调息法，最胜调息法，成功式调息法）

乌加伊调息法是一种十分有效和有益的调息法。具体方法如下：

a. 安静，闭嘴。

b. 缓缓地通过双侧鼻腔吸气，同时带着声音（这是因为关闭了部分声门），感受生命气在喉咙和心脏之间的运行。

c. 住气，感受气到达头发、到达指尖。

d. 左鼻腔呼气（初期，不要在意左右鼻腔呼气）。

这一调息法的效果是：

a. **消除喉咙中的痰液，减少卡法。**

b. 增加胃火。

c. 消除有关经脉的疾病。

d. 消除水肿。

e. 无论何时都可以习练（一般运动的时候不习练住气）。

提升习练乌加依调息法：在轻轻关闭部分声门的时候，发出（含意念）柔和的沙（sah）音，呼气时发出（含意念）柔和的哈（ham）音。

此调息法非常殊胜，可以平衡瓦塔、皮塔和卡法，可以延年益寿。另外，此方法可以用于调整血压。对于低血压者，方法是通过鼻腔缓慢吸气，通过嘴巴相对快而少地呼气。对于高血压者，方法是通过鼻腔缓慢吸气，通过鼻腔延长呼气。

10. 圣光调息法（Kapalabhati）

Kapalabhati一词由Kapala和Bhati构成。Kapala意即头颅，Bhati意为发光。Kapalabhati就是让头颅发光的习练方式。圣光调息法是六种净化法之一。《哈达瑜伽之光》的解释很简洁："模仿铁匠风箱的声音，努力呼气和吸气。这就是著名的头颅清明法[1]。它消除黏液失衡引起的疾病。"[2]

我们可以将这一调息法解释得更具体一些：

a. 选择一个自己感到舒适的体位，放松，结苏磨手印；

b. 通过双侧鼻孔轻柔地吸气，快速而有力地呼气，腹部有节奏地配合扩张与收缩。

警告：禁止患有高血压、心脏病、中风、癫痫、脑瘤、头晕、消化系统疾病，严重眼、耳疾病的人尝试这一练习。呼吸系统患有疾患的人，如哮喘、慢性支气管炎，肺结核等，建议在专家的指导下进行练习。生理期或孕期女性不宜练习。

此修法增加皮塔，适合瓦塔和卡法体质的人练习。

---

① 头颅清明法即圣光调息法。

② 斯瓦特拉摩著，G. S. 萨海、苏尼尔·夏尔马英译并注释，王志成、灵海译：《哈达瑜伽之光》，四川人民出版社，2015年，第141—142页。

11. 风箱式住气法（Bhastrika）

梵文Bhastrika的意思是风箱，这个调息法的特点就是像铁匠拉风箱一样，连续快速地呼吸。风箱式调息法增加体内空气的流动，增添胃火。具体修法如下：

a. 选择一种适合自己的体位（《哈达瑜伽之光》推荐了莲花坐），保持头部和背部直立，做苏磨手印，闭上眼睛，放松全身。

b. 用左右鼻腔慢慢做3～5次深呼吸。

c. 双侧鼻腔快速有力地吸气，接着再用同样的力气呼气，有节奏地重复若干次这样的呼吸（根据个人的体质以及实践的能力，每次可以从10次呼吸做到30次呼吸，甚至更多些。但切忌勉强自己，要以自己身体的感受为基本依据）。

d. 如果感到疲劳，可以用右鼻腔吸气（如果是这样，就不做手印）。

e. 深吸一口气之后住气，直到不能再住气时，用鼻腔慢慢呼气。

f. 此为一个回合，重复5个左右回合。

此调息法的意义在于：

a. 增加普拉那能量供应，净化血液。

b. 增强消化器官功能。

c. 清除黏液，有助于鼻窦炎、哮喘等疾病的治愈。

d. 强化肺功能。

e. 净化中脉。"此法立即唤醒昆达里尼，使得气息产生快乐，给予幸福，消除累积在中脉入口处的痰等障碍。"[①]

警告：禁止患有高血压、心脏病、中风、癫痫、脑瘤、头晕、消化系统疾病，以及患有严重眼、耳疾病的人尝试这个练习。呼吸系统患有疾患的人，如哮喘，慢性支气管炎，肺结核等，建议在专家的指导下进行练习。生理期或孕期女性不宜练习。

---

① 斯瓦特玛拉摩著，G. S. 萨海、苏尼尔·夏尔马英译并注释，王志成、灵海译：《哈达瑜伽之光》，四川人民出版社，2015年，第170页。

此修法增加皮塔，适合瓦塔和卡法体质的人练习。

12. 嘶声调息法（Sitkari）

梵文Sitkari的意思是，习练调息时发出"嘶嘶嘶"的声音。具体方法如下：

a. 安坐，全身放松，脊柱挺直，下巴微微收起，闭上眼睛，结苏磨手印。

b. 牙齿轻轻咬合，舌头微微抵住上下牙咬合处。

c. 张开嘴唇，吸气，让空气从牙齿中间进入口腔，发出"嘶嘶嘶"的声音。

d. 吸气结束后合上嘴唇，不住气，跟着就从鼻腔呼气。

e. 重复做5~10次为一轮，休息片刻，一般做3轮即可。

此修法据说特别适合女性，并可"不受饥饿、口渴、怠惰和睡眠的困扰，也绝不会无精打采"[①]。

此修法可降温，减少皮塔。

13. 清凉调息法（Sitali，卷舌式清凉调息法）

清凉调息法是一种非常有效的调息法。它的特点是给身体带来清凉，具有冷却的效果。但不是任何时候都适合习练，一般在炎热的季节或感到身体过热的时候习练。具体习练方法如下：

a. 舌头卷成圆形。

b. 通过舌头用力吸气。

c. 吸气后，闭合嘴巴，不住气。

d. 然后，通过两侧鼻腔缓缓呼气。

清凉调息法的作用，如《哈达瑜伽之光》所说："消除腺体扩张难题、与脾脏等有关的疾病，也防止发烧、胆汁失衡、饥饿、口渴，清除各种毒素。"[②]

---

① 斯瓦特玛拉摩著，G. S. 萨海、苏尼尔·夏尔马英译并注释，王志成、灵海译：《哈达瑜伽之光》，四川人民出版社，2015年，第165页。

② 斯瓦特玛拉摩著，G. S. 萨海、苏尼尔·夏尔马英译并注释，王志成、灵海译：《哈达瑜伽之光》，四川人民出版社，2015年，第166页。

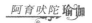

此修法减少皮塔。

14. 齿缝调息法（Sadanta）

齿缝调息法也是一种非常有效的调息法。它的特点是可以清洁牙齿，减少口臭，给身体带来清凉，具有冷却的效果。一般在炎热的季节、感到身体过热的时候以及有口臭的时候可以习练。具体习练方法如下：

a. 结苏磨手印。

b. 关闭牙关。

c. 从齿缝里用力吸气。

d. 吸气后，闭合嘴巴，不住气。

e. 然后，通过两侧鼻腔缓缓呼气。

齿缝调息法的作用主要表现在：

a. 除口臭。

b. 清凉身体。

此修法减少皮塔。

瓦塔（Vata）

1. 乌加依住气法
2. 左右脉络调息法
3. 嗡声住气法

卡法（Kapha）

1. 圣光调息法
2. 风箱式住气法
3. 太阳脉贯穿法

皮塔（Pitta）

1. 清凉住气法
2. 嘶声住气法
3. 齿缝住气法
4. 月亮脉贯穿法

结合道夏的常用呼吸法

15. 经脉净化调息法（Nadishodhana，左右鼻腔交替调息法）

在哈达瑜伽的所有调息法中，最基本、最重要的就是经脉净化调息法。经脉净化调息的方式其实很简单，《哈达瑜伽之光》中有详细的介绍。

a. 坐法。可以莲花坐，但这不是必需的。根据实际情况，也可采取其他各种坐法，也可站立，或坐在凳子上。如若身体不便，甚至躺着也可习练。

b. 左右鼻腔交替呼吸。左鼻腔吸气，尽可能绵长，然后住气，右鼻腔呼气。再从右鼻腔吸气，尽可能绵长，然后住气，再从左鼻腔缓缓呼气。如此完整的一轮。

这一调息法，可以根据练习者自身体质的实际情况，来决定做多少轮。有时一次可以做到80轮。需要注意的是，不可强求自己一定要做到多少，在住气阶段更不可强行憋气。若无法住气，就不要住气。同时，呼气和吸气，尽可能绵长、缓慢。

c. 经脉净化调息可以在早上、中午、下午和晚上进行。但习练的地方空气必须良好。在空气污浊的地方不应该习练。

d. 在调息过程中，吸气、住气和呼气往往有一个理想的比率。据说，最理想的比率是1：4：2，也就是吸气、住气和呼吸的比率是1：4：2。但每个人的情况不同，不可强求做到这样的比率。要坚持自然的原则，慢慢地、自然地去接近这个比率。

e. 在调息过程中，身体会有各种反应：第一阶段是出汗；第二阶段是脊柱会感到悸动；第三是最高阶段，会有一种达到想要达到的、实现想要实现的圆满之感。

f. 在调息过程中，因为专注和调息本身的能量，一般会出汗。对于汗水，合理的做法是让汗水自然干掉。绝对不要马上洗澡，更不能洗冷水澡，也不要直接进入冷的空调房。若需补充水分，一次量也不能太大。要缓缓饮水，并且是温水。也可以用自己的汗水给自己按摩，包括按摩自己的脸部以及其他重要部位。（参见《哈达瑜伽之光》2：13）

经脉净化调息法实用、安全，无须很深的理论表达，却是所有调息法中最好的，可以把它视为调息之王（the King of Pranayama）。《哈达瑜伽之光》说，这一调息法事实上具备了其他各种住气法的效用，只要习练了它，也就无须习练《哈达瑜伽之光》中提到的其他各种住气法了。①

此修法促进瓦塔、皮塔和卡法之平衡，对身心健康非常好。不过，对于不同体质的人，可以调整左右鼻腔吸气和呼吸的方式。方法如下：

a. 对于瓦塔体质，应该左右脉平衡调息，但当肺干或咳嗽、失眠时，可采取月亮脉贯穿法。如果感到冷以及拥堵，则采取太阳脉贯穿法。

b. 对于皮塔体质，采取月亮脉贯穿法。

c. 对于卡法体质，采取太阳脉贯穿法。

16. 腹式调息法

腹式呼吸是一种非常好的呼吸形式。这种呼吸容易把呼气、住气和呼气延长。对于身心健康非常有益。通常的腹式呼吸要点有：

a. 或站或坐或躺，结苏磨手印，自然呼吸，安静放松。

b. 缓慢地吸气，把气吸到下丹田（气海）。

c. 注意力集中于下丹田，住气。

d. 缓慢地呼气。

此法平衡瓦塔、皮塔和卡法。

但为了让腹式呼吸具有不同的疗愈效果，可以改变呼吸方式。

第一种是延长吸气调息法（升阳之法），方法如下：

a. 缓慢吸气，长长地吸气。

b. 完成吸气后只做微停（一秒）。

c. 自然呼气。

此修法有助于增强交感神经功能。

适用有下述疾患的对象：

---

① 这部分内容主要来自王志成著：《瑜伽之海》（第二版），四川人民出版社，2016年，第64—66页。

a. 心肺功能不强。

b. 哮喘。

c. 低血压。

d. 头晕。

e. 脾肿大，贫血。

f. 大小肠吸收功能低下。

g. 肾脏过滤率大而导致尿量过多。

h. 尿失禁。

第二种是延长呼气调息法，方法如下：

a. 快速吸气并下沉至下丹田。

b. 注意力在下丹田。

c. 缓慢地呼气。

此修法有助于增强副交感神经功能。

适用有下述疾患的对象：

a. 紧张、兴奋，心跳过速，降低血压。

b. 思虑过度，失眠。

c. 甲状腺分泌过度。

d. 大小肠吸收功能过强，而导致便秘。

e. 胆汁分泌不足，脂肪不易消化。

f. 肾脏过滤率过低而导致尿量过少。

g. 闭尿症。

第三种是吸气住气调息法，方法如下：

a. 吸气。

b. 吸气之后住气，尽可能地长。

c. 自然呼气。

此修法有助于增强副交感神经功能。

适用对象和延长吸气调息法一样，治疗效果更好。

第四种是呼气住气调息法，方法如下：

a. 呼气。

b. 呼气之后住气，尽可能地长。

c. 自然吸气。

此修法有助于增强交感神经功能。

适用对象和延长呼气调息法一致，治疗效果更好。

第五种是呼吸双住气调息法，方法如下：

a. 缓慢吸气。

b. 住气。

c. 缓慢呼气。

d. 住气。

此修法需要一段时间的习练才能适应。并且，此修法要求比较高，不要勉强。

17. 肛门会阴调息法

此修法实用有效，具体方法如下：

a. 缓慢吸气。

b. 住气。

c. 收缩臀部肌肉，并用意念把气下压至腹部，使其鼓胀。

d. 住气到某个强度时放松全部肌肉。

依次习练10～30次。

此修法强身健体，提升性功能，治愈痔疮。

肛门会阴调息法的另一种形式如下：

a. 收缩臀部肌肉，并用意念把气下压至腹部，使其鼓胀。

b. 意念沿着脊柱一直上升。

c. 住气，意念集中在脊柱上。

d. 呼气，并通过意念形成一个"小周天"图。

此修法能强身健体，提升性功能。此修法也非常适合房事之后能量的自我恢复和养生。

18. 乳房调息法

如今，女性乳房健康问题异常突出。很多女性的乳房因为种种原因不健康。保护乳房方式很多，从饮食、衣服、胸罩材料、推拿、精油按摩、健康生活方式、情绪调节多个方面都可以改善女性乳房健康。从阿育吠陀瑜伽的角度看，乳房调息法是女性一种有效的自我保护和自我治愈的方法。具体方法如下：

a. 用两指头夹住乳头。

b. 缓慢地吸气，并同时慢慢地轻揉乳房一圈。

c. 住气，停止揉乳房。

d. 缓慢地呼气，放松。

做36回为一轮，可以做3~5轮。日常保健，一日一次。如果乳房健康状况不太理想，如有小叶增生现象，可以一日两次，一次5轮。

此调息法主要是自己习练。但因为轻柔推拿比较单调和疲劳，也可以让爱人帮忙，或由专业人士协助。

此调息法一般情况下没有特别要求。如果是高级的调息，可以念诵不同的曼陀罗，如在吸气揉乳房时，默诵阿育吠陀瑜伽中的昙梵陀利曼陀罗（Dhanvantari mantra）或喜乐曼陀罗（参见第十六章）。

作用：防止小叶增生等多种乳腺方面的疾病，并有丰胸之效。

此修法平衡瓦塔、皮塔和卡法。

19. 脚跟调息法

这是一种简易并可以提神、增强体质的调息法。庄子说，"真人之息以踵，众人之息以喉"。但我们很多人并不能完全明白庄子说的意思。我们这里提供的脚跟调息法或许和庄子所谈的不是同一回事。但这里所提供的脚跟调息法对于身心健康是十分有效的。具体方法如下：

a. 平躺，自然呼吸。

b. 脚板用力后勾，同时用意念吸气，从涌泉穴、脚底、十脚趾吸气。

c. 通过意念将气从脚底引导至下丹田（脐轮），住气。

d. 缓慢呼气。

e. 意守下丹田。

为了配合调息，在用劲吸气时，双手可以随之紧握拳头。

如果是高级的调息，具体方法如下：

a. 脚板用力后勾，同时用意念吸气，从涌泉穴、脚底、十脚趾吸气。

b. 在吸气的过程中，随意念带气从两腿，到下丹田，再从下丹田上升到上丹田，并住气。

c. 缓慢呼气。

d. 意守下丹田。

为了配合调息，在用劲吸气时，可以手随之握紧拳头。

根据吸气、住气和呼吸时间的差异，脚跟调息法可以起到不同的作用，体现在瓦塔、皮塔和卡法功能上的差异。总体上，可以平衡瓦塔、皮塔和卡法，提升免疫力。

20. 服气调息法

服气调息法是一种是非常有效而直接的调息法，对于锻炼身心具有不可低估的价值。但服气调息法需要注意几个要点：

a. 空气必须清洁。

b. 一般在早晨太阳刚升起的时候，也可以在傍晚太阳落下去的时候。

具体习练方法如下：

a. 空腹，或饭后3小时。

b. 用嘴巴先吸一小口，想象有无数精华气体吸入口中，吸气时上腭尽量放松抬高，意想吸入口腔内的精华之气，像咽面包一样咽下去，经食道、胃送入肠中，一直送至下丹田。此过程中，可用手指从上而下引导至下丹田。第二次开始吸一大口。一轮可以吸7口，可以做1～7轮。服气次数从1轮到7轮逐渐增多。

服气调息法增加普拉那能量，可以比较快地提高免疫力。此修法人人可用，对于身体虚弱者，可以有效改善体质和精神活力。

有人认为，服气不属于调息范畴，但我们还是把它放入广义的调息法之中。除了上面的服气法，我们还可以实践中国传统中的采日月之精的服气法。

采日精之法：

a. 时间最好在农历每月初一、初二和初三。

b. 早上5～7点，站立，面对太阳。

c. 结苏磨手印。

d. 默想太阳一会。

e. 张嘴，吸气一口，想象把太阳吃到嘴中，太阳从食道进心肺（中丹田），下降至下丹田。

f. 住气。

g. 慢慢呼气。

可以采日精1～7次。不宜多。

采月华之法：

a. 时间最好在农历每月十四、十五和十六。

b. 晚上，站立，面对刚刚升起的金色月亮。

c. 结苏磨手印。

d. 默想月亮一会。

e. 张嘴，吸气一口，想象把月亮吃到嘴中，月亮从食道进心肺（中丹田），下降至下丹田。

f. 住气。

g. 慢慢呼气。

可以采月华1～7次。不宜多。

一般而言，寒性体质、低血压者适合采日精；热性体质、高血压者适合采月华。从阿育吠陀瑜伽的角度看，瓦塔和卡法体质者适合采日精，皮塔体质者适合采月华。

21. 自我呼吸疗法

人靠呼吸而活，没有呼吸就没有生命。呼吸就是生命，呼吸就是普拉那，普拉那是宇宙能量。但是，我们大部分人很少会主动意识到我们的呼吸，因为呼吸是我们最基本的生命过程，是"天赋"的生理行为。我们很少知道"呼吸"也可以疗愈自我。

生了病，除了看医生、休息、睡觉等之外，在瑜伽里还有一种有效的自我疗愈方法，即自我呼吸疗法。这种方法可以有效地帮助我们治愈很多常见的疾病。应该说，如果做得好，效果是非常明显的。

其基本方法和相关指导如下：

a. 缓慢吸气——伴随着意念"吸进宇宙正能量滋养我的身体，并到达病源处消除病源"。

b. 静静住气——伴随着意念"吸收宇宙正能量滋养我的身体，消除病原体"。

c. 缓缓呼气——伴随着意念"一切不好的东西都呼了出去"。

吸气时，创造新的、有助于抵抗疾病之物；住气时，专注于对病原的消除；呼气时，清除一切不好之物、败坏之物，并带出体外。

如果没有得到良好的指导，可以不住气，只做吸气和呼气，自然地进行。一般一次15分钟。根据实际，一天可以做若干次。

如果没有什么特别的疾病需要治疗，我们也可以实践自我呼吸疗法。在这个过程中，可以经验：吸气时创造新生命；住气时维系生命；呼气时回归宇宙、与普拉那融合为一。平时，我们可以有意识地提升自己的下行气。这样的呼吸锻炼，对于健康和美容养生很有意义，可以让我们充满能量，达成平衡。

此修法平衡瓦塔、皮塔和卡法。

22. 阿育吠陀调息法（1）

道夏增多，会对身体和健康不利、引发疾病，我们需要利用调息法来减少道夏。在调息习练中，可综合调息、曼陀罗和冥想联合解决。弗劳利向我们提供的基本方式是：右手按在相关部位。而实际效果则取决于心意专注的程度。具体方法如下：

a. 瓦塔——在结肠中，使用曼陀罗Krim和Srim。把右手放在左下腹，把左手放在右手上；缓慢地吸气，重复默念电曼陀罗Krim（发音Kreem），将瓦塔能量、受扰乱的整个身体的神经能量和心意的瓦塔能量引到结肠；然后呼气，并使用月亮曼陀罗Srim，向身外散开瓦塔能量，并在下腹感受宁静、力量和稳定性。

b. 皮塔——在小肠中，使用曼陀罗Hrim和Srim。把右手放在肚脐。把左手放右手上；缓慢地吸气，重复默念太阳曼陀罗Hrim，把皮塔能量

（整个身体和心意过多的热和火）引导到肚脐；然后呼气，并使用月亮曼陀罗Srim，向身外散开皮塔能量，带来清凉、平静、滋养的力量，进入到肚脐。

c.卡法——在胃部，使用曼陀罗Srim和Hrim。把右手放在胃部，上腹部。把左手放右手上；缓慢地吸气，重复默念月亮曼陀罗Srim，把卡法（水、黏液、执着和沉重的过分能量）引导到胃部；呼气，使用太阳曼陀罗Hrim，投射温暖的太阳能量，驱散累积的身体卡法，代之以空间、轻盈、能量和力量。

23.阿育吠陀调息法（2）

瓦塔、皮塔和卡法能量类似致病能量，它们的累积都不利于健康。促进我们健康的是普拉那、特伽斯（Tejas）和奥伽斯（Ojas）能量。它们分别对应于瓦塔、皮塔和卡法。弗劳利也向我们提供了促进我们正面能量的调息法。

a.促进普拉那的调息法：这一调息法，最好去室外的自然环境，从植物、树木、空气中吸取普拉那能量。吸气，重复默念电曼陀罗Krim；呼气，默念Hrim，扩展普拉那能量，让身心充满能量。

b.促进特伽斯的调息法：这一调息法，最好去室外自然环境，从外界，尤其吸收太阳的能量。吸气，重复默念太阳曼陀罗Hrim；呼气，默念火曼陀罗Hum，扩展火能量，让身心充满特伽斯之光。

c.促进奥伽斯的调息法：这一调息法，最好去室外自然环境，从地、水、月亮那里吸收能量。吸气，重复默念水曼陀罗Klim；呼气，扩展奥伽斯能量，默念月亮曼陀罗Srim。这一调息，使得奥伽斯和苏磨（Soma，喜乐，甘露）结合，给人带来青春活力。

第十四章

制 感 瑜 伽

一、有关制感的若干经文以及制感的重要性

制感，Pratyahara，八支瑜伽中的第五支。帕坦伽利在《瑜伽经》第二章54—55节论述了"制感"：

2:54 当心脱离感知对象，感官也会脱离各自的对象，因此便被说成是效仿人心。这就是制感。

2:55 于是达到了对感官的完全控制。①

《薄伽梵歌》对控制感官也有精彩的描述：

2:60 阿周那啊，骚动不安的感官甚至会使奋力达致圆满的智者，也被迫失去自制力。

2:61 控制住感官之后，就应该坚定地把心意集中在作为至上目标的我之上。当一个人的感官得到控制时，他的智力就得以稳定。

2:67 当飘忽不定的感官控制了心意，就会盗走智力，使之无法抵达平静和快乐的灵性之岸，就像海上的一叶扁舟在风暴中无法抵达海岸。

6:12 以舒适的姿势坐下，心意专注于至上者，控制思想和感官活

---

① 斯瓦米·帕拉伯瓦南达、克里斯多夫·伊舍伍德著，王志成、杨柳译：《帕坦伽利〈瑜伽经〉及其权威阐释》，商务印书馆，2017年，第154页。

动，练习冥想，以求净化心意和感官。①

多部《奥义书》也涉及感官控制。如《白净识者奥义书》说：

2:01 要想觉悟到真理，首先要控制心意和感官。

2:02 当我们的心意受到控制时，我们就受命于神的力量之下。

2:08 智者应该保持身体稳定，胸部、颈部和头部保持垂直；在心意的帮助下，把感官转向内心；再依靠梵之渡船，就可以穿越恐怖的尘世之海。②

瑜伽，究竟如何有效实践制感呢？

首先，我们问一下自己，我们自己或在瑜伽馆里是否实践过制感瑜伽呢？

对我们很多瑜伽人来说，或许还没有严肃思考过何为制感瑜伽，还没有认真实践过制感瑜伽。我们的瑜伽，大致还停留在体位或调息上。甚至我们不少人对调息也不关注。事实上，在很多人那里，瑜伽就是体位法。很显然，这样的瑜伽是不完整的，还存在不少的误区。"八支瑜伽模式"是一个完整的整体。我们需要记住弗劳利教授的话，并时刻提醒自己：没有制感，体位就只是另一形式的运动；没有制感，呼吸法也只是把能量给我慢（私我）的另一手段；制感，可以让所有的瑜伽走向深入；制感，可以减少能量消耗，朝内，可以保存能量。

八支瑜伽，各支都有其特定的功能和作用：

禁制/劝制：帮助生活中的我们确保方向正确，保持平静，减少能量无谓的消耗和浪费。

---

① 毗耶娑著，罗摩南达·普拉萨德英译并注释，王志成、灵海汉译：《薄伽梵歌》（注释本），四川人民出版社，2017年第七次印刷，第54、57、124页。

② 罗摩南达·普拉萨德英译并注释，王志成、灵海汉译：《九种奥义书》，商务印书馆，2017年，第200—202页。

坐法（体位）：使得心意不受感官经验的二元性结果所束缚。

调息：消除意识之光的遮蔽，为专注做准备，使得心意充满能量和敏锐。

制感：把我们的注意力从我们周围的声音、气味或其他感官的刺激中向内撤回。①

可以说，制感是瑜伽成就的拐点，没有制感瑜伽，就不可能有真正的专注和冥想，也就不可能达到帕坦伽利所说的三摩地，即不可能真正达成瑜伽的目标。

二、制感的含义

制感，Pratyahara，源于两个词根：prati 和 ahara。Ahara，"食物"的意思，或者"从外面吸入的东西"。Prati，介词，意思是"反对""避开"。合起来Pratyahara的意思就是"控制食物"，或"控制从外面吸入的东西"。对此，有一个形象的比喻，就像乌龟把四肢收回缩进龟壳中——龟壳就是心意，感官是四肢。这个词还可以翻译成"把感官从其对象抽离回摄"。

弗劳利告诉我们，食物（ahara）有三个层面：（1）粗身的食物，从地水火风空五大元素而来；（2）精身的食物，印迹、印象，满足心意的食物——色声香味触的（刺激）感觉；（3）因果身的食物，我们与人的关系，我们以此关系滋养灵魂，并通过三德影响我们。

所以，基于对食物的认识，弗劳利从两个层面理解制感：（1）从有问题的食物、印迹、联结中抽离回摄；（2）获得好的食物、印迹、联结。通过从消极的印迹抽离回摄，制感强化了心意的免疫力。

以下主要基于弗劳利的论述，把制感分四种：（1）indriya–pratyahara控制感官；（2）prana–pratyahara控制普拉那；（3）Karma–pratyahara控制

---

① Cf. Reverend Jaganath Carrera, *Inside the Yoga Sutras,* Virginia: Integral Yoga Publications, 200, pp.157—158.

行动器官；（4）mano-pratyahara 心意从感官中撤离。

三、控制感官

希瓦南达（Swami Sivananda）曾经说过，制感本身就叫瑜伽，并且这是八支瑜伽中最重要的一支。但在如今这个商业社会或消费主义盛行的时代，人们似乎最不愿意谈论制感、实践制感。我们有着如此多的欲望，以致不知道如何让心意平静下来。人人都被商业和消费的欲望驱逐着，没有时间思考。所以，弗劳利教授才会说，控制感官可能是我们当下这个时代最强大的、最重要的瑜伽一支。

（一）正确摄取印迹

我们（感官）每天都要从外面摄取大量的印迹。而心意的主要食物就是印迹。垃圾食品让我们的身体累积了太多的毒素，而大量的垃圾印迹让我们的心意膨胀不安。这些垃圾印迹，基本上没有什么垂直维度的信息，它们无法提升我们的生命质量，却像垃圾围城一样占据了我们绝大部分的时间和精力能量。我们在无尽的垃圾印迹之中翻转不止，形成了吸收垃圾印迹的习性，并不容易改变格局。真想改变这一局面，就需要巨大的意志力或某种瑜伽之力量。

（二）感官回撤

1. 直接切断感官印迹。印迹有其源头。它们主要来源于手机、电脑、邮件、微信、微博、直播、公众号、网站、电影、电视、报纸、杂志、电影、书籍等各种各样的载体和活动。为了直接切断垃圾印迹，我们要有意识地放弃某些印迹来源。如今，对绝大多数的人真正形成挑战的是手机。手机是当今很多人的印迹来源。毫无疑问，手机在带来资讯便利、及时性的同时，也让大家陷入了垃圾印迹中。人们忙着翻阅，忙于应付，忙着交涉，忙于攀缘，无尽的印迹进入其生活。一种简单直接的方式就是单纯地拒绝！

母胎身印（Yoni mudra）是关闭感官（制感）的重要方法。具体做法如下：

a. 按照自己的身体状况，舒适地坐好，可以做至善坐。

b. 闭上双眼，深吸气，食指压在眼眉上，大拇指压住、关闭双耳，中指压住两侧鼻腔，无名指压在上唇上，小指压在下唇上。

c. 住气。根据自己的能力，决定住气的时间长度。住气时间可逐渐加长。

d. 放开中指，缓慢地呼气，呼尽。

e.（其他手指保持不变）继续缓慢地深吸气，住气，再用中指关闭鼻腔。

此法可以按需不断地习练，没有固定次数。据说，人的手指具有强大的普拉那能量，通过手指的习练传达强大的能量，对头部的锻炼很好，并有养生之效。这是有效的制感方式，是通向冥想和三摩地的序曲。

此法也被婆罗门南达（Swami Brahmananda）称为六头战神式身印（Sanmukhi mudra）。

（说明：传统上用食指关闭双眼。但从个人实践的角度看，食指关闭双眼容易对眼球产生一定压力，对眼球有不利刺激。所以，我们把它修改为食指压在眼眉上，眼睛闭上即是。）

2. 开放感官，但心不在。这里，有两种情况：

第一是被动式"心不在焉"。我们很多人都有体会，就是我们明明在听，但什么也没有听到；明明在看，但什么也没有看到。感官是开着的，但是心不在感官处，更不在感官对象处。

第二是主动式"心不在焉"。通过练习，即便感官开放，但不会引发感官的活跃而被感官束缚。这种"心不在焉"是一种瑜伽功夫。对于我们一般人，通过改变注意力可以让感官得到控制。

（三）专注于统一的印迹

有效控制感官，却又难以避免面对众多的垃圾印迹。我们需要找到应对垃圾印迹的能力。有一种说法，那就是以一念应万念，即把注意力集中于统一的印迹。让我们接受的印迹，它们是内在关联的、可以统一起来的，而不是散乱的、无序的、前后不关联的。一旦我们接受的印迹是彼此关联的、有序的，就比较容易管理感官、控制感官了。

（四）创造积极的印迹

人是具有创造力的，可以根据自己的需要创造一种积极的内外环境，在这种积极的环境里，获得更好、更积极的印迹。例如，大家一起习练瑜伽，寻找一个优良的环境，彼此间建立良好的关系，可以分享使用带来更好印迹的技术和手段。这种积极的创造也有助于我们感官的控制。

（五）创造内在的印迹

人和其他动物很不一样。我们为了让自己更好地生活，我们从事自我的创造，可以从内部创造出一个世界，获得内在的印迹。想象就是一种特别的方式。人是一种选择性的动物，通过选择，我们朝内走，通过想象为自己创造一种符合生命本身需要的印迹。在某种意义上，众多的神话故事、众多的宗教故事都是我们人的自我想象，通过想象，获得一种内在自足的印迹，让感官避免遭受杂乱的和不良的刺激，让生活更加圆满和喜悦。

想象又分不同的层面。一旦把握了瑜伽的根本，那么，不管哪种层面的想象，都可以有效地服务于感官的控制，有助于达成瑜伽更高的目标。

四、控制普拉那

普拉那能量低，生命力就弱。普拉那能量强，就有巨大的活力。但是，普拉那首先是一种中性能量，我们需要正确面对自己的普拉那。

普拉那属于能量鞘。如果普拉那能量得到控制，我们就可以保持稳定和力量。一方面，调息是一种自我的控制，普拉那在调息中得到加强和调理。另一方面，我们可以通过制感使普拉那回摄。

五、控制行动器官

我们已经谈到通过控制印迹来控制感官，我们还可以通过直接控制行动器官来控制感官。行动器官得到了有效控制，感官也就可以得到有效控制。

行动器官包括手足舌肛门生殖器。每个行动器官都有其特定的功能和价值。行动器官的本质是朝外的，手要去抓，足要行走，舌头要尝味道，肛门要大便，生殖器要小便、生殖和追求快感。对于所有的行动器官，我们都需要发挥其正常的功能。但如果我们的内器官即心意开始执着于这些行动器官所带来的感受，我们就会陷入麻烦中。

舌头可以尝到各种味道，甜的、酸的、苦的、辛辣等。我们可能会执着于某一种味道，这就会带来一种独特的印迹，从而导致业力。在业力的作用下，我们就会失去自主性。我们的感官就会把我们牵走。瑜伽制感就需要控制我们的感官，这是方向性的。

其他行动器官也一样。特别是我们的生殖器官，对大部分人来说，要完全控制好自己这个器官很不容易。性的力量巨大无比，会深刻影响我们瑜伽行者的修持。关于性的问题，各种著作很多。有一点可以肯定，生殖器官在正常的行动中所伴随的快感会成为人们执着的理由，一旦执着于快感而陷入复杂的关系中就会带来种种问题。当然，控制性器官不等于禁欲主义，而是需要对生殖器官、性、性对象、性行为、性关系等有一个深刻的认识，从而理解和处理这一行动器官问题。

六、摄回心意

毗耶娑说，心意是蜂后，感官是工蜂。心意在哪里，感官就跑到哪里。

《牧牛尊者百论》中说，制感就是太阳（处于肚脐）吸走来自月亮（处于上腭根部）的甘露。这里的太阳和月亮都是一种比喻性的表达。

《雅伽瓦卡亚瑜伽》（Yoga Yajnavalkya）对制感的讨论则多得多。

从哲学上说，帕坦伽利所讨论的制感是基于他的数论哲学，而雅伽瓦卡亚对制感的讨论则是基于他的吠檀多哲学。

雅伽瓦卡亚瑜伽的制感有四类：

第一，努力抑制感官靠近感官对象（前面涉及此方法）。

第二，把一切所见都视为在自我中并且视为就是自我（这是一种哲学性的方法，我们大部分人难以做到。但一个人深入学习诸如《薄伽梵歌》，学习吠檀多哲学，应该可以做到，或经过不断实践可以做到）。

第三，每日在心中履行（吠陀）规定的职责，而没有实际的行动（对我们一般人似乎难以履行，但对于古代印度修行者则是完全可行的）。

第四，通过心意，让自己的心意在身体上18个关键点有序地移动。这也被称为制感，并且这部经典把它视为是最重要的制感方式。

修习制感瑜伽的人，需要极度地专注，把念力集中于身体的关键点上，让自己的心意缓慢地移动。这样的瑜伽习练可以让人精力充沛，喜乐盈盈，具有极好的养颜之功效，并最终让人克服恐惧而得长寿。据说，吠陀时代的投山仙人（Agastya）就大赞此瑜伽修法。

身体的18个关键点包括：

1. 大脚趾
2. 踝关节
3. 小腿中间
4. 小腿根部
5. 膝盖中间
6. 大腿中间
7. 会阴
8. 环跳
9. 生殖器
10. 神阙（肚脐中间）
11. 膻中
12. 颈底部

13. 舌根

14. 鼻根

15. 眼睛

16. 印堂（眉心）

17. 前额

18. 百会

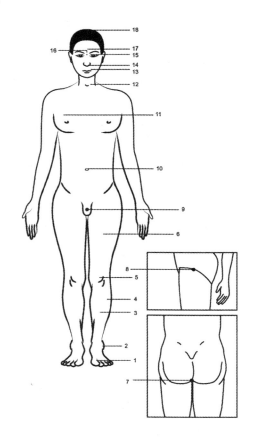

说明：图中数字表示相应的穴位或区域。原文是有对应梵文的，在瑜伽里我们用熟悉的穴位或区域名称表示，但不是和梵文百分之百一致的。

习练这一瑜伽，可以躺在地上或睡在（硬板）床上。只要无人打扰，就可以在任何状态下习练这一瑜伽。有时，我们也可以通过这一瑜伽恢复体力。

当然，制感瑜伽的习练不是孤立的。但是，心意是所有瑜伽习练的根本。心意正，一切都正。心意不正，一切都不正。

关于这一制感瑜伽的更具体修法，可以参见第八章。

七、高级制感：瑜伽休息术

制感有很多方法。弗劳利甚至说，体位法应该是运动器官的制感；调息法则主要是通过住气对普拉那能量的制感；曼陀罗则是对因果身的制感。通常情况下，体位法最后以摊尸式结束。摊尸式这种体位可以摄回能量，达到更高的层面，带来健康。从阿育吠陀瑜伽养生法来说，动物冬眠，就是保持能量，保持知觉。我们甚至可以说，类似冬眠一样的瑜伽休息术是最高级别的制感。

瑜伽休息术可以有多种修法。这里提供的方法如下：

a. 进入内在的、有深度的休息状态。

b. 抽离外界的所有信息，回到当下。

c. 进入"很深"的睡眠状态，却保持清醒。

d. 可以采取体位之后的摊尸式。

e. 或者也可以坐着，让能量向上流动。

f. 同时，让心意释然、放松，保持静默。

顺便说，有的人可能太累了，在做休息术的时候，很自然地睡着了。这没有什么不好。

瑜伽休息术或瑜伽睡眠包含了所有感觉器官、行动器官、普拉那和心意的制感，因此是一种强大的养生法。①

---

①　David Frawley, *Soma in Yoga and Ayurveda,* Twin Lakes: Lotus Press,2012, pp.266—267.

八、走向自觉的制感瑜伽

传统阿育吠陀回春疗法把制感视为基本策略。例如采取隔离性的"分离疗法"——断裂和朋友或特定人的关系，排除与外在某些特定感官对象的接触。这种疗法作用很大，甚至可以提升人的精子质量。例如一对夫妻，身体都是正常健康的，但因为生活压力大，还做爱过多，男方精子质量下降，导致女方难以怀孕。阿育吠陀瑜伽老师可以建议这对夫妇分居3个月，切断男方性能量的外泄。同时，通过阿育吠陀瑜伽的食物疗法加以调养，3个月后男方的精子质量明显提高，女方很可能就可以怀孕了。

这种隔离疗法，也是有弊端的。日常的分离疗法不是完全断裂的。但面对特别的情况，采取隔离疗法也是很合理的。

除了隔离这种特别的制感瑜伽方法，还可以有其他各种方法。例如，在充分了解一个人的体质之后，有针对性地处理瓦塔体质、皮塔体质和卡法体质的人的制感方法。可以从不同体质的人所需要的饮食、习性、身心特点来制订相应的制感方法。上述的多种制感方法，在运用上也需要考虑到不同人的体质特点，从而使得这种制感更加有的放矢。

我们要让自己主动适应合理的制感实践，让一种被动的实践变成自觉的实践。而这种自觉的制感实践依赖于人的内在意识的超越。因此，我们最后介绍终极性的制感实践。

在所有制感中，还有一种特别的制感方法，它是阿育吠陀瑜伽中最高级的制感，就是目击训练的制感。一个人如果能达到目击者和目击对象分离，他就达到了最高的制感，即达到了真正的不执，可以超越生死轮回。有关这方面的论述可以参考《至上瑜伽》《直抵瑜伽圣境》等书，这里推荐一个实用的修法：

闭上你的眼睛，只是觉知你的觉知。尽力观察你的觉知。把注意力从外在世界、自己与他人的身体、自己与他人的思想观念摄回。如果你思想散了，注意力不集中了，被外在现象、思想、自我情绪所干扰，就马上收摄回来。你只是观照你的觉知，这个觉知是没有具体内容的。这是真正的当下。真正的当下，没有过去和未来，没有思想观念。

　　反复习练，你就会达到极大的制感效果。如果能达到自觉的境界，你就可以达到解脱，获得自由。

第十五章

冥 想 瑜 伽

一、有关专注、冥想和三摩地的若干文本

八支瑜伽的后三支分别是：专注（dharana）、冥想（dhyana）和三摩地（samadhi）。我们首先给读者介绍各种著名的瑜伽经典有关专注、冥想和三摩地的论述或描述，通过学习这些经文，读者可以对专注、冥想和三摩地有一个基本的认识。

（一）《瑜伽经》

帕坦伽利在《瑜伽经》第三章一开始就描述了什么是专注、什么是冥想以及什么是三摩地：

3:1 专注是把心集中在身体的灵性意识中枢内，或体内和体外的某种神圣形式上。

3:2 冥想是流向专注对象的连续的意识流。

3:3 在冥想中，对象的真实本性放出光芒，不再受感知者的心的扭曲，这就是三摩地。①

《瑜伽经》第三章的核心就是论述八支中的最后三支。帕坦伽利把

---

① 斯瓦米·帕拉伯瓦南达、克里斯多夫·伊舍伍德著，王志成、杨柳译：《帕坦伽利〈瑜伽经〉及其权威阐释》，商务印书馆，2017年，第159—160页。

它们合起来统称为专念（samyama）：

3:4 专注、冥想和三摩地这三支合在一起就是专念（总制）。①

读者可以注意到，帕坦伽利是把这三支合起来论述的。这是因为，专注、冥想和三摩地具有内在的联结，是一个持续性的过程。关于三摩地，我们将在下一章做更详细的探讨。帕坦伽利在讨论中并不把专注、冥想和三摩地这三者分开，而是视为一个有机体。

（二）《奥义书》

众多的《奥义书》对专注、冥想和三摩地有着大量的论述和阐发。这里，我们挑选出一些精华，供读者参阅。

《羯陀奥义书》：

隐藏在万物之中的那个自我并不光芒四射。但是，知微者通过他们专注的、精微的理智可以看到。（1:3:12）

通过专注自我，智者认识到那个古老的、光辉的"一"难以看到，是未显的、隐藏的，就居于"觉"（菩提）之中，并且停在身体里——他确实远远地抛弃了欢乐和悲伤。（1:2:12）

《白净识者奥义书》：

智者应该让他的身体坐稳，上身挺直，在心意帮助下将他的感官转向心，并通过梵之筏渡过可怕的世界急流。（2:8）

在避开大风的洞穴修持瑜伽，修炼之地平整，纯粹，没有鹅卵石、砾石和火，没有水声或市场的干扰，心意喜悦，不刺眼睛。（2:10）

---

① 斯瓦米·帕拉伯瓦南达、克里斯多夫·伊舍伍德著，王志成、杨柳译：《帕坦伽利〈瑜伽经〉及其权威阐释》，商务印书馆，2017年，第161页。

《蒙查羯奥义书》：

那个梵光芒四射，巨大无比，自我照耀，不可思议，比精微的还要精微。他比远的还要远，却又非常的近。确实可以在此看到他，他就居住在有意识的人的心房。（3:1:7）

《大林间奥义书》：

哦，迦吉（Gargi），尽管不知道这一不可灭者，但这世界上无论是谁都提供祭品、履行祭祀和实践苦行，甚至行之几千年，发现这样的行为都是会灭的。哦，迦吉，无论是谁，离开这个世界而不知道这一不可灭者，都是悲惨的。哦，迦吉，但他知道了不可灭者之后离开了世界的人是知梵者。（3:8:10）

《唱赞奥义书》：

这一切都是梵。宇宙从梵中产生，又消融于梵，在梵中呼吸。所以，人们应该以平静的心冥想梵。（3:14:1）

《品迦拉奥义书》：

一个人尽管用一只足站立千年，进行苦行，但它还不及专注冥想的十六分之一。（4:15）

（三）《薄伽梵歌》

瑜伽士永远应该专注心意，独居幽境，控制思想和自己，无所企盼，无所贪求。选择清静的地方，安置自己的位置，座位稳固，不高不低，铺上布、皮和拘舍草。控制心意和感官，思想集中在一点上，坐上座位修习瑜伽，以求灵魂得到净化。身体、脖子和头保持端正不动摇，

固定目光在鼻尖，不要到处张望。（6:10—13）

（四）商羯罗《分辨宝鬘》

冥想阿特曼，它就居住在你里面，它没有一切有限的附属，他是存在、意识和喜乐，它是独一无二者。你将不再生活在生死轮回之中。（第288节，第412节）

（五）《室利·罗摩克里希那言行录》

在深度冥想中，感官的功能停止了；心意不再朝外。它就像关了院子的门。有五个感官对象：色、声、香、味和触。它们都留在外面了。

你知道一个人在冥想状态是什么感觉吗？心意就像连续不断的油的流动——它只想着一个对象，那就是上帝。它意识不到其他任何东西。

如果你冥想一个对象（择神，理想的对象），你将获得它的性质。如果你日夜思考上帝，你将获得上帝的性质。一个盐娃娃进入海洋里测量海洋的深度，它就会和海洋合一。

如果日夜沉浸在世俗之中，心意就不可能思考上帝；独处幽境，思考上帝，这非常必要。除非一个人独处幽境，实践冥想，否则一开始，将心意集中在上帝上是非常困难的。

为了冥想，你应该撤回自己，或退到一个隔离之所，或到森林里。并且你应该始终区分真实的和不真实的东西。只有上帝是真实的，是永恒的本质；其他一切都是不真实的，也就是不是永久的。通过区分，一个人应该从心意中摆脱不永久的对象。

一个人在冥想中能够获得这样的心注一处，他将什么都看不见，什么都听不到。他甚至不会意识到触感。一条蛇可能爬过他的身体，但他没有意识到它。蛇和他彼此都意识不到对方。

桑迪亚（sandhya）融入歌雅特瑞（Gayatri），歌雅特瑞融入唵，唵融入三摩地。它就像铃声：铛—铛—铛。通过跟随唵声的轨迹，瑜伽士渐进让自己融入至上的梵中。

（六）斯瓦米·辨喜《胜王瑜伽》

当心意被训练到能固定在内部或外部的某个点上时，心意就会产生一股不间断的心意流，守在某个点。这就是冥想状态。当一个人具有如此强的内观力，以致他能够抗拒外部感知，只把冥想保持在内部某个点上，这种状态就叫三摩地。这三种状态——专注、冥想和三摩地——合在一起称为专念（samyama）。

这一关于灵魂的真理首先被听到。如果你已经听到了它，那么就思考它。一旦你思考了，你就冥想它。不要空洞的争论！一旦你满足了你自己，你就是无限之灵。如果这是真实的，"你是身体"这话就是胡话。你是自我（自性，原人），而这被认识到。灵必须把它自身视为灵。现在，这灵把自身视为身体。这必须停止。你一旦开始认识到这点，你就解脱了。

专注是一切知识的本质。没有专注，什么都不可能。百分之九十的思想力量都被普通人浪费掉，所以他不断犯大错；受过专门训练的人很少犯错误。

人意识到自己从欲望中摆脱出来的这个过程，恰当地表达了为获得普遍的自由而进行的斗争。这一自由通过工作、崇拜和知识这三重活动方式获得：（1）工作——持续地、不停地去帮助他人，爱他人；（2）崇拜——它在于祈祷、赞美和冥想；（3）知识——跟随冥想而来的知识。

在完美的专注中，灵魂实际上摆脱了粗身的束缚，并知道自身是什么。

对灵性生活最大的帮助是冥想。在冥想中，我们脱去我们所有物质的限制条件，并感到我们神圣的本性。在冥想中，我们不依赖于任何外在的帮助。

最大的事就是冥想。它是通向灵性生活——心意冥想——最接近的进路。正是我们日常生活中的这一刻，我们不是物质——灵魂思考它自身，摆脱一切物质，这是灵魂奇异的接触。

思考和冥想你是全在的阿特曼。"我既不是身体，也不是心意，也不是菩提（觉），也不是粗身和精身"——通过这一排除过程，将你的心意沉浸在超然的知识之中，它是你的真正本性。不断将心意投入这样的知识之中，以便杀了心意。然后，只有你认识到理智的本质，或在你的真正本性中确立起来。认识者和被认识者、冥想者和冥想对象将变成一，接着就是所有现象叠加都终止。

三摩地是每一个人的特征——不，每一个动物的特征。从最低级的动物到最高级的天使，每一个动物都会在某个时候必须达到这一状态，并且对他来说只有那样，真宗教才开始。

我们宣称，专注心意的种种力量是唯一的知识道路。在外部的科学中，心意的专注是——把它置于外在的东西上；在内在的科学中，心意的专注也是——引向一个人的自我。我们称这一心意的专注叫瑜伽。瑜伽士谈了很多。他们宣称通过心意的专注，宇宙中每一个真理对于心意都会显而易见，不管是外在的还是内在的真理。

（七）《摩诃婆罗多》

在《摩诃婆罗多》中，摩奴、毗耶娑（广博仙人）和瓦希斯塔（Vasishtha）都谈到冥想。

摩奴说：既然心意总是受到感官对象的刺激，普通心意是不可能达到无德之梵的。只有通过持续不断的专注，将感官融入心意，心意融入理智，才能达到无德之梵。

毗耶娑说：从外部对象撤回理智、心意和感官，并将它们融入普遍的超灵的过程，这会导致至上的知识。渴望这种知识的人必须心意高度专注，每日早晚各一次将心意融入理智。

《毗耶娑经》（4:1:9 和11）中说：

因为冥想[位格]被比作静止不动的大地。没有[冥想]之地的法则。无论心意在哪里专注，都应该实践专注。

瓦希斯塔说：

冥想是瑜伽士最大的力量。智者把冥想描述成心意专注和调息。调息分两类：有念诵的调息（sagarva）和无念诵的调息（nirgarva）。除了有时取食物和排泄，一个人应该总在冥想。通过心意的专注，智者让个体灵魂从二十四个宇宙原则中分离出来，并将它融入超灵。个体灵魂和超灵一旦合一，人就成为生前解脱者。

（八）数论哲学

通过强烈的冥想达到原人，原人是所有的本性力量。

冥想是依附的终止。

通过抑制限制条件而达到完美的冥想。

通过专注、体式和履行职责达到完美的冥想。

也通过不依附和实践而达到完美的冥想。

尽管求道者应该对许多经典和导师虔诚，但他必须仅仅从中接受本质，就如蜜蜂从众多花中采蜜一样。

心意专注的人，三摩地不会中断。他就如一个射箭者一样。

在世俗工作中一旦违背既定规则，就会造成极大伤害，冥想也一样。

通过自制、敬畏和服务古鲁（导师），经过一个长时间，就会取得成功。①

我们在这里为读者提供了比较多的专念（专注、冥想和三摩地）文本，目的是让读者和习练者通过权威经文对瑜伽冥想有一深入认识。同

---

① 斯瓦米·阿迪斯瓦阿南达著，王志成、梁燕敏、周晓微译：《冥想的力量》，浙江大学出版社，2017年，第77—85页。

时，读者可以看到，在我们提供的经文文本中，冥想的目标都是非常明确的，就是要达到不朽，达到三摩地，达到人的圆满，也就是说传统上说的冥想是为了觉悟的。

然而，本书不仅仅涉及传统关注的终极性冥想，也关注层面相对较低的冥想以及关心我们身体本身的冥想，即阿育吠陀瑜伽的冥想。

二、冥想的四大系统

冥想本身是一个巨大的学问。从认识和实践的角度，我们大致可以把冥想分为四大传统：（1）帕坦伽利传统的冥想或基于数论哲学的冥想；（2）基于吠檀多传统的冥想；（3）基于虔信传统的冥想；（4）基于阿育吠陀瑜伽传统的冥想。但是，不管出于什么传统，冥想的目标都应该是崇高的、至上的、正义的。只是它们冥想的具体径路或侧重面有所差异：

1. 帕坦伽利传统的冥想：突出专注，专注于某个具体的或抽象的对象；并且，基于对象和专注程度的差异，冥想所达到的高度也不同。从哲学基础上说，帕坦伽利传统的冥想，最终要达到原质和原人的分离，达到三摩地的最高境界——独存。

2. 吠檀多传统的冥想：突出我们的自我（jiva，吉瓦）本质上就是真我（阿特曼，Atman），就是那最终的纯粹意识（梵，Brahman）。我们今天的大部分人练习瑜伽，最终所要达成的就是这一吠檀多传统的瑜伽，也即是，达到"天人合一""梵我一如"的境界。

3. 虔信传统的冥想：冥想对象是人格化的对象。不过，这一冥想开始是主客二元的，但最终可能达到不二的境界，或者主体消融于神性的对象。这一传统的冥想，强调冥想者主体的感情、情绪、爱。它把冥想者的心意、情绪、感情维度转向了他们所信仰的某一人格性的神性对象。

4. 阿育吠陀瑜伽传统的冥想：突出通过冥想者自身体质的差异来控制心意、平息心意。尽管阿育吠陀瑜伽的冥想同样是为了达成最终的三摩地，但它的初始立足点则是心意平静，并以此来治愈心意层的问题。

读者可以理解，调息有助于治疗身体层的疾病，而专注和冥想则有助于治愈心理（心意）层的疾病。但同时，调息、专注和冥想并不是分离的，而是相互影响、彼此联结的。

三、帕坦伽利传统的冥想

帕坦伽利传统的冥想，其特点就是专注。在练习专注和冥想中，所选择的对象或理念可以是具体的，也可以是抽象的；可以是一个词，或者是一种观念；也可以是一幅图像，或者一个符号；当然，还可以是某位神，或者某个人。

对此，阿迪斯瓦阿南达在《冥想的力量》中较为系统地归纳了这么几类专注的对象：

1. 超越所有悲伤的光辉灿烂的光。根据古代的知微者所说，这是灵性意识的光，在内心的隐蔽处闪耀，超越所有的悲伤。求道者在心中想象无限的、天空一般的、透明的光芒，然后想到自我就在那光。

2. 不被任何激情和执着所束缚的灵魂之心，即圣人的心。圣人的心，吸引着我们，使我们产生崇高的敬仰。不被任何激情和执着所束缚的圣人，他的内心总是平静。我们的心意专注在这样一颗平静的心上，也会获得心的平静。

3. 梦的经验或者深眠经验。关于圣人或神圣象征的梦，或者一种在深眠中的喜悦状态，总会在我们的头脑中留下深刻的印迹。在梦中，对外在世界的感知被关闭了，头脑中的各种思想变得逼真。我们一般会以三种方式来冥想任何这样逼真的梦：（1）通过建立一个梦想对象的精神图像，并且想象它是真实的；（2）通过冥想某个记忆中的梦，并且维持那种冥想状态；（3）通过专注任何提升灵性之梦的体验。

无梦的睡眠状态，是那种外在与内在感知都变得模糊的状态，它只保留一种被动的意识。这种被动的"我—意识"也可以成为冥想的对象。

4. 有助于提升灵性的事物。这样的事物可以是某个地方，某些场境，某种思想，或者任何其他引起心意集中专注的事物。如果心意能够集中在某一对象上，它也可以集中在其他对象上。[①]

下面，我们选择介绍两种比较方便实践的冥想方式：一点凝视法和脉轮冥想法（脐轮和心轮）。

（一）一点凝视法

一点凝视法是一种清洁术，类似某种清洁过程，让身体获得很多的益处，也是一种非常实用的冥想方式。一般可以把它视为一种预备式冥想。

开始：选择一间暗房，点一支质量上乘的蜡烛，将蜡烛放在稳定的地方。蜡烛之顶与眼睛的高度对齐，眼睛与蜡烛的距离在0.5～1.5米之间。关窗，不让空气有明显的流通，蜡烛的火焰要稳定。

练习：

a. 选择舒适的冥想坐姿，保持背部挺直，结苏摩手印，自然放松。

b. 先做球的旋转练习或者闭目养神1分钟。

c. 慢慢睁开眼睛，将视线首先看向地面；然后，慢慢看向蜡烛底部；再慢慢看向蜡身；最后再慢慢看向火焰。

d. 观看整个火焰，不要紧张，面部放松，眉心放松，自然呼吸。

e. 一直盯着火焰，尽可能不眨眼或少眨眼。

f. 眼睛流泪或非常疲劳时，可以闭眼放松。

g. 闭眼后，继续内视眼中的火焰（余像）。

h. 火焰（余像）消失后，睁开眼睛，再次凝视火焰。

这一冥想，开始时，可能你只能做上几分钟。当你有了感觉时，也许可以做到5分钟。做3～5分钟为一轮，一次可以做3轮，做9～15分钟。

做完之后，闭眼放松1～3分钟，然后搓热双掌，双掌从下而上洗

---

① 斯瓦米·阿迪斯瓦阿南达著，王志成、梁燕敏、周晓微译：《冥想的力量》，浙江大学出版社，2017年，第90—91页。

面，揉双耳，慢慢睁开眼睛。

禁忌：癫痫病患者，头痛、严重眼部肿胀或疼痛、近期做过眼部手术的人都禁止这一练习，失眠和非常敏感的人可以在睡前做少量的练习。

益处：通过一点凝视法，眼睛会变得更为清明，增进眼部肌肉的持久力，洁净泪腺，净化视觉系统，平衡神经系统，提高专注力，缓解神经紧张、失眠、焦虑和沮丧，保持和促进视力。[①]

一点凝视法的对象是蜡烛，属火和光。根据阿育吠陀瑜伽，瓦塔体质和卡法体质的人都适合练习此法，皮塔体质的人不宜多练。

（二）脉轮冥想法（脐轮和心轮）

我们已经介绍过人的7个主要脉轮——根轮（海底轮）、生殖轮、脐轮、心轮、喉轮、眉间轮、顶轮。[②]在冥想中，我们可以冥想这些脉轮。观想不同的脉轮，具有不同的意义。这里我们分别介绍脐轮和心轮的冥想。冥想一般可以伴随相应的调息。

1.脐轮冥想

a.选一个安静、安全的房间，不可有人自由进入房间。

b.结苏磨手印，自然呼吸3分钟。

c.意守脐轮。

d.想象用脐轮吸气。在脐轮缓慢吸气时，脐轮自然扩大，膨胀；同时，默念曼陀罗Ram，想象中多的能量聚集到脐轮处。

e.想象用脐轮住气。静静地住气时，脐轮保持不变，寂静，能量安住在脐轮中。

f.想象用脐轮呼气。缓慢呼气时，脐轮发出强烈的、金光灿灿的光波，想象脐轮是Ram的光波能量源头。

---

① 参考阿密特·阿亚著：《瑜伽的真实》，北京艺术与科学电子出版社，2006年，第312—315页；柏忠言、张蕙兰 编著：《瑜伽——气功与冥想》，人民体育出版社，1986年，第480—482页。

② 参见第六章。

g. 如此冥想49次，或99次，或更多。

h. 整个过程始终意守脐轮。

脐轮对应的元素是火，火主导皮塔。脐轮冥想特别适合瓦塔和卡法体质的人，皮塔体质的人不宜多练。

2. 心轮冥想

a. 选一个安静、安全的房间，不可有人自由进入房间。

b. 结苏磨手印，自然呼吸3分钟。

c. 意守心轮。

d. 想象用心轮吸气。缓慢吸气时，心轮自然扩大，膨胀；同时，默念曼陀罗Yam，想象众多的能量聚集到心轮处。

e. 想象用心轮住气。静静住气时，心轮保持不变，寂静，能量安住在心轮中。

f. 想象用心轮呼气。缓慢呼气时，心轮发出强烈的、绿色的光波，想象心轮是Yam的光波能量源头。

g. 如此冥想49次，或99次，或更多。

h. 整个过程始终意守心轮。

心轮对应的元素是风，主导瓦塔。心轮冥想适合卡法和皮塔体质的人，瓦塔体质的人不宜多练。

四、虔信传统的冥想

虔信传统的冥想最大特点是虔信者对虔信对象的爱。这一冥想的核心是爱。

爱是一条有效的冥想之路。爱，包含了主体（爱者）、客体（被爱的对象）、爱的行为和形式。

爱本身可以超越二元对立。但在现实中，爱首先呈现为二元性。不过，在二元性的行动中也可以达到二元的消融。

爱的主体具有不同的觉知层面。因为觉知层面不同，对于爱的理解也不同。爱的冥想也就有种种的差异。不过，一个人只要在爱中，他就可以走在正确的路上。最终抵达爱的最高境界，达到爱的圆满。

爱的客体是神性对象，如克里希那。但由于人和神之间的距离，如何实现人和神性对象之间的爱的冥想，这是一门艺术。而由于人们很难去冥想一个神性对象，因而一个圣人因为圆满的存在，往往会成为现实中的冥想对象。从某种意义上说，对一个具体的圣人的冥想和对神性对象的冥想具有同样的效果，并且往往更有效。

然而，人并不都是完美的。这种把冥想对象落实到生活中的某些具体对象上，当然也会有局限。当对象本身并不圆满、神圣的时候，冥想就会受到影响。另外，冥想生活中某个具体的人，也容易导致执着。这也可能导致冥想的问题。如果冥想对象心意不纯，则会在和冥想者的互动中导致冥想者迷失在虔心冥想的丛林里。

在生活中，如果具有较好的自我把控力，采取各种爱的冥想形式而不执其中，那么，这种爱的冥想方式会显示出巨大的力量。

五、吠檀多传统的冥想

吠檀多传统的瑜伽也可以通俗地称为智慧瑜伽。根据吠檀多传统，这一传统的冥想对象通常有：（1）某个神圣的形象。（2）某个神的化身。（3）作为最内在的自我和至高导师的神圣之主。（4）原人（Virata Purusha）。（5）神圣音节唵（Om）。（6）歌雅特瑞曼陀罗。（7）任一圣句（mahavakya）的含意。（8）一段神圣的经文，一个圣言，或者是一个神秘音节的含义。[1]

《冥想的力量》（第二版）对这些对象的冥想有非常详尽的讨论。本书中，我们结合当下的实际，选择一些有关吠檀多传统的冥想思想和实践方式介绍给读者。

---

[1]　斯瓦米·阿迪斯瓦阿南达著，王志成、梁燕敏、周晓微译：《冥想的力量》，浙江大学出版社，2017年，第93—216页。

（一）与至高者对接冥想法

吠檀多的根本经典《梵经》告诉我们，冥想时须要把冥想对象想成是那至高者，而不是相反。这一冥想思想非常重要。在冥想初期，我们选择的冥想对象似乎还不够"高大上"——甚至不过只是我们自己的呼吸。这没有问题，关键的是你要知道或者要有意识，无论是什么对象，它们都是那至上者的显现，都是那至上者。唯如此，冥想才会进步并得以受益。

冥想的深刻道理，《梵经》说得很清楚：冥想就是与那至高者对接，并最终融入其中、合而为一。冥想时，我们的冥想对象可能并不是那至高者，可能是一片飘飞的云，一朵芳香的花，一股潺潺流动的清泉，一尊栩栩如生的神像（印度人称为择神），或者是我们尊敬的过世或在世的一位导师、一位古鲁，等等。但我们要清楚，这些对象都只不过是那至高者显现的征物，这些对象是我们与至高者的接头标记，我们透过这些对象、观察这些接头标记、搭借这些征物来和那至上者接头汇合、联结结合，也就是，和梵结合，和道合一，并成为梵，成为道。

（二）水冥想法

水在中国文化中具有重要意义。同样，在瑜伽修行中，我们可以把水视为一个有效的冥想对象。下面这个冥想是我们在苏磨瑜伽教育中开发的，供读者参考使用。

1. 冥想一个杯子，杯子里有水，水是浑浊的，体验水的浑浊。

2. 冥想水中放进了小小的明矾，水逐渐变得清澈，体验水的清澈。

3. 冥想水在杯子里，时间很久很久，体验水在杯中很久很久。

4. 冥想水从一个杯子倒到另一个杯子，体验水从一个杯子倒到另一个杯子。

5. 体验杯子变得透明。

6. 体验杯子完全透明。

7. 体验还有其他的杯子。

8. 体验其他的杯子中有浑浊的水。

9. 体验其他的杯子中有非常清澈的水。

10. 体验其他的杯子是透明的，完全透明的。

11. 体验自己的这个杯子和其他杯子是一样的。

12. 体验自己的杯子和其他的杯子无法分辨。

13. 体验自己的杯子换作了其他的杯子。

14. 体验杯子碎了——咣当一下，碎了。

15. 体验杯中的水和其他的水相遇、汇合。

16. 体验无数的杯子都是透明的。

17. 体验无数的杯子都碎了，水汪汪，一大片。

18. 体验无数的水融合在一起。

19. 体验水和水融合后再也无法分辨来自哪一个杯子。

20. 体验所有的水是一体的、合一的。

21. 体验所有的水汇合成巨大的海洋。

22. 明白：杯子就是你的五鞘（粗身鞘、能量鞘、心意鞘、智性鞘和喜乐鞘）。

23. 明白：水就是你的阿特曼。

24. 明白：你的阿特曼和其他阿特曼是一样的。

25. 明白：所有的阿特曼和梵（海洋）是一样的。

26. 明白：阿特曼的海洋就是梵本身。

27. 明白：是你的私我（我慢）造就了杯子和杯子之间的差异。

28. 明白：只有打破私我（我慢）才能觉悟自我、至上意识、梵。

29. 明白：从生存论上明白我慢的虚妄性，当下觉醒，获得永久自在。

水的遍在性揭示了梵的遍在性。梵，我们无法形象化地理解，也难以真正有效地冥想，但我们可以形象化地理解水、冥想水。这是从二元性走向非二元性的冥想，是一种回归、融合、合一的冥想。如果长时间有效的冥想，可给我们带来巨大的身心疗愈效果，并有可能让我们的意识发生重大转变，实现生命的蜕变。

从阿育吠陀瑜伽的角度看，此修法特别适合皮塔体质的人。

（三）阿特曼冥想法

在吠檀多传统中，个体灵魂叫吉瓦（Jiva），这个吉瓦本质上就是至上的阿特曼，也就是无上的梵。在吠檀多Soham冥想中，so代表阿特曼、代表梵，ham代表"我"。Soham的意思是，"我就是那"（我就是阿特曼，或我就是梵）。具体冥想实践指导如下：

预备：

在一个不受干扰的房间，房间不要太亮，相对不透风，无须音乐，无须燃香。肚里不饿，大小便净。时间最好在清晨或晚上。

核心：

静心，自然呼吸，三五次。

吸气，心中念soooooo……，并观吸气。

呼气，心中念hammmmm……，并观呼气。（Ham……在心里可以念诵为Hum……）

习练15分钟，毕。

搓手，发热，洗脸。

再一次搓手，发热，洗脸。

再一次搓手，发热，洗脸。

通过反复呼吸、心里念诵，可以达成极好的冥想效果。

读者可以注意到，在调息法中，有一个Soham修法，与此大致相似。不过，一个偏重调息，一个偏重冥想。

从阿育吠陀瑜伽的角度看，此修法适合各种体质的人。

（四）喜乐冥想法（1）

静心，自然呼吸三五次。

在安全、相对封闭的小房间，无须点香。大小便净。闭眼。

扫描自己的脚，想象自己的脚是完美的、健康的、喜乐的。

扫描自己的小腿，想象自己的小腿是完美的、健康的、喜乐的。

扫描自己的膝盖，想象自己的膝盖是完美的、健康的、喜乐的。

扫描自己的大腿，想象自己的大腿是完美的、健康的、喜乐的。

扫描自己的生殖器官，想象自己的生殖器官是完美的、健康的、喜乐的。

扫描自己的大肠和小肠，想象自己的大肠和小肠是完美的、健康的、喜乐的。

扫描自己的胃部，想象自己的胃部是完美的、健康的、喜乐的。

扫描自己的心肺，想象自己的心肺是完美的、健康的、喜乐的。

扫描自己的喉咙，想象自己的喉咙是完美的、健康的、喜乐的。

扫描自己的头颅，想象自己的头颅是完美的、健康的、喜乐的。

扫描自己的全身，想象自己的全身是完美的、健康的、喜乐的。

想象从头顶、从空中落下鲜花，美妙、喜乐、健康，治愈。

再一次想象从头顶、从空中落下鲜花，美妙、喜乐、健康，治愈。

再一次想象从头顶、从空中落下鲜花，美妙、喜乐、健康，治愈。

习练15分钟，毕。

搓手，发热，洗脸。

再一次搓手，发热，洗脸。

再一次搓手，发热，洗脸。

从阿育吠陀瑜伽的角度看，此修法适合各种体质的人。

（五）喜乐冥想法（2）

1. 自然呼吸（无须特别要求。观察自己的呼吸。达到深呼吸）。（5分钟）

2. 让自己融入呼吸，成为呼吸（如果自学没有很好的效果，可以请冥想导师亲自教导和帮助）。（5分钟）

3. 放松、放松、再放松。听从身体的反应，哭了就哭，笑了就笑，摇头了就摇头。（10分钟）

4. 停止活动性反应，观察自己的身体，观察自己情绪的变化，观察自己的呼吸。（5分钟）

5. 心里念诵喜乐瑜伽曼陀罗：om ananda,om ananda,om ananda。让自

己融入曼陀罗之中。（5分钟）

搓手，发热，洗脸。

再一次搓手，发热，洗脸。

再一次搓手，发热，洗脸。

从阿育吠陀瑜伽的角度看，此修法适合各种体质的人。

（六）光冥想法

静坐，自然呼吸三五次。

闭目，观眉心前约3～5寸处的空间。

通过专注地"观"，会出现星光或光球。

不要被任何显现的色彩之"光"所牵引，不要执着，只是观之。

此修法有多重功效：一是安心；二是知道自己不是这个身体；三是灵性成长。

整个习练过程中，都是自然呼吸，无须在意自己的呼吸，而是专注于眉心之前三五寸处。

习练15分钟，毕。

搓手，发热，洗脸。

再一次搓手，发热，洗脸。

再一次搓手，发热，洗脸。

从阿育吠陀瑜伽的角度看，此修法适合各种体质的人。

（七）Om基础冥想

找一个干净、安静、隐蔽的地方坐下，坐姿舒适，头、颈和脊柱保持垂直。开始冥想之前，（鼻孔）交替呼吸，或使用其他任何呼吸技巧，确保呼吸均匀。

1. 冥想时，无须音乐或熏香。冥想的时间和地点应该固定。冥想的最佳时间是午夜、清晨和晚上。每天15～20分钟的冥想最佳。

2. 记住任何你所相信的择神的名字或形象，祈请他或她的恩典。

3. 闭上眼睛，做5～10个非常缓慢、非常深长的呼吸。

4. 集中你的目光、心意以及胸腔中心（心所在地）的感觉，缓慢地呼吸。吸气时，内心唱诵"so"音；呼气时，唱诵"ham"音。想象就好像是呼吸自身发出的"so"音和"ham"音。内心看见呼吸通过鼻腔进进出出。不要试图控制或引导你的呼吸，只是观察你自然的呼吸。

5. 把意志导向这样的思想：把自己融进气的无限之空中。在你呼吸的那个无限之空中，满是如下图所示的唵这一符号的声波：

如若心意开始游移，那就重新从3开始。

关于前面部分的调息（呼吸）法，请比较调息部分的Soham调息法。

从阿育吠陀瑜伽的角度看，此修法适合皮塔和卡法体质的人。

（八）高级唵声冥想

下面介绍适用于高级奉爱者的唵声冥想高级实用技法。这一非常有力的技法，特别针对Om基础冥想法的，在认真习练了三个半月或更长时间冥想的习练者。

这一唵声冥想据说是《薄伽梵歌》中（8.13）主克里希那提及的唯

一冥想。为了有益于高级求道者，基于对众多瑜伽经典多年的研究探索、练习和教学，罗摩南达·普拉萨德向我们提供了具体的教法。为了最好的冥想效果，冥想之地应该无光（隐蔽的房间）、无味（无香）、无声（无音乐）。（舒服地）坐在地板上或椅子上，眼睛前视，闭眼，双臂放在膝盖上，手掌向上，或者使用其他的手印。冥想的最佳时间是日出和日落之前。

1. 做几个深呼吸。为了冥想成功，在开始之前，真诚地祈请你的古鲁、择神或湿婆/伽内什（Ganesha）的恩典。

2. 用鼻腔缓慢深沉地吸气。

3. 住气一秒钟，然后缓慢地呼气。

4. 同时，在通过嘴巴缓慢呼气的时候，至诚地唱诵强烈但柔和、可以听见的、连续的唵声振动（如：O…O…o…o…o.. M…m…m…m….m.）。

让心意和眼光集中在那个想象的唵声起源之地——它位于大脑之内脑下垂体（主腺体）之处，离开眉心（也称为眉间轮，又叫额轮或第六脉轮）四英寸深的地方。

主腺体之上也称为第七轮（婴儿头顶柔软之点）（即顶轮）。把心意和眼睛集中在顶轮，想象唵声声波的发光能量正从主腺体向顶轮处辐射，这一发光能量随着唵声充满你整个头颅，感受头顶处的振动。

终极奥秘就是不发出任何声音，但要通过进入唵声的核心，试着在唵之爱中和唵融为一体，使得你的心意沉入声音的丰满中。这里，你用的声音，不是随意或普通的声音，而是那终极实在的象征——宇宙的圆满，以及宇宙的振动非常精微的超然之声。

从步骤2开始重复这一过程5次或更多次：持续步骤2到步骤4，仅从鼻腔发出嗡的唵声；然后是缓慢的唵声；最后仅仅只是内心的唵声。练习10～15分钟，每天练习两次，练习1～3个月。然后，缓慢地逐渐增加内心唱诵的时间至25分钟。[①]

此修法和Om调息法大致相应，可以互参。

从阿育吠陀瑜伽的角度看，此修法特别适合皮塔和卡法体质的人。另外，可参考第八章《瑜伽之火》中的"Om和圣火"修法、第十三章《调息瑜伽》中"Om调息法"。

（九）风箱式呼吸冥想法

这是一种属于吠檀多类型的呼吸冥想法，和一般的风箱式呼吸不一样。这一冥想法的核心来自瑜格·普鲁夏·斯瓦米·帕拉玛南达（Yug Purush Swami Paramanand）：

1. 平静地缓慢地呼吸。

2. 在呼吸中，不住气，而是警觉觉知。

3. 在呼吸中充满爱。吸气，宇宙的普遍之爱充满自身、掩盖全身；呼气，宇宙的普遍之爱弥散到世上的一切，意念从心向外扩散，弥漫全身，弥漫整个周围空间，弥漫一切。

4. 在呼吸中从简单的开始，不要太强烈，要轻松自然。

5. 如果可以做到，那么吸气30秒，住气30秒，呼气30秒，不断重复。注意，这个时长不是固定的。要缓慢地、自发地进行，是否以这个时间吸气、住气和呼吸并不固定，而要根据自身呼吸的能力和体质来确定时长。

6. 一切任其发生，但保持觉知，觉知到你自己就是意识。

这一呼吸冥想法的核心是保持自己的警觉，保持自己是知者。注意：不只是呼吸的进入或出去，而是习练觉知。

7. 突然中止，保持觉知，保持无思想态，保持喜乐态。

8. 随你喜欢停止一会儿，或呼或吸之后，唯一做的是觉知。

整个习练时间在15～30分钟。

---

① 见罗摩南达·普拉萨德英译，王志成、灵海汉译：《九种奥义书》，商务印书馆，2017年，第136—138页。

从阿育吠陀瑜伽的角度看，此修法适合各种体质的人，尤其适合皮塔体质和卡法体质的人。

（十）普拉那姆（Pranam）冥想

Pranam，来源于词根pra和nam。Pra的意思是"完全的"，nam，"致敬""合十"。在印度文化中它是一种特别的触足礼，表示尊敬，是达善（darshan，见到圣人而得福、沾光）的一个部分。典型做法是：合掌，在圣人或神圣者面前鞠躬、触足。瑜格·普鲁夏·斯瓦米·帕拉玛南达提供了相对完整的普拉那姆（pranam）冥想法。要点如下：

1. 要潜心去做普拉那姆。

2. 要透过这个经验内在喜乐。

3. 从内而外做。

4. 保持觉知。

5. 不断地做，不断地做，类似于瑜伽里做108遍拜日式。

6. 即使身体可能停止动作，但心意里可以持续做。

7. 充满了爱和虔信，忘却了世界的一切，让喜乐穿越你的全身——慈悲、宽恕、友谊、怜悯、纯净、爱、敬畏。真正从内而外地做。

8. 让一切发生，但保持觉知。一切发生了，如流泪，保持觉知。因为我们要安住在绝对自我中。

9. 外在做合十触足（pranam），内在处于绝对意识中。

10. 充满内在的虔信、尊重和快乐。合十触足（pranam）这样的行动是外在的，爱和尊重是内在的。

重复做的呼吸技巧如下：

11. 吸气，鞠躬；呼气，回到原来的位置。

12. 吸气充满爱、尊重、喜乐，然后呼气。

13. 吸气，鞠躬；呼气，回到原来的位置。

如此重复不断。可以做21次，可以做108次，或更多。

尽管在印度文化中这是一种极其重要的冥想方法，但在某些环境下，似乎很难这样冥想。我们可以采用改造过的、高度简化的方式：内心

的虔诚、内在的虔诚、消融自我于至上（绝对意识……），同时可以采用
瑜伽拜日式这一外在形式。

从阿育吠陀瑜伽的角度看，此修法适合各种体质的人，但对卡法体
质的人更合适。

（十一）辨喜冥想法

这一冥想法，参见辨喜最重要的一部著作《胜王瑜伽》[①]。这本书
包含了辨喜对胜王瑜伽的论述、《瑜伽经》的翻译以及他自己的注释与
理解。在注释第一章第36节时，他提供了这一有效的冥想之法。

其要点是：

1. 设定好环境，无干扰，无须点香，自然呼吸。

2. 想象自己的心是一朵莲花，花瓣向下，中脉从中穿过。

3. 吸气，吸足。呼气，呼尽。

4. 呼吸时，想象这朵莲花向下的花瓣随着呼气转而向上。

5. 想象那朵莲花中充满了灿烂的光辉。

从阿育吠陀瑜伽的角度看，此修法适合各种体质的人。

（十二）半月冥想法

这一冥想十分有效。基本方法如下：

1. 在一个安静的环境中，以自己舒适的方式坐下，可以散盘，可以
单盘，可以双盘。对面放一面大镜子，类似很多瑜伽馆的大镜子。

2. 把注意力从鼻尖扩展到前额中心。

3. 把注意力从前额中心扩展到发际线。

4. 把注意力从发际线扩展到眉毛。

5. 把注意力从眉毛扩展到前上方有一个半月。

6. 每个注意力转移或扩展都要缓慢进行。

---

① *The Complete Works of Swami Vivekananda,* vol. 1, Kolkata: Advaita
Ashrama, 2003, p.227.

7. 每天坚持习练。每次大约15分钟。

这一修法把人带向高级智慧、深度直觉力。适合各种体质的人习练，尤其适合皮塔体质的人。

（十三）婴儿冥想法

这个冥想方法很特别，但十分有力量。因为我们本质上就是一个原初的孩子，纯真无比。这一冥想方法如下：

1. 在一个安静的环境中，以自己舒适的方式坐下，可以散盘，可以单盘，可以双盘。

2. 结苏磨手印。

3. 念诵自己最熟悉或喜欢的曼陀罗，如希瓦曼陀罗、喜乐曼陀罗或Om曼陀罗等。念诵大约5分钟。

4. 想象在自己的心轮和眉间轮之间有一个和自己模样差不多的人。

5. 继续冥想，心轮和眉轮之间这个内在的"你"变得年轻一些。

6. 继续冥想，这个内在的"你"变成一个你熟悉的婴儿，他就是你自己。

开始，并不容易冥想，但坚持一段时间，就可以出效果。

这一修法，可以聚集能量，身心喜乐和健康，具有内在的自我疗愈效果。

从阿育吠陀瑜伽的角度看，此修法适合各种体质的人，但尤其适合卡法和皮塔体质的人。

（十四）消除痛苦冥想法

消除痛苦冥想法（Dukkha Harana Meditation）具有现代气息。最初，此修法以及下面几个修法，是在尼提亚南达（Paramahamsa Sri. Nithyananda）那里实践和教导的。我们推荐给读者。同时，根据实际，我们做了适度的修改。

在整个冥想过程中，冥想者可以戴眼罩进行冥想。整个冥想过程分三个阶段，大概需要30分钟，每阶段分别为10分钟。

第一阶段，呼吸阶段。结苏磨手印。根据个人自己的习惯自由地深呼吸。什么也不用想，只是呼吸，努力呼吸，沉浸在呼吸中，成为呼吸本身。这个阶段基本上可以被理解为非调息。在这个过程中，你的潜意识可能被打开。

第二阶段，净化阶段。在这个过程中，让身体尽可能放开。你可以咬牙切齿，可以痛哭流涕，可以喃喃自语，都是随意随机发生的。只要不出手伤人，什么都可以。你似乎进入疯狂。当然，是你带出你潜意识中的疯狂。

第三阶段，静默阶段。冥想引导者突然说：停。于是，冥想者停止第二阶段的习练，进入第三阶段。继续结苏磨手印。一旦你突然终止"疯狂"，你会感到能量的汇聚。你会从外部走向内在，你会自己和自己对话。引导者的话是多余的。你处于静默中。在静默中，思想会浮现，观念会浮现，种种感觉会浮现。这时候，你冥想充满喜乐，你只是目击你的思想、观念和感觉。

最后，以shantih，shantih，shantih（和平，和平，和平）结束冥想。

这一修法强大有力。一般一天一次，坚持两周，身心就会发生大的变化。

从阿育吠陀瑜伽角度来看，此法针对根轮，适合各种体质，但特别适合卡法和皮塔体质的人。

（十五）阴阳平衡冥想法

处安静环境，闭眼静心，自然呼吸。结苏磨手印。

眼前放置一图片——阴阳图。

冥想：阴阳合一

1. 整体的冥想。

2. 想象阳的运动。

3. 想象阴的运动。

4. 想象阴阳互动配合运动。

5. 想象阴阳不和谐运动。

6. 回到阴阳配合运动。

7. 回到阴的运动。

8. 回到阳的运动。

9. 回到整体的阴阳运动。

生命就是一个阴阳运动过程，当身体不平衡的时候，阴阳能量就会出现紊乱，带来身心疾病。冥想可以让阴阳能量得以平衡。

从阿育吠陀瑜伽角度来看，此法针对生殖轮，适合各种体质的人修持。

（十六）消忧冥想法

处安静环境，闭眼静心，自然呼吸。结苏磨手印。

1. 设想你在某个处境中：你和某个人——妻子或丈夫，或同事家人，或你想的任何一个人。

2. 想象你和他或她处于冲突之中——为了财物，为了爱，为了情，为了孩子，因为失信，因为背叛，因为利益，等等。

4. 你想象还原，在心中跟对方吵架了，非常厉害，什么话都说了，甚至哭泣了，打人了，如孩子一样喊叫，尽可能造成一个暴力性处境（语言的、心理的、物理的），但不能动手打人。

5. 这是你摆脱人生压抑的机会；你完全融入这一冥想中。

6. 大约10～20分钟，突然叫停，你安处静默中。专注于脐轮位置10分钟。你会处于喜乐宁静中。

我们很多能量都是被压抑的，需要找到合适的通道释放。此法让我们避免因此带来的很多疾病。

从阿育吠陀瑜伽角度来看，此法适合各种体质的人，但特别适合皮塔体质的人。

（十七）安神冥想法

处安静环境，闭眼静心，自然呼吸。结苏磨手印。金刚坐或自己舒适的坐姿。

此法最好在晚上进行。此法可以让你达到ajapa（自发念诵）——你自动japa（念诵），你无须念诵，而是曼陀罗自动让你念诵。

1. 自由放松，闭眼，真心闭眼，把肉眼闭上，也把心意之眼闭上。

2. 闭嘴，发humming，不是念诵Om。Hum音尽可能大、深、长。

3. 声音从你的腰部发出。可以让身体摇晃。

4. 想象身体是一根空管，声音震动于此管中。

5. 呼吸自然，不是去控制呼吸，而是让呼吸自动运作。

6. 安住心轮。观照，目击自己的心绪、心意。

此法习练20分钟。冥想引导者敲钵后终止。

从阿育吠陀瑜伽角度来看，此法适合各种体质的人，但特别适合皮塔和卡法体质的人。

（十八）突破自我冥想法

此法消除比较和嫉妒。

1. 处安静环境，自然呼吸。

2. 闭目，专注自己的喉轮。

3. 无意识地让自己摇晃或走动，扩展自己的空间，速度很慢。

4. 摇晃几下或走几步，可以继续；但你头脑惧怕，不让你走；别理会脑子，继续。体会之。（注意：如果是独自一人冥想，请他人保护自己的安全。）

5. 继续慢走，激活能量，别被你的脑子限制。（人有三层能量——正常时候的能量，紧急时刻的能量，智慧的能量。我们一般用第一层能量，偶尔用第二层能量，几乎不用第三层能量，人们意识不到这层能量。但智慧就是一种高级能量。）

6. 行此法20分钟。然后，引导者提示停止冥想。之后10分钟安静坐着。专注于你的喉轮，吸收你前面的能量。

从阿育吠陀瑜伽角度来看，此法适合各种体质的人，但特别适合皮塔体质的人。

（十九）合一冥想法

处安静环境，闭眼静心，自然呼吸。

1. 感恩存在（Existence）：从感恩父母开始，感恩兄弟姐妹、亲戚朋友、陌生人、冤家仇人、有益于你的人；感恩你的学校和生活中的老师；感恩接生员、医生、指路人、出租车司机、领导、军人、商人、工人、农民、环卫工人、导游；感恩你的男女朋友；感恩你的同学；感恩自然大地；感恩你自己；感恩宇宙；感恩人类的科学和技术；感恩花草树木；感恩食物；感恩太阳月亮星辰；感恩空气、水和阳光。

2. 宽恕冒犯你的人，对你带来利益损失者；宽恕嫉妒你的人；宽恕占你便宜的人；宽恕对你阳奉阴违的人；宽恕给你设陷阱的人；宽恕不守规则的人；宽恕你自己！

3. 完全的宽恕，处于宽恕和爱的海洋，只感到感恩、感激、感谢、感动！

4. 然后，一切都变得喜乐（ananda）。

5. 感恩你的导师（外在的、内在的）。

6. 向至上存在致敬！让至上存在指引你的精神生活，空掉自己，让能量自然流过。

从阿育吠陀瑜伽角度来看，此修法适合各种体质的人。

六、阿育吠陀瑜伽传统的冥想

阿育吠陀瑜伽所理解的冥想更多地考虑冥想者本人的体质。

在阿育吠陀研究者弗劳利教授看来，冥想是一种和我们的真我即阿特曼或普鲁舍接触的方式；是一种消除我们意识的消极方面、消除有害的潜意识习性和冲动的方式。

冥想包含着促进我们心意保持平静和专注的状态，因此具有广泛的方法，如曼陀罗、调息和观想。不同的冥想手段，目的都是服务于我们的意识回归其最初的和平和静默状态——在那状态中，所有的手段都被搁置了，自我安住在真正本性的和谐中，即安住在真我中。阿育吠陀瑜伽的冥想和吠檀多冥想所期待达到的状态是一致的，甚至是相同的。

在阿育吠陀瑜伽中，冥想的目的主要是疗愈心理问题，但这种冥想本身也有益于身体本身的健康。冥想可以减少或消除人的心理疾病。可以说，冥想是阿育吠陀瑜伽治疗中处理心意问题的一个基本方法。除了它的疗愈性，它还是一种有效的养生术，可以维持健康，增强生命力。

（一）阿育吠陀瑜伽对冥想基础的理解

冥想不是人人都适合的，也不是做了冥想肯定就会有效果的。我们需要了解冥想的基础。弗劳利告诉我们，冥想者要有合适的生活方式，特别是：

1. 萨埵（善良）型的饮食观。一个人，大鱼大肉，抽烟喝酒，纵情声色，这样的人不合适冥想，冥想了也难有意义。尽管并不要求冥想者纯素食，但最好饮食清淡，营养丰富，以素为主。饮食无度，生活凌乱，是不可能做好冥想的。

2. 萨埵（善良）型的印迹观。我们每天的各种内外之接触产生印迹。在当今时代，印迹之多超乎任何一个过往的时代。对具体的人来说，绝大部分产生的印迹都是多余的。印迹的内容可以分为答磨型、罗阇型和萨埵型三大类。对于从事冥想的人来说，应该避免答磨型印迹，减少罗阇型印迹，接纳萨埵型印迹。同时，不管是哪种印迹，量都不能过多，接受的速度不宜过快。当你和一个人相遇，他告诉你他善于冥想，但却一天到晚接触无尽的垃圾印迹，这样的人如何可能善于冥想呢？！

3. 萨埵（善良）型的社会交往。一个人能否有效冥想，你可以从观察他接触的人，或交往之人的状况看出。如果交往的人过多，并且很多人的生活方式很成问题，大概也可以知道他的冥想很难有效。

成功的冥想包含有形的和无形的两种。有形的，如使用各种方式进行的冥想——祷告、念诵曼陀罗、调息和观想。无形的，如禁语、静坐、自我探索、敬神观想。

从阿育吠陀瑜伽的角度看，瓦塔体质的人不适合采取扩展内在空间的冥想，也即是瓦塔体质的人不宜空元素冥想，但对于卡法体质的人则很合适，而皮塔体质的人也适合使用此法。[①]

（二）阿育吠陀瑜伽中冥想者的意志

关于意志的主题，尽管在瑜伽中特别是在瑜伽冥想中很少有人涉及，但其实意志问题很重要，瑜伽人在其瑜伽生活以及瑜伽冥想中或多或少都运用了自身的意志。

意志，在瑜伽中非常重要。我们常说，心想事成，或者如时尚的"吸引力法则"等，都包含着意志的力量。很大程度上，人是意志的结果。传统的瑜伽培养人走向自我觉悟的意志，阿育吠陀主要培养身心治疗的意志。阿育吠陀瑜伽的立场非常明确：要健康，也要觉醒；要透过健康，走向觉醒。

瑜伽意志都是以自我觉悟或三摩地为导向的。瑜伽意志，总体上都是为了推进我们灵性觉悟。弗劳利说，不同瑜伽的形式，瑜伽意志可以有不同的表达形式：

——虔信瑜伽的意志

"唵！我履行下面的瑜伽修行，作为对挚爱的神圣者供奉。愿所有神圣者祝福我的这一努力！"

——智慧瑜伽的意志

"唵！我履行下面的冥想以便获得神圣的自我知识，抵达更高的自我。愿神和大师们帮助我的这一努力！"

——行动瑜伽的意志

"唵！我履行下面的行动，以服务于神和众生，减轻众生的痛苦！"

---

① 在《喜乐瑜伽》中，尝试提供多种冥想方法，包括空的冥想。参见王志成演讲，王东旭整理，乌小鱼绘画：《喜乐瑜伽》，四川人民出版社，2015年，第166—170页。

——阿育吠陀瑜伽的意志

阿育吠陀运用意志作为治疗的一种工具。治疗者和被治疗者都需要有合适的意图，彼此间需要配合。目的就是一个：治疗成功。阿育吠陀瑜伽把阿育吠陀的治疗意志和瑜伽的意志结合起来：

"唵！我履行这些行动，使得我身心健康，在生命成长的道路上顺利，在灵性上进步。愿一切因缘中的力量都帮助我，达成健康和觉醒的愿望！"

处于治疗阶段的冥想，可以使用阿育吠陀的药神昙梵陀利（Dhanvantari，毗湿奴化身）曼陀罗：

Om Shreem Dhanvantaraye Namah!

也可以使用传统的驱逐障碍曼陀罗：

Om Gam Ganeshaya Namah!

（三）阿育吠陀瑜伽冥想指导

根据阿育吠陀，人有三类不同的体质：瓦塔（风型）体质、皮塔（火型）体质和卡法（水型）体质。某个具体的人，并不能完全归为其中的一种体质，而是几种体质的混合。但在某一个时期，他的主导体质是可以确定的。以下是弗劳利为阿育吠陀瑜伽冥想提供的基本指导，我们介绍如下，以供读者参考使用。

——瓦塔（风型）体质

瓦塔类型的人，实践冥想是为了平息不安的心意和神经，解除内在恐惧和焦虑的倾向。冥想可以帮助他们睡眠，减轻神经压力，强化免疫系统。他们需要科学地进行冥想，避免普拉那出现紊乱。因为他们太漂浮（风型体质），他们也就不适合做空化心意之类的冥想。他们可以多做一些曼陀罗、观想的冥想。他们最好不要压制自己，而应该让自己的心意自由活动，去探索更深入的真理。

瓦塔体质的人，冥想的对象不能是漂浮的或太轻的对象，他们需要稳定的对象，如大山、大海。这样稳定的冥想对象可以帮助风型之人平静心意、消除神经紧张和焦虑。风型体质的人，体质较弱，容易躁动不安，又缺乏能量。所以，冥想之前，首先需要活动开，如散步，动动关节，做若干个深呼吸，或做风箱式调息。冥想中所用的曼陀罗最适宜的不是Om，而是Ram，Shrim，Hrim。在念诵曼陀罗的过程中，最好轻声，或默念，因为他们能量较少，要减少能量的耗损。

瓦塔体质的人，在知识上，冥想的问题应该是永恒的问题，不要去关注那些琐碎的问题。他们也无法集中精力关注较为琐碎的问题，那样会让他们失去信心。

——皮塔（火型）体质

皮塔体质的人，需要释放自己，以便更好地自我控制。他们一般具有强大的专注力，冥想的效果也较好。他们有很强烈的目标和动力，所以，冥想时不要去冥想更高的目标和成就。

火型体质的人不适合冥想那些发热的，或带来热量的对象。冥想前，可以做清凉呼吸法，即左鼻腔吸气、右鼻腔呼气。他们火力旺盛，需要清凉的冥想对象，如山间的清泉、高大的雪山、清冷的月亮或月光，等等。这样的冥想，可以提升他们的慈悲之心、宽恕之心。他们也可以冥想女性能量的象征，如吉祥天女，或雪山神女。也可以冥想观音，尤其某些类型的观音。

火型体质的人，在知识上，冥想的问题可以是探索本质性的问题，如冥想意识的本性，冥想圣人瓦希斯塔的教导（见《至上瑜伽》），或者直接跟随罗摩去探索自我。如果冥想者是佛教背景的，则也可以冥想《心经》《金刚经》《坛经》等。

冥想中适宜的曼陀罗是Om，Sham，Shrim。

——卡法（水型）体质

卡法体质的人，冥想的目的是释放情感的依附。他们比较惰性，需要扩展意识空间。他们需要鼓励、刺激和动机。因为缺乏动力，冥想时，他们很容易睡着。他们应该进行行动性的冥想，包括曼陀罗、调息，且可以把冥想和活动结合起来，可以习练木桩瑜伽，可以做风箱式呼吸、圣光调息。但由于缺乏自律性，他们更适合集体冥想。冥想之地的背景，可以鲜艳一些，可以充满张力，金色、蓝色、橙黄色的背景都不错。因为他们身体较"重"，冥想的对象可以是太阳或风。

冥想中最适宜的曼陀罗是Om和Hum。

水型体质的人，在知识上，适合反思和理解万物对象的非本质性。他们需要"减压"、轻松、活跃。

阿育吠陀瑜伽所关注的冥想重点基本都是治疗性的，这种类型的冥想和帕坦伽利瑜伽以及吠檀多直接服务于觉悟的冥想还是有所区别的。

冥想是一门艺术。明白的人，时时处于纯粹自我中，所有的问题本质上都已经解决，他安住在自我中。但现实中的我们、还没有达到究竟之地的人，冥想的目标或状态可以低一些，因为我们还处在三种道夏（doshas，即瓦塔、皮塔和卡法）的钳制之下。为了达到疗愈和觉悟的目的，在冥想实践中，必须要充分考虑不同体质之人三种道夏的状态。

七、阿育吠陀瑜伽冥想实修法

冥想是瑜伽的高级阶段。在初级层面上，冥想是为了解决我们的心理问题，或让我们心意稳定，并最终抵达觉悟之境。阿育吠陀瑜伽冥想首先考虑我们身心的健康，考虑如何通过实际有效的方法来解决我们的心理所面临的问题，如紧张、焦躁、忧虑、烦闷、不稳定等。同时，通过阿育吠陀瑜伽冥想，可以让我们生活在健康的、喜乐的环境中。下面，我们根据实际，提供若干适合不同体质的冥想法。

（一）火的冥想：此法适合瓦塔和卡法体质的人

处一固定房间，房间不宜大，不透风，微暗，无音乐，不点香。安全，安静，无外人干扰。

按照自己的舒适度，单盘、双盘或自由盘，也可以坐在凳子或椅子上。

在自己面前，可以放一根点燃的蜡烛或油灯；也可以在自己面前挂一幅火苗的画，或者圣人的画（圣人心中有一团火），或者一幅篝火画。

自然呼吸3～5次，进入冥想。

1. 冥想物质之火。通过想象那物质在燃烧，尽可能仔细观察，那燃烧物的每个部分是如何燃烧起来的；燃烧之后，观察它发出的光能、热能；想象自己进入那火焰，吸收火焰的光能、火焰的热能。感到自己发光、发热。

如此可以有差异地冥想3～5次。

2. 冥想胃火燃烧。通过想象自己的脐轮是一个胃火的中心。观察自己的每一种食物是如何被燃烧（消化）的，仔细观察吃下去的食物如何被压碎，如何被分解，如何发生生化反应，如何产生持续的热能。观察食物变成了能量，观察它如何经过小肠被吸收了，观察热能如何传导了，如何滋养着你的身体，让你健康、丰富和喜乐。

如此可以有差异地冥想3～5次。

3. 冥想心意之火。心意波动不止，心意的火，火花四溅。观察心意之火如何让你痛苦；观察稳定的心意之火让你充满能量；观察不稳定的心意之火让你迷失、痛苦；观察稳定的心意之火带给你光明、智慧、温暖和力量。

如此可以有差异地冥想3～5次。

4. 冥想意识之火。意识之火始终稳定、持续、光明、温暖，充满活力，它是普拉那之火，阿特曼之火。意识之火构成一片，构成梵火，燃烧一切，转化一切，滋养一切，净化一切。它就是存在之火、智慧之火、喜乐之火。它就是一切。

如此可以有差异地冥想3～5次。

毕。

搓手至发热，洗脸。

再一次搓手至发热，洗脸。

再一次搓手至发热，洗脸。

（二）山的冥想：此法适合瓦塔体质的人

处一固定房间，房间不宜大，不透风，微暗，无音乐，不点香。安全，安静，无外人干扰。

按照自己的舒适度，单盘、双盘或自由盘，也可以坐在凳子或椅子上。

在自己的面前挂一幅群山画或巨大的岩石画，中国人熟悉的黄山画或昆仑山画，都很不错。如果再细心一点，你也可以在自己面前放一块或几块质地坚硬的矿石（艺术处理的石料也可以）。

自然呼吸，3～5次，进入冥想。

1. 冥想坚固的石头。石头是地元素，代表了稳定和力量。冥想一块坚硬的、质地良好的石头。或许你记得矿区刚用火药炸开，那石头还散发着一种气息。那石头充满了能量。

你也可以冥想一块来自天外的陨石，那陨石蕴含了或许数亿年前的信息，带来了无比稳定的能量。

2. 冥想大山。把冥想的对象放大，把有限的石头替换成大山。稳定的大山，具有压倒一切的力量。你想象那大山"重、沉、稳、力"，让你安稳安住，不飘浮。

3. 冥想心意之石。我们的心意容易飘浮。但良好的修持可以让心意稳定，就如石头一样沉下来。冥想我们的心坚定如磐石。

4. 冥想存在之石。我们的存在之根、稳定之源来自地元素，而地元素来自原质，或者说摩耶本身，而摩耶的源头或存在的前提就是梵；梵是我们的存在之根，是最终的存在。梵有存在、意识和喜乐三个维度，三个维度三位一体。物质性、稳定性来自梵的存在维度的展示。冥想存在之石就是冥想存在本身，就是冥想梵本身。如此，便安住在梵之中，安住在至上自我之中。

如此可以有差异地冥想3～5次。

毕。

搓手至发热，洗脸。

再一次搓手至发热，洗脸。

再一次搓手至发热，洗脸。

（三）空的冥想：此法适合卡法和皮塔体质的人

在《智慧瑜伽——商羯罗的〈自我知识〉》中，商羯罗说："智者只应该理智地将整个客观世界融入阿特曼，经常把阿特曼看作未受污染的天空。"（39）在吠檀多的宇宙论中，空（Akasa）[1]是最先由因果身（自在天）从纯的萨埵中创造的。它最接近自在天。但这个空和我们日常理解的空并不一样，可以被理解为"空之空"。我们冥想则需要借助日常所理解的空。

下面的冥想方法是基于日常的空进行的。这种冥想法适合卡法和皮塔体质的人，但不适合瓦塔体质的人。

处一固定房间，房间不宜大，不透风，微暗，无音乐，不点香。安全，安静，无外人干扰。

按照自己的舒适度，单盘、双盘或自由盘，也可以坐在凳子或椅子上。

在自己的面前挂一幅天空画或浩瀚的宇宙太空画。如果细心一点，你也可以在自己面前放一只海螺或空瓶子（也可以艺术化处理的海螺或瓶子）。

自然呼吸，3~5次，进入冥想。

以下为冥想导引词（导引词因人喜好而异，但应做到正念、流畅并保持语言的优美），可以用于导引他人，也可以通过录音，用于导引自己，

---

[1] 空（Akasa）被认为是第一个被创造的元素，这个空具有两个方面的展现：声音和存在性。正因为如此，瑜伽中的音疗基础就是基于空元素。通过声音的不同频率振动，帮助我们疏通脉轮，有益健康。同样地，传统的瑜伽曼陀罗之理论基础，在智慧瑜伽看来也是基于空元素。由于它是第一个被创造的元素，接近终极奥秘，曼陀罗的实践应该有比较好的理疗效果和促人觉醒的力量。在某种意义上说，这一理解为瑜伽音疗以及曼陀罗实践提供了合理的解释。

当然也可以用自己的心灵自我导引。

一个轻盈的我
安坐在美丽的喜马拉雅山上
白雪茫茫
茫茫白雪
雪地上有一小木屋
小木屋里端坐的就是我

慢慢呼吸
静静呼吸
带着生命的行装起身
迈向太空
大地就在脚下
风景独样

太阳系的模样
如池塘
神箭般的速度
离炙热的太阳而去

走出了太阳系
进入无垠的银河系
众多的星体熠熠发光
风神般的脚却以无比的速度
离开了银河系

我是风神
以光的速度一直朝前奔去

虚空中无数的星球只是空中的尘埃
我的脚步没有停止
没有停止
心中知道
我所穿越的只是无限的空的一个小小角落

我的脚消失了
我的身体消失了
我消失了
依附在我的名下的一切都消失了
只感到一个光体以光的速度在穿梭向前

我就是那光
那光没有重量
没有束缚
那光就是自由
充满智慧
那光就是喜乐
充满喜乐

光明、自由、智慧和喜乐
大地消失
宇宙消失
物质的一切都化为光
没有地球和太阳
没有银河和河外
一切都汇入光
一切都成了一

我就是那一

我就是那光明的一

我就是那存在的一

我就是那智慧的一

我就是那喜乐的一

如此冥想3～5次。

毕。

搓手至发热，洗脸。

再一次搓手至发热，洗脸。

再一次搓手至发热，洗脸。

（四）虚己冥想：此法适合皮塔和卡法体质的人

虚己冥想是一种非常有效的冥想方法。它没有什么条件限制。几乎可以在任何环境下进行。可以坐在地上，可以躺在床上。放松身体，意念内观，双眼内视，微合双目。

以下为冥想导引词（导引词因人喜好而异，但应做到正念、流畅并保持语言的优美），可以用于导引他人，也可以通过录音，用于导引自己，当然也可以用自己的心灵自我导引。

我是谁？

我是谁？

我是谁？

哦，我是谁？

我是这身体吗？

不是。

我是这男身（女身）吗？

不是。

我是我的工作吗？

不是。

我是我的财产吗？

不是。

我是丈夫、妻子、儿子、女儿、下属、上司……吗？

不是，都不是。

我是欲望吗？

不是。

我是贪心吗？

不是。

我是聪明、博学吗？

不是。

我是愚昧、执着吗？

不是。

我是种种纠结的关系吗？

不是。

我是看到的、经历的、听到的、接触到的对象吗？

不是。

我是感官的愉悦和痛苦吗？

不是。

我是心智的清晰和混乱吗？

不是。

我是精神的快乐和孤独吗？

不是。

我不是这，不是这。

我是那。

我是那。

我是那。

我是存在。

我是存在。

我是存在。

我是智慧。

我是智慧。

我是智慧。

我是喜乐。

我是喜乐。

我是喜乐。

如此可以有差异地冥想3～5次。

毕。

搓手至发热，洗脸。

再一次搓手至发热，洗脸。

再一次搓手至发热，洗脸。

（五）月光冥想：此法适合皮塔体质的人

月光冥想是一种非常有效的、适合皮塔体质者的冥想方法。此冥想最佳时间是农历十四、十五、十六这三天有月光的晚上。可以坐在地上，也可以坐在凳子上，也可以轻松地站着。放松身体，意念内观，双眼内视，微合双目。自然呼吸3～5次，进入冥想。

也可以处一固定房间，房间不宜大，不透风，微暗，无音乐，不点香。安全，安静，无外人干扰。按照自己的舒适度，单盘、双盘或自由盘，也可以坐在凳子或椅子上。

在自己的面前挂一幅满月画，也可以让月光通过窗户照进房间。

1.冥想吉祥的明月从地平线上升起。

2.冥想明月光环。

3. 冥想明月照耀整个世界。

4. 冥想明月的清凉、光明。

5. 冥想明月洒下清凉滋养的月露，滋养你的心田。

6. 冥想你和清凉的明月融合。

7. 冥想你变得轻盈喜乐，身体透明，闪着淡淡的白光。

8. 冥想你被爱充盈，带着清凉，轻盈。

9. 冥想明月成了你，你成了明月，高高挂在万里晴空的空中。

如此可以有差异地冥想3～5次。

毕。

搓手至发热，洗脸。

再一次搓手至发热，洗脸。

再一次搓手至发热，洗脸。

（六）太阳冥想：此法适合卡法和瓦塔体质的人

太阳冥想是一种非常有效的、适合卡法体质者的冥想方法（也适合瓦塔体质者）。此冥想最佳时间是上午7～9点。可以坐在瑜伽垫子上，也可以坐在凳子上，也可以轻松地站着。放松身体，面对太阳，意念内观，双眼内视，微合双目。自然呼吸3～5次，进入冥想。

也可以处一固定房间，房间不宜大，不透风，微暗，无音乐，不点香。安全，安静，无外人干扰。按照自己的舒适度，单盘、双盘或自由盘，也可以坐在凳子或椅子上。

在自己的面前挂一幅日出画，也可以让阳光通过窗户照进房间。

1. 冥想日出的太阳，观想太阳升起（如果在海边或山上，可以直接观察太阳的升起，凝视太阳从地平线上升起。在房间冥想才通过想象，或觉知挂在面前的日出画）。

2. 冥想太阳内部热核反应，带来巨大的热能和光能。

3. 冥想太阳在宇宙中放出无比巨大的热能和光能。

4. 冥想你接收到一部分热能和光能。

5. 冥想那热能让你充满活力，感受那热能就是普拉那（生命力）

能量。

6. 冥想那光能让你浑身充满丽泽，熠熠生辉，光彩照人，感受那光就是你的特伽斯（内在的光辉）能量。

7. 冥想你成了那热能本身、那光能本身，你和太阳融合，没有质的差异，你和太阳同质。

如此可以有差异地冥想3～5次。

毕。

搓手至发热，洗脸。

再一次搓手至发热，洗脸。

再一次搓手至发热，洗脸。

（七）云的冥想：此法适合卡法体质的人

云的冥想是一种非常有效的、适合卡法体质者的冥想方法。有时，根据实际，冥想可以伴随观察实际的云。可以坐在瑜伽垫子上，也可以坐在凳子上，也可以轻松地站着。放松身体，意念内观，双眼内视，微合双目。自然呼吸，3～5次，进入冥想。

处一固定房间，房间不宜大，不透风，微暗，无音乐，不点香。安全，安静，无外人干扰。按照自己的舒适度，单盘、双盘或自由盘，也可以坐在凳子或椅子上。

在自己的面前挂一幅云画。

1. 冥想天空中飘动的白云，观察那白的变化。

2. 冥想早晨天边的云霞，冥想那云霞如何随着时间慢慢散去。

3. 冥想火烧云，冥想云如何从一种动物的样子变成另一种动物的样子。

4. 冥想云海，冥想壮观的云海。

5. 冥想你的心意之云。心中的云是疑云。疑云遮蔽自己，让自己的情感、意志都处于迷茫和痛苦之中。但疑云散去，就朗朗乾坤，问题清楚明白，烦恼和痛苦刹那间消失，获得知识。

如此可以有差异地冥想3～5次。

毕。

搓手至发热，洗脸。

再一次搓手至发热，洗脸。

再一次搓手至发热，洗脸。

（八）大爱冥想：此法适合各种体质的人

大爱冥想是一种非常有效的冥想方法。它需要的条件很少。几乎可以在任何环境下进行。可以坐在地上，可以躺在床上。放松身体，意念内观，双眼内视，微合双目。

以下为冥想导引词（导引词因人喜好而异，但应做到正念、流畅并保持语言的优美），可以用于导引他人，也可以通过录音，用于导引自己，当然也可以用自己的心灵自我导引。

哦，我来到了这世界

从一个看不见的地方而来

我带着什么而来？

我带着一切

我带着一切

我带着一切

在这名色的世界里

我累积了，我丰富了……

我拥抱一切

我超越一切

悲伤向我走来

我接纳悲伤

愤懑向我走来

我接纳愤懑

嫉妒向我走来

我接纳嫉妒

疯狂向我走来
我接纳疯狂

冷漠向我走来
我接纳冷漠
抱怨向我走来
我接纳抱怨
敌意向我走来
我接纳敌意

累了
我接纳累
苦了
我接纳苦
甜了
我接纳甜
美了
我接纳美
混乱了
我接纳混乱
失败了
我接纳失败
成功了
我接纳成功

喜悦了
我接纳喜悦
满足了
我接纳满足

哦，我带着一切来到这世上
我经历着
我观看着
我爱着

我就是那存在
我就是那智慧
我就是那喜乐

如此可以有差异地冥想3～5次。
毕。
搓手至发热，洗脸。
再一次搓手至发热，洗脸。
再一次搓手至发热，洗脸。

另外，我们在多个冥想中谈到的冥想引导词并不是绝对的、固定不变的。知道了其中的原则，你也可以自己写出引导词。各种冥想，本质是让我们明白自己，明白我们就是"那"，即至上存在，即梵。这个梵就是存在、意识和喜乐。

第十六章

声 音 瑜 伽

一、声音和曼陀罗

声音是一种很奇妙的东西。它是一种振动。这种振动带给我们巨大的影响。在日常生活中，沟通是最基本的日常内容，沟通最直接的方式就是通过声音（语言）来进行的。不同的沟通方式，导致不同的结果。大致上，我们可以看到，声音透过语言表达含义。但声音本身也极具能量，直接影响我们的沟通和沟通的效果。

1. 命令式声音。例如，上级对下级的表达，其声音往往是命令式的。在军队里，上级传令给下级，不会含糊或者还可以妥协、有协商的余地。在家庭教育中，家长和孩子沟通，若是家长一直用命令式声音和孩子进行所谓的"沟通""教育"，就会直接影响家庭关系及孩子的性格。

2. 商量式声音。发声的主体需要对方合作，所议之事需要协商才能达成，这时，只能用商量式声音来表达对他人的尊重，获得对方的认可和肯定、协调和合作。

3. 祈祷式声音。生活中很多声音都是祈祷式的。这种声音是有限的主体向更高的主体或至高的主体所进行的诉说、期盼、祈祷，以避免自己的不幸、获得内心的平静、祈求获得更高者的帮助甚至直接的恩赐。这样的祈祷很可能是非常私人化的甚至是自私的。一般而言，向相对较低的对象所做的祈祷，往往是私人化或自私的目标，一般和人的自由、觉悟这一至高目标没有关系。向至高者的祈祷，一般会涉及更高的目标。

根据弗劳利等人的研究，声音属于空元素，是种子元素。地、水、火和风元素来自空元素。通过声音，各大元素和感官可以得以和谐、得到控制。声音既是我们受束缚于外在世界的基础，也是我们摆脱外在世界的方式。

声音控制意识。声音以言说的方式渗透各大元素、感官和心意的种种功能。所以，声音本身就是力量。在弗劳利看来，不同声音振动构成不同的对象。他说："印迹和信息的声音振动构成我们外部的心意（末那）。抽象知识、原则和观念的声音振动维持智性（普提）。我们最深层的感情和直觉的声音振动构成内在的心意或心质（契达）。声音的终极之源是灵性之心，或者说意识中心即我们的真正自我阿特曼，永恒的声音或圣言发端于阿特曼。改变声音的模式就会改变我们意识的振动结构。"①

声音具有能量和力量，声音可用来作为治疗身心的一种方法。在瑜伽中，这就是瑜伽音疗。瑜伽中，念诵是一种特别的发声方式。它需要借助曼陀罗（mantra）来进行。可以说，曼陀罗是一种特别的词。这些词，具有各自特殊的能量振动频率。通过念诵这些词就会带来不同的（能量共振的）效果，从而和宇宙中的能量联结。

曼陀罗，mantra，由"man"和"tra"组成。词根man，含义"manas"，即"心意"；tra来源于词根trai，意思是"拯救""救度"。"曼陀罗"的意思就是，把我们从心意中救度出来，或者摆脱心意的束缚。在最深层的意义上讲，"曼陀罗"就是把我们从生死轮回中拯救出来，获得自由，抵达觉悟。

不过，曼陀罗也有着不同的层面，并不是每一个曼陀罗的目的都是为了把我们带向觉悟和自由。不同的曼陀罗具有不同的功能。很多时候，曼陀罗并不是服务于觉悟，而是服务于我们人的现实的、当下的目标。

①　David Frawley, *Ayurveda and the Mind: the Healing of Consciousness,* Twin Lakes: Lotus Press, 1996, p.224.

在阿育吠陀瑜伽中，最基本的治疗可以是曼陀罗疗法。曼陀罗是一种被注入能量的声音或圣言。一般需要重复念诵，才有效果。一个词，通过声音呈现出来，富含着能量。另外，不同的词也具有不同的德性，有的属于答磨性质，有的属于萨埵性质，有的则属于罗阇性质。事实上，各个词或某个句子，都有可能成为一个曼陀罗。只要你不断地念诵，它们就会产生巨大的力量。如果是词，如果是答磨性的，它就会带来答磨的力量。罗阇的，就会带来罗阇的力量。一个人，心念不正，就会使用答磨性的曼陀罗，以便达到自私的目的。如此实践曼陀罗，就会伤害他人，反过来也会伤害自己。类似地，罗阇性的曼陀罗，会带来罗阇性的结果，例如，会激活自己的罗阇能量，或者刺激、激活他人的罗阇能量。一般来说，传统瑜伽的目的是萨埵性的，因此，我们的曼陀罗不应采取答磨性的和罗阇性的。

在实践中，由于阿育吠陀瑜伽首先关注习练者的身心健康，其所采取的曼陀罗也服务于这一目的。终极来说，曼陀罗是要为了觉悟的，但由于局限，我们不可能一步觉悟，因此，首先完整地转向萨埵就非常必要了。而于"开悟者"，他们可能采取各种形式的曼陀罗为众生服务。他们不被三德的形态所束缚，他们是三德之主。

二、常用曼陀罗的类型

曼陀罗各种各样。如果从德性上分，有答磨型曼陀罗、罗阇型曼陀罗和萨埵型曼陀罗。在瑜伽中，我们重点关注的是萨埵型曼陀罗。

从曼陀罗的长短来分，有种子曼陀罗、短句曼陀罗、段落曼陀罗、通篇全文的曼陀罗等。

从曼陀罗的功能上来说，可以区分觉悟性（救赎性曼陀罗）和疗愈性曼陀罗。传统瑜伽中的诸多曼陀罗都具有觉悟导向，而与阿育吠陀相结合的曼陀罗则多具有疗愈性。当然，觉悟性曼陀罗最终是终极性的疗愈。

对曼陀罗的研究和作用的认识，希瓦南达、弗劳利、凯瓦尔雅（Alanna Kaivalya）等人为我们提供了非常有效的认识。我们无法在有限的篇幅里全面介绍和探索曼陀罗，但结合他们的研究成果，特别是弗劳利的研究成果，可以对曼陀罗有个大致的认识。

（一）基本曼陀罗

1. Om曼陀罗

Om曼陀罗可以被看作是最重要的曼陀罗。它是宇宙最初的声音，代表最初的圣言。念诵Om非常圣洁、富有力量。其他所有的词或曼陀罗，均发端于Om，并终于Om。Om可以净化心意，打开经脉通道。Om也被视为是普拉那能量的声音，也是让我们的昆达里尼能量升起的内在之光的声音。Om可以唤醒我们积极的治疗性力量。

这一曼陀罗增强我们的奥伽斯（Ojas）能量，这种能量是最基本的滋养性的能量。

此曼陀罗特别适合皮塔和卡法体质的人。

2. Ram曼陀罗

此曼陀罗可以带来至上者（神）的保护之光和恩典，给予力量、平静、和平，特别适合瓦塔体质的人。它有助于治疗精神错乱，对于失眠症具有良好的疗愈效果，也可以用于消除梦魇、神经过敏、焦虑、恐惧等。

这一曼陀罗可以强化奥伽斯能量，提高人体的免疫力。

此曼陀罗也适合孩子使用。

3. Hum曼陀罗

此曼陀罗可以抵挡对我们不利的攻击所带来的影响，例如病原体、消极情绪。此曼陀罗可以唤起胃火和心火，可以消除身心毒素，清理通道。它是希瓦曼陀罗之一，也是卡利女神的曼陀罗。

这一曼陀罗可以加强我们的特伽斯（Tejas，火的精微能量）能量。它代表热。

此曼陀罗力量强大，要慎用，皮塔体质的人尤其需要谨慎使用。

4. Aim曼陀罗

此曼陀罗可以促进专注力、正确思维、理性判断和言语表达力，可以增强智性，有助于精神健康、神经系统稳定，促进言说、沟通和学习之能力。可以帮助控制感官和心意。

5. Srim曼陀罗

此曼陀罗可以促进健康、爱、美丽、创造力和繁荣，有助于血浆和生殖液，可以滋养神经和身心和谐。

这一曼陀罗是女神拉克什米（Lakshmi，吉祥天女）的曼陀罗。它代表光。

6. Hrim曼陀罗

此曼陀罗具有洁净、净化和转化的功能，给予能量，可以排毒。它主宰宇宙磁力，代表灵魂和因果身的力量。

这一曼陀罗是摧毁摩耶的摩耶女神的曼陀罗。

7. Krim曼陀罗

此曼陀罗给予工作和行动的能力，促进我们改变生活的能力，适合做饭或弄草药的时候唱诵，这样可以把饭烧得更好，药准备得更佳。它代表电力。

8. Klim曼陀罗

此曼陀罗给予力量，性能力，控制情绪，此曼陀罗可以促进我们的平衡，也能提高我们的艺术和想象力。

这一曼陀罗可以增强奥伽斯能量。

9. Sham曼陀罗

此曼陀罗促进和平，带来平静、不执和满足。

这一曼陀罗特别适合那些罗阇型的人以及皮塔体质的人。

10. Som曼陀罗

此曼陀罗增加能量、活力、喜乐和创造力，强化心意、心和神经，特别适合养生，疗愈。

这一曼陀罗增进奥伽斯能量。

11. Gam曼陀罗

此曼陀罗给予知识、智性、数学和科学能力、耐力，加强智性。

这一曼陀罗增加特伽斯、奥伽斯能量。

12. Haum曼陀罗

此曼陀罗加强力量、智慧、超越和转化。

这一曼陀罗增强普拉那能量和特伽斯能量。

13. Namah曼陀罗

表示尊敬的曼陀罗，用于敬神，如Om Gam Ganesaya Namah，Om Namah Sivaya。

14. Svaha曼陀罗

据说Svaha是火神的伴侣，可以强化曼陀罗。

15. Hari Om曼陀罗

Hari一词来自词根Hri，代表光明、金色、虔诚、活力、欣喜、卓越，和毗湿奴以及克里希那尤其有关。

16. Soham曼陀罗

这一曼陀罗具有促使我们走向觉醒的巨大力量，同时，也具有强大的治疗功能。这一曼陀罗，可以无声，但需要配合呼吸。也可以通过出声唱诵这一曼陀罗，来平衡瓦塔、皮塔和卡法、平衡能量。

（二）五大元素曼陀罗

1. 地元素的曼陀罗是Lam。

2. 水元素的曼陀罗是Vam。

3. 火元素的曼陀罗是Ram。

4. 风元素的曼陀罗是Yam。

5. 空元素的曼陀罗是Ham。

（三）音身（mantra purusha）

人体不同的部位可以对应不同的曼陀罗。这里，我们选用弗劳利的系统化知识，向大家介绍这一独特的、具有实践意义的曼陀罗。

1. 头部

头顶对应曼陀罗是Am。

前额对应曼陀罗是Am。

右眼对应曼陀罗是Im。

左眼对应曼陀罗是Im。

右耳对应曼陀罗是Um。

左耳对应曼陀罗是Um。

右鼻腔对应曼陀罗是Rm。

左鼻腔对应曼陀罗是Rm。

右面颊对应曼陀罗是Lm。

左面颊对应曼陀罗是Lm。

左臀对应曼陀罗是Em。

右臀对应曼陀罗是Aim。

上齿对应曼陀罗是Om。

下齿对应曼陀罗是Aum。

上腭对应曼陀罗是Am。

下腭对应曼陀罗是Ah。

2. 臂部

右肩对应曼陀罗是Kam。

左肩对应曼陀罗是Cam。

右肘对应曼陀罗是Kham。

左肘对应曼陀罗是Cham。

右腕对应曼陀罗是Gam。

左腕对应曼陀罗是Jam。

右指根部对应曼陀罗是Gham。

坐指根部对应曼陀罗是Jham。

右指尖对应曼陀罗是Nam。

左指尖对应曼陀罗是Nam。

3. 腿部

右腿对应曼陀罗是Tam。

左腿对应曼陀罗是Tam。

右膝盖对应曼陀罗是Tham。

左膝盖对应曼陀罗是Tham。

右踝对应曼陀罗是Dam。

左踝对应曼陀罗是Dam。

右脚趾根部对应曼陀罗是Dham。

左脚趾根部对应曼陀罗是Dham。

右脚趾尖对应曼陀罗是Nam。

左脚趾尖对应曼陀罗是Nam。

4. 腹部

右腹部对应曼陀罗是Pam。

左腹部对应曼陀罗是Pham。

下背部对应曼陀罗是Bam。

肚脐对应曼陀罗是Bham。

下腹部对应曼陀罗是Mam。

5. 身体上部、胸部和身体组织

心对应的曼陀罗是Yam。

右胸部对应的曼陀罗是Ram。

从心到上腭或下胸部对应的曼陀罗是Lam。

左胸部对应的曼陀罗是Vam。

从心到腹部能量流的对应曼陀罗是Lam。

从心到头顶能量流的对应曼陀罗是Ksam。

6. 音身（mantra purusha）的运用

a. 从头到尾系统地念诵各个音身梵文。一般情况下，可以在冥想之前念诵音身。首先给全身不同部位注入能量，之后让它们平静，让身体处于平静和接纳状态，这是心意的能量化习练，类似身体层的拜日式。

b. 根据需要，可以突出某些位置的音身念诵，例如Am曼陀罗，注意力集中于头顶，以便强化我们基本的普拉那能量、自我感和深度的意识力量。

c. 音身曼陀罗念诵和体位习练结合。我们在习练拉伸时可以念诵曼陀罗，来强化注意力和普拉那能量流动。

例如从右手臂到手掌，可以念诵：Om Kam,Kham,Gam, Gham, Nam.

从左手臂到手掌，可以念诵：Om Cam, Cham,Jam,Jham,Nam.

从右臀到右脚，可以念诵：Om Tam, Tham, Dam, Dham，Nam.

从左臀到左脚，可以念诵：Om Tam, Tham, Dam, Dham，Nam.

d. 结合调息和音身。用音身支持身体各个部位的普拉那能量。例如呼吸时重复Im，注意力集中于右肩，从而给右肩提供更多能量。

e. 结合音身和制感。通过念诵音身，可以把心意和普拉那能量回撤到声音所指向的身体部位上。本质上，音身念诵本身就可被视为一种制感。这也被称为曼陀罗制感习练。

f. 音身和专注。通过念诵音身可以让我们的注意力专注。通过专注，调动普拉那能量，带来更好的治疗效果。

g. 音身和Namah以及Svaha结合使用。

Namah放在一个曼陀罗后面可以稳定能量。Svaha放在一个曼陀罗后面可以增强能量。例如：

Om Am Namah 稳定头顶能量。

Om Am Svaha 增强头顶能量。

Om Im Namah 稳定眼睛能量。

Om Im Svaha 增强眼睛能量。

Om Um Namah 稳定耳朵能量。

Om Um Svaha 增强耳朵能量。

（四）经典曼陀罗

这里介绍一些常用的经典曼陀罗。大家可以根据不同的旋律来念诵，并没有固定的念诵格式。

1. Om

这是最重要的曼陀罗，适合用于学习和习练的开始和结束。

Om由A、U和M三个字母构成，分别代表创造、维系和毁灭，也就是代表一切。

2. Guru mantra

gurur brahma gurur visnu

gurur devo mahesvara

guruh saksat parambrahma

tasmai sri gurave namah

这个曼陀罗非常吉祥，一般用于习练和学习之始。

译文大意：

古鲁是梵神，古鲁是毗湿奴，

古鲁是希瓦，古鲁在近旁，

古鲁处处在，

我把我所是的一切献给古鲁。

3. Asto Ma

om asato ma gamaya

tamaso ma jyotir gamaya

mrtyor ma amrtam gamaya

这是一个非常古老的曼陀罗，来自《大林间奥义书》，可能出现在公元前1500年，此曼陀罗特别适合走智慧瑜伽之道的人。

译文大意：

引领我从不真到真实；

引领我从黑暗到光明；

引领我从死亡到不朽。

4. Saha Navavatu

saha nav avatu

saha nau vhunaktu

sa ha viryam karavavahai

tejasvi nav adhitam astu

ma vidvisavahai

om santih santih santih

这一曼陀罗可见于《由谁奥义书》等处，是处理导师（古鲁）和学生（弟子）之间关系的曼陀罗。

译文大意：

愿他保佑我们两人（导师和学生）；

愿他滋养我们两人；

愿我们两人拥有巨大的活力一起行动；

愿我们两人学习深入、收获丰盛；

愿我们两人彼此永不误解。

唵！和平！和平！和平！

5. Gayatri Mantra

om bhur bhuvah svah

tat savitur varen（i）yaṃ

bhargo devasya dhimahi

dhiyo yo nah prachodayat

这一曼陀罗来自《梨俱吠陀》（3.62.10），非常著名和古老，此曼陀罗有多种翻译，此为一种简易翻译：

地界、空界、天界，

我们冥想光的给予者，

愿他照亮我们的纯粹意识。

6. Om Namo Bhagavate Vasudevaya。

om namo bhagavate vasudevaya

这是一个很简短的曼陀罗，意思是：

我唱诵赞美神的名字，瓦苏戴瓦的儿子（指毗湿奴的化身，克里希那）。

7. Maha Mantra

hare krsna hare krsna

krsna krsna hare hare

hare rama hare rama

rama rama hare hare

这是一个广受唱诵的曼陀罗。Hare是毗湿奴的展示，意思是虚幻的消除者；rama是毗湿奴的化身；krsna是毗湿奴的化身，在毗湿奴宗派中是至上之神。

8. Om Namah Sivaya

om namah sivaya

这是广大瑜伽爱好者所熟悉的曼陀罗。

意思是：唵，我呼唤希瓦的至上本质！

9. Om Gam Ganesaya Namah

om gam ganesaya namah

Ganesha是象头神，是瑜伽中重要的一位神，他是一切障碍的摧毁者，是福祉的提供者。他是希瓦和帕拉瓦蒂的第一个孩子，并非常亲近帕拉瓦蒂，带着女神的恩典。他的能量如电流。这一曼陀罗具有稳定能量的作用。

10. Dhanvantari mantra

om shreem dhanvantaraye namah

Dhanvantari，吠陀之神，汉译昙梵陀利，毗湿奴化身，是医神，主导治疗和阿育吠陀。在神话中，他是乳海中搅拌出来献给众生的大礼物。他具有解毒和回春之力。

11. Om Haum Jum Sah

om haum jum sah

此曼陀罗可以唤起不朽的普拉那（Haum），以力量和速度指向此普拉那，并安住于我们的存在之中。弗劳利认为，这一曼陀罗可能是复活生命，摆脱死亡，带来内在回春的最佳曼陀罗。

12. Soma mantra

om shreem somaya namah

苏磨（soma）是吠陀中的一个神，主导回春、长寿和不朽。他面相众多，被视为日月的力量，草药、食物中的甘露。他和群山、河流、海洋相连。有时被视为年轻人，有时则被视为众生之父。不断念诵此曼陀罗，可以唤起我们内在的苏磨。念诵此曼陀罗可以让人更加年轻，平静心意。

13. Ananda mantra

om shreem anandaya namah

这是喜乐曼陀罗。人的本质是阿特曼,阿特曼就是梵,梵含摄存在、意识和喜乐。存在、意识和喜乐三位一体,不可区分。梵就是喜乐。《奥义书》说,人生于喜乐,依喜乐而活,传递喜乐,最终重新消融于喜乐。喜乐是源头,是一切。唱诵喜乐曼陀罗,是觉悟自我的完美之道,是安住自我的无上之道。

三、体质和曼陀罗

阿育吠陀瑜伽非常重视通过曼陀罗来疗愈。这一疗愈本质上是促进萨埵的疗法(sattva-promoting therapy)。萨埵,三德中的善良属性,可以更好地促进我们走向自我觉悟。而人的健康取决于是否为萨埵占据主导。

阿育吠陀瑜伽优先考虑的就是人的体质,从人的体质来考虑有效的疗愈方案。有的放矢的疗愈,首先就需要知道一个人的体质是瓦塔、皮塔、卡法,还是某种混合的体质。在这一基础上,我们还可以深入了解声音和体质之间的关系。

弗劳利研究了萨克蒂曼陀罗和人的道夏之间的关系,注意运用曼陀罗的特点,他为我们提供了这样的关系:

瓦塔	柔软的、平静的曼陀罗最好,如Hrim, Srim, Klim, Strim, Saum。 慎用严厉的曼陀罗,如Krim, Hum, Hlim, Hsauh。 瓦塔体质的人最佳曼陀罗是Ram,其次是Hrim。
皮塔	清凉的、柔软的曼陀罗最好,如Om,Hrim, Srim, Strim, Saum。 慎用严厉的、暴烈的曼陀罗,如Krim, Hum, Hrim, Dum, Hlim, Hsauh。 皮塔体质的人最佳曼陀罗是Om,其次是Aim, Shrim, Sham。
卡法	暖和、刺激性的曼陀罗最好,如Hum, Krim, Hrim, Dum, Hsauh。 慎用柔软的、多水的曼陀罗,如Srim, Klim, Saum。 卡法体质的人最佳曼陀罗是Hum,其次是Om, Aim。

通过曼陀罗唱诵来减少瓦塔、皮塔和卡法并不容易，但却相对容易地促进与瓦塔、皮塔和卡法相对的普拉那、特伽斯和奥伽斯能量。普拉那是风的生命本质，可以给予力量，帮助回春，促进创造力、适应力以及身心之运动；特伽斯是火的生命本质，可以增强热、火、勇气、无惧；奥伽斯是水的生命本质，可以促进免疫力、生殖力、平静、身心的平静。总体上说，曼陀罗可以用于促进这三个生命本质，但主要是产生热。

弗劳利认为，一般要避免累积瓦塔、皮塔和卡法，而要增强普拉那、特伽斯和奥伽斯，以此来增进健康、智慧和喜乐。由于瓦塔对应普拉那，皮塔对应特伽斯，卡法对应奥伽斯，所以我们需要注意平衡它们之间的关系。例如，如果皮塔过强，我们就应该注意不可以通过曼陀罗来强化特伽斯，因为特伽斯增强，相应地皮塔也会增强。

从下面的简表可以看到普拉那、特伽斯、奥伽斯和曼陀罗之间的关系。

三种本质能量	促进本质能量的曼陀罗
普拉那	Om, Aim, Krim, Hrim, Hsauh, Yam, Ham, Hamsah, Soham（Hamsah, Soham这两个特别有力量）
特伽斯	Hum, Dum, Hrim, Krim, Trim, Hsauh, Krom, Ram, Svaha（Svaha特别容易强化火、特伽斯）
奥伽斯	Hom, Klim, Srim, Strim, Saum, Vam, Namah（Namaste）（Namah特别有力量促进虔诚、谦卑，强化奥伽斯）

四、曼陀罗生活化

声音是一种非常奇妙的能量振动。通过不同的有意识的能量振动，可以和我们的健康、觉醒直接发生联系。声音具有治疗效果，一如食物和草药具有治疗效果一样。正如弗劳利说的，体位控制身体，调息控制呼吸，曼陀罗控制心意。曼陀罗可以保持我们精神领域的力量，维持身体中能量的正常循环。总体来说，曼陀罗可以帮助我们平衡瓦塔、皮塔和卡法以及对应的普拉那、特伽斯和奥伽斯这三种精微能量。

正因为如此，我们可以主动使用曼陀罗来服务于我们的健康、我们的觉醒和真正的自由。深深地沉浸在美妙的曼陀罗中，感受无比奇妙的能量振动，觉知宇宙的意识，我们可以在清晨醒来时感受曼陀罗，也可以在工作中感受曼陀罗，也可以随着曼陀罗进入梦乡。我们的心中可以一直保持某个曼陀罗，时时念诵，让曼陀罗弥散在我们生活的方方面面。吉祥的曼陀罗陪伴着我们，让我们过一种健康的生活，一种圣化的生活，一种纯粹的生活。

附　录

妖精的故事

人物：吠陀仙人（师父）、弟子、妖精

情节：

弟子找师父要成功秘诀，越快越简单越好。师父不给。弟子一而再，再而三地求师父给他一个秘诀。

最后师父没有办法就给了弟子这么一个秘诀：他给了弟子一个曼陀罗。并告诉他何时唱诵，如何唱诵。一旦弟子唱诵这个曼陀罗，一个妖精就会前来帮忙。需要让妖精做事、忙碌，不然这妖精就会吃了弟子。

弟子说，那太容易了，太好了。

弟子被追求成功和财富冲昏了头脑。他对师父说，这事包在我身上，我来让妖精日夜忙碌就是了。

如师父所说的那样，弟子一唱诵这个曼陀罗，妖精就出现了。妖精对师父的弟子说：为何叫我来？他似乎不愿意做这位弟子的助手。

弟子一看这架势，马上记起了师父的话。他对妖精说，去造一栋10层的大楼。

弟子心想造大楼要好几年的。但是，弟子一说完，妖精几乎立马就造好了大楼！妖精说，你还要我做什么？弟子一愣，马上说，帮我装修房子。很快的，妖精装修好了房子。

妖精又要来求活干！弟子一说要他做某事，那妖精几乎是立刻就完成了，并且马上返回来说："给我工作干，不然，杀了你！"

弟子慌了，他胆怯地说道："妖精啊，耐心等一会，我马上回来就告诉你做什么。"

说完，他拔腿狂奔到师父那里，跪倒在地，对师父说："师父，救命！师父，救命！"

师父说，怎么啦？

弟子哀求师父，"师父啊，你一定要帮我！因为我的愚蠢，我陷进了大麻烦。因为我想要快速成功，我得到了您给的曼陀罗。但我现在陷进了这个可怕的妖精之口了！如果我不给他活干，不让他忙碌，他就会毫不迟疑地吃了我。师父，我错了！我要逃离这样的处境，不让妖精吃了我。师父，请帮帮我吧。"

师父摸了摸弟子的头，静静地对弟子说："孩子，不要绝望。告诉妖精，让妖精挖井，然后让妖精打水。当他完成时，再让妖精在井里做上7条铁横挡，告诉他上下取水。并且，你要告诉妖精，除非你让他停下来，否则妖精就要一直上下打水。"

弟子迫不及待地回去了。妖精非常不耐烦。弟子立马重复了师父告诉他的。妖精按照他的吩咐，一直打水上下走着不停。此后，那妖精再也没有麻烦过弟子了。

第十七章

三摩地瑜伽

一、三摩地的含义

三摩地是梵文Samādhi的音译，也翻译成三昧、定等。

Samādhi一词，sam即"一起"；ā意即"走向""朝向"；词根dadhat意即"放置"。Samādhi的意思就是"把……放在一起"，或"把……结合在一起"。另外，sam也有"完美""完全"的意思。Dhi意指"意识"。所以，Samādhi是一种状态，在这一状态中，人、行动和行动对象之间的区别消融成了唯一者。

帕坦伽利告诉了我们三摩地的含义："在冥想中，对象的真实本性放出光芒，不再受感知者的心的扭曲，这就是三摩地。"[1]

对很多人来说，三摩地是一种非常神秘的状态，可以说是不可言说的状态，就如对佛教徒来说，涅槃是不可说的一样。但事实上，三摩地不是不可说，而是对于其他人或还没有达到某种意识状态的人来说，即便是说了也是不能明白的。不过，为了理解，我们还是需要借助语言来表达三摩地。艾扬格（B. K.S.Iyengar）是一个强调实修的瑜伽士，他对三摩地的理解值得一说："当专注的意识之流与冥想对象融合时，冥想者（主体）的意识似乎融化在对象（客体）之中。这种主体和客体的合一就是三摩地。当冥想对象不受冥想者自身意识的干预而显现时，冥想

---

① 斯瓦米·帕拉伯瓦南达、克里斯多夫·伊舍伍德著，王志成、杨柳译：《帕坦伽利〈瑜伽经〉及其权威阐释》，商务印书馆，2017年，第160页。

就进入三摩地。"①

　　吠檀多和数论中的三摩地是有差异的。一般我们瑜伽人很难去区分，不过，对它们区分的意义也不是很大。但我们还是需要做出一些区分：帕坦伽利瑜伽的三摩地状态，是自我（原人）从不是自我的一切（原质）中撤回。宇宙依然保持原来的状态，无法消融于自我。而在吠檀多的无余三摩地中，非自我消融于自我。这两个体系的实在观不同，帕坦伽利的体系是二元论的，三摩地的最终结果是自我（原人）和非自我（原质）完全分离，达到独存之境。吠檀多体系是一元论的，最高的境界是非自我消融于自我，达到自由之境。帕坦伽利瑜伽似乎有一个消极的含义，即它是摆脱非自我的自由。而吠檀多体系中，是要在一切之中获得自由，是积极的，它不仅终止苦难，也获得终极喜乐。吠檀多的无余三摩地和帕坦伽利的无想三摩地并不一样。在吠檀多中，探索者的心意和自我不分离，而是专注于自我，即专注于梵。②

　　巴查曼说，在三摩地中，私我（ego）给它自己放了个假，它已经从（主体—客体的）方程中被移除了出去，因为私我只有在客体能被主体所分辨时才能发挥它的作用。③

　　弗劳利对三摩地的认识比一般人更为深入。他认为，帕坦伽利的瑜伽所谈的三摩地以及吠檀多的三摩地的前提，是人的萨埵这一德性占据主导。但三摩地可以发生在不同的德性状态下，也就是说，在愚昧之德、罗阇之德占主导时，也会出现三摩地。④关于这方面，我们下面继续探索。

---

　　①　艾扬格著，王东旭、朱彩红译：《帕坦伽利瑜伽经之光》，海南出版社，2016年，第229页。

　　②　斯瓦米·阿迪斯瓦阿南达著，王志成、梁燕敏、周晓微译：《冥想的力量》（第二版），浙江大学出版社，第75—76页。

　　③　Nicolai Bachman, *The Path of the Yoga Sutras,* Boulder: Sounds True, 2011, p.236.

　　④　David Frawley, *Ayurveda and the Mind,* Twin Lakes: Lotus Press, 1997, pp.291—305.

二、三摩地的类型

一般而言，三摩地就是专注，专注的差异导致不同程度的三摩地。这里，我们从知识论的角度介绍一下三摩地的类型。

三摩地是一种专注状态，可以分为两类：

一是有想三摩地（Samprajnata Samadhi），也叫有心三摩地、有智三摩地、有种三摩地，对应于吠檀多中的Savikalpa Samadhi，即有余三摩地、有依三摩地；

二是无想三摩地（Asamprajnata Samadhi），也叫无心三摩地、无智三摩地、无种三摩地，对应于吠檀多中的Nirvikalpa Samadhi，即无余三摩地、无依三摩地。

根据系统化的瑜伽理论，有想三摩地又可细分为：有寻三摩地（Savitarka Samadhi，也叫粗考三摩地）、无寻三摩地（Nirvitarka Samadhi）、有伺三摩地（Savichara Samadhi，细考三摩地）、无伺三摩地（Nirvichara Samadhi）、喜乐三摩地（Sananda Samadhi，也叫无思维三摩地）、自存三摩地（Asmita Samadhi，也叫自我三摩地、私我三摩地）。

我们大致可以把三摩地从低到高分成以下几种：

1. 有寻三摩地：专注五大（地、水、火、风、空）于时空中。也有说，还专注五作根（口、手、足、生殖器、肛门）。

2. 无寻三摩地：专注五大（地、水、火、风、空），但脱离时空。

3. 有伺三摩地：专注五唯（声、触、色、味、香）于时空中。也有说，还专注五知根（耳、身、眼、舌、鼻）。

4. 无伺三摩地：专注五唯（声、触、色、味、香），但脱离时空。

5. 喜乐三摩地：专注心意本身。也有说，等同于无寻三摩地。

6. 自存三摩地：专注于私我（Asmita，也译成阿斯弥达），摆脱了罗阇和答摩，只有萨埵。

7. 无想三摩地：没有业，专注，原人（普鲁沙）与原质彻底分离，达到独存之境。一般地说，专注达到12秒，称为专注（凝神、执持）；专注达到12×12秒，即144秒，称为冥想（禅定）；如果专注达到12×12×12秒，即28分48秒，就称为无想三摩地。

在罗摩克里希那的思想中，无想三摩地等同于锡塔三摩地（Sthita Samadhi），杰达三摩地（Jada Samadhi）。

在虔信瑜伽中，因人对神的爱，而达到彻塔那三摩地（Chetana Samadhi），也就是巴瓦三摩地（Bhava Samadhi）。

在这里，我们可以看到三大类三摩地：

一是帕坦伽利瑜伽中的三摩地，主要是通过感官消融于心意，心意消融于菩提，菩提消融于原质；

二是通过"不是这，不是这"的否定性智慧分辨，达到无种（无想）三摩地；

三是虔信瑜伽的三摩地。①

这一分类是高度专业的，它们都应该是基于萨埵之德所达到的不同层次的三摩地。弗劳利在《阿育吠陀与心意》一书中谈到了基于非萨埵的三摩地和基于萨埵的三摩地。下面采用他的分类法，让我们更全面、完整地认识三摩地。

弗劳利首先区分了心意的不同层次：（1）迷幻的心意；（2）分散的心意；（3）想象的心意；（4）专注的心意；（5）平静的心意。三摩地可以发生在上述五个心意层面，但弗劳利认为，瑜伽里所谈的三摩地只发生在最后两个心意层次，这两个层次本性上是萨埵型的。这两个层面的三摩地被视为瑜伽三摩地。

三、基于答磨的三摩地

根据瑜伽哲学，人为三德所主宰。也正因为三德主宰，人才在世上轮回不止。人的迷幻的心意状态，就是为答磨所主宰的心意状态。这一

---

① 参见室利·维迪安拉涅·斯瓦米著，斯瓦米·斯瓦哈南达英译，王志成汉译并释论：《瑜伽喜乐之光》，四川人民出版社，2015年，第104—106页。

迷幻状态包括睡眠、昏迷、酗酒、吸毒的状态。在这些状态下，心意处于空白状态，意识在其中是模糊的。在这样的状态下，当我们处于无念或没有感觉的状态时，就会进入答磨三摩地。

在《瑜伽喜乐之光》中，我们讨论过深度的睡眠是一种三摩地状态。但这种状态属于答磨遮蔽的三摩地。我们人天生需要进入这样的三摩地状态。在这一状态中，我们的身体可以很快得到恢复，这对于身心健康很有意义。但诸如酗酒、吸毒所达到的三摩地，则对身心健康没有益处。昏迷，来自各种原因，往往不是自己的选择，或难以避免。酗酒、吸毒之类属于当事人自主选择的，它们所带来的答磨主宰的三摩地，并不会带来持续的快乐，相反，最终会伤害当事人。

从阿育吠陀瑜伽的角度看，基于答磨的三摩地大多不值得肯定，而是应该避免或排斥的。但是对于因睡眠而来的三摩地不能排斥。我们需要通过睡眠来恢复我们疲惫的身体。如果睡眠不好，就会影响身体状况。长时间失眠，对人的身心健康影响极大。当今时代，一方面由于人们的生活方式发生了巨大的改变，甚至变得相对混乱而违背人的自然的生物节律；再者有人因各种原因的压力过大，从而导致失眠或影响睡眠的质量。失眠问题是困扰当代无数人的大难题。如果我们明白了三德的本性，认识了我们和三德之间的关系，那么我们就有可能达到超然之境。改善我们的睡眠，通过睡眠达到答磨型的三摩地，事实上，对很多人是很有必要的。但睡觉太多，超越了某个限度，这种答磨型的三摩地却也是不好的。

因为种种原因，有人染上恶习，诸如酗酒和吸毒，从暂时的感受来说，酗酒会带来快乐，甚至达到主客消融的"出神"状态，但这种基于答磨德性的"三摩地"受到诸多的限制，消耗人的心力，很难持久体验，还需要不断接受"刺激"。这种刺激不仅伤害当事人，也伤害他人和社会。

瑜伽习练者需要发愿，努力克服自己的答磨对自己的控制。通过有意识、有计划地习练瑜伽、经典研读、聆听觉悟者或瑜伽成就者的教导，则可以避免或减轻答磨对自己的束缚。但对于酗酒者，除非他本人遇到特别的"困境"而点醒他，一般也很难改变。对于吸毒者，或许需要采取强制手段来改变。在戒毒所，教导吸毒者习练瑜伽、聆听瑜伽文化，应该是一种可以选择的改善生命质量的方式。

四、基于罗阇的三摩地

心意专注于一个活动或外在感觉而忘却自己时，就会发生心意分散的三摩地。在这种状态下，罗阇能量占据上风，可以被理解为基于罗阇的三摩地。这种专注主要发生在这样的场合：（1）完美的性爱；（2）激烈的体育运动，如马拉松跑步、强烈的哈达瑜伽体位习练；（3）观看电影、电视节目（含答磨元素）。

在这样的场合，强烈的感官刺激等让心意平静下来。这可以解释为什么我们可以忘我地工作。"工作狂"有时是一种瘾，会沉溺其中。我们全然地工作，以至于忘了我们自己。这种心意的状态就在我们日常生活成就之背后。弗劳利说，追求财富和名声达到了某一个程度就是一种三摩地，也就是对成功的高度专注。从这个意义上说，你可以理解洛克菲勒、比尔·盖茨、李嘉诚、马云、王健林等人都体验过这种因财富而来的三摩地。

我们也可以理解，为何那么多人对性有那么大的渴望，这是因为，性具有一种巨大的力量让他获得一种"合一"感。但这种合一感，是需要付出能量的，在这种能量的付出中达成一种合一。只要身上还有能量，性就会对他有力量。有时，即便会带来自我伤害，也都会去追求性的快感。也正因为这样，社会对性有着种种的规范。尽管人类历史对性的认识在不断发展和变化，但从纯粹自然主义的角度，很多问题还是可以清楚理解的。

同样，我们可以理解为何体育运动和比赛有如此的吸引力，并在现代社会中，体育成了一个巨大的产业。事实上，从事体育的运动员有可能体验到其中的三摩地（这里还没涉及作为运动员可以得到的物质和精神利益），那些观众也可以在观看中达到很多娱乐目的，甚至达到三摩地的境界。这个三摩地之境当然属于罗阇类型的三摩地。

同样可以解释为何很多人沉溺于马拉松比赛。对不少人来说，跑步本身就可能达到某种出神的三摩地状态。而习练哈达瑜伽体位的一些人也可能会上瘾，也可能达到类似罗阇型的三摩地之境。

五、基于萨埵的三摩地

据弗劳利研究，当心意专注于自己的投射而忘却自身时，就会出现想象的心意之三摩地。这种三摩地主要出现在萨埵占主导的时候。一般发生在天才人物那里。例如艺术家想象、哲学家沉思以及科学家重大发现时刻，就可能进入三摩地状态。这里也可能包含着一些短暂而自发的神秘经验。一般来说，心意分散的三摩地，一旦我们耗竭自己，就会通向答磨状态。

在萨埵占主导的三摩地里，答磨和罗阇没有消除。瑜伽并不会把这些时刻视为最终的三摩地。这是因为，瑜伽基于更高的三摩地。瑜伽尊重这些三摩地，但认为不够，不足以净化心意，尤其是潜意识。弗劳利教授把这样的三摩地视为朝向更高三摩地的窗口，但却无法抵达那里。

较低的三摩地，可以给我们带来强烈的高峰体验，但也导致悲伤。我们容易沉溺其中，就如一个人沉溺于性、赌博、毒品一样。

六、心注一处的三摩地

根据瑜伽哲学，注意力专注于某个具体的或抽象的对象，最终达到的三摩地为心注一处的三摩地，也就是有种三摩地。关于有种三摩地的不同层次，通过前面的三摩地类型分析可以了解。

七、平静如水的三摩地

当专注的对象不再出现、超越一切对象和思想，在各个层面达到寂静之态时，我们就会超越内外，通向自我觉悟。只有长时间心注一处的三摩地，进入那种心意状态，我们才能抵达平静如水的无种三摩地之境。

关于这一三摩地，我们可以通过《唵声奥义书》来解释。在吠陀文化中，"唵"具有独特的含义和价值。一般地说，唵（Om）可以表征至上绝对者的声音符号，它可以用三个字母AUM来表示。A代表醒态，U代表梦态，M代表深眠态，而作为整体则代表了第四态，是一种（无种）三摩地状态。"它既不是关于内在世界的意识，也不是关于外在世界的意识，还不是关于内在和外在这两个世界的意识；它不是密集的意识，不是表浅的意识，也不是无意识。它不可感知，不可言说，不可理解，不可思议，不可描述。它是至上意识的本质，并在所有三态中显现为自我。它是所有经验的目标，是一切平静、一切喜乐和非二元。这就是应被觉悟的梵态，它被称为图利亚状态或超意识状态。"[1]

八、三摩地、能量和阿育吠陀瑜伽

我们可以发现，三摩地和普拉那能量关系密切。一般地说，在三摩地中，心意融入普拉那能量中，似乎失去了主体和客体的区分。弗劳利认为，普拉那也分三个类型：萨埵型、罗阇型和答磨型。

答磨型的普拉那，在睡眠、昏迷以及麻醉药影响下，也就是迷幻心意状态下发挥作用。此刻，心意专注于答磨型的普拉那之中，并感到平静。在这一状态，人的问题没有解决，只是被无明遮蔽。也就是说，人在答磨能量的主宰下所达到的平静是一种压制性的、也是迷幻性的三摩地。不过，这种状态并不是不好，这只是答磨控制下的实际状况。人有时就需要这种答磨状态。人需要睡眠休息。如果在睡眠时答磨型的普拉那能量不够强，睡眠质量就会出问题。所以，我们要清楚，用一般白话

---

[1]　罗摩南达·普拉萨德英译，王志成、灵海汉译：《九种奥义书》，商务印书馆，2017年，第132页。

说就是：该答磨时就答磨！

阿育吠陀瑜伽并不全然否定答磨的三摩地。人的身心健康，可以从至高的角度谈，但也可以从实际的程度出发。身心问题，是一个现实的问题。例如疼痛。在做手术的时候，我们往往需要让病人处于答磨控制之下，也就是使用麻醉药。你想象下，如果一个人需要开刀做几个小时的手术，甚至更长时间，不通过麻醉让其处于答磨的安静状态，如何做呢？病人又会承受多大的痛苦呢？

阿育吠陀瑜伽也不全然排斥罗阇的三摩地。人的罗阇型普拉那，在诸如吃、饮、排泄、做爱、跑步等强烈活动的时候，以及体验到强烈的经验的时候，如大喜大悲、恐惧、依附，在这些状态下，就可以感受到心意分散的三摩地。基于此，我们不应该去排斥和否定通过罗阇的普拉那所带来的种种体验。例如，某些运动可以给我们带来巨大的快乐，我们无须去否定和排斥，相反，应该去肯定和接纳。如果我们进一步探索，基于罗阇的普拉那运动，究其本质，就是一种能量运动，并且我们能努力做到不被这种能量运动带来的种种体验所束缚，可以尝试目击，而非执着，那么，这种基于罗阇的普拉那运动就不会对我们带来伤害。

阿育吠陀瑜伽对人性的认识非常清楚，并不会只持有最高纲领主义，也就是只谈最高的自由、觉悟、觉醒，它同样关心次一级的甚至更次一级的人的需要。换言之，阿育吠陀瑜伽不会像传统文化中的禁欲主义，也不会像某种文化中的纵欲主义，而是坚持一种基于身心健康的中庸主义，一种具有层次论的实用主义。

弗劳利认为，当普拉那达到其目标之前，心意都是被悬隔的，是融入普拉那之中的。例如，做爱时，罗阇性的普拉那会推动你，你的心意会消融于此普拉那，在完美的做爱中，心意消失了或完全悬停了。类似的，跑步时，进入状态，你的心意活动很少，甚至停止了。有人说在那激烈的运动中还在快速地思考什么，这是不可能的。在那时，他的心意活动融入到了运动之中，消融于罗阇性的普拉那运动之中。类似的，你在做哈达体位的时候，如果非常投入，你会进入罗阇性的普拉那能量之中，你会体验到极乐。正因为这样，你才有可能对习练体位上瘾，以至于达到"疯狂"的境地！

萨埵型的普拉那，在艺术家创造性工作、天才人物和科学家获得创造性洞见的时候发挥着关键的作用。灵感本身就是普拉那的一种形式。我们的感官知觉，尤其是在听和看的时候，因为心意暂时地专注于萨埵的照亮状态，这时会发生萨埵型普拉那三摩地。但这种三摩地也只能持续短暂的时间。只是一旦心意纯粹和精微，就有可能持续这种三摩地。

如何可能持续呢？这就需要提供特别的普拉那能量。瑜伽中的调息法可以提供有效的方式，促成这种三摩地。于是，三摩地就可以从一般性的基于萨埵的三摩地开始走向更高层面的瑜伽三摩地。这种三摩地是人类的自我创造，也可以说，是人类的自我净化和进化的一种努力方式。阿育吠陀瑜伽关心人的健康，既关心答磨型的三摩地，也关心罗阇型的三摩地，更关心萨埵型的三摩地，还关心通过特别的瑜伽之道来促进人的身心健康。

传统上，瑜伽关心的是基于萨埵的三摩地，通过特定的修持方法来达成这一目标。笼统地说，瑜伽就是三摩地。而基于这一最高纲领，当今大部分的瑜伽实践和活动都不会走向三摩地，甚至是反瑜伽的。所以，完全依赖于传统的瑜伽理解，对很多人来说都是无法实践的。阿育吠陀瑜伽对此有很深的认识，它肯定传统的瑜伽三摩地，但它同样关心人的世俗性健康，所以，也关心不同层面非传统瑜伽意义上的三摩地。

一旦我们达成某种自我觉知，那么我们的三德能量就都是非常有意义的。我们不需要成为三德的奴隶，而应该成为三德的主人，用瑜伽的语言说，要成为自在天。在数论哲学中，自在天有无数个，你应该成为一个独立的自在天，让三德服务于你。让有限范围的三德不要成为你的敌人，而要成为你的仆人！这是真正的瑜伽态度。

一旦我们达成某种自我觉知，我们就可以相对自主地控制我们的普拉那能量，就可以有效地利用答磨、罗阇和萨埵的普拉那能量。当我们身体不够好的时候，让答磨的普拉那发挥作用很有必要。有时，我们根据需要还会引进新的答磨的普拉那能量，有时则要充分发展罗阇的普拉那能量，而更多时候也当培养我们的萨埵的普拉那能量。当然，我们还需要注意平衡这三种普拉那能量。

    在瑜伽修持中，达成自我觉知是特别重要的一环。古代瑜伽哲学也重视这样的一环。但古代瑜伽似乎更多的是高度觉悟导向的，或高度瑜伽三摩地导向的，而阿育吠陀瑜伽是一种非常有当代性的瑜伽，它充分肯定当代人的实际状况，也就是它是真正落实身体、心智和心灵之健康发展的瑜伽，是打破此岸和彼岸、短暂和永恒、有限和无限、肉身和精身之分离的瑜伽。

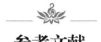

参考文献

中文部分

1. 阿密特·阿亚著. 瑜伽的真实［M］. 北京：北京艺术与科学电子出版社，2006.

2. 艾扬格著，付静译. 调息之光［M］. 海口：海南出版社，2015.

3. 艾扬格著，王东旭译. 瑜伽经的核心［M］. 海口：海南出版社，2017.

4. 艾扬格著，王东旭、朱彩红译. 帕坦伽利瑜伽经之光［M］. 海口：海南出版社，2016.

5. 艾扬格著，余丽娜译. 瑜伽之树［M］. 北京：当代中国出版社，2011.

6. 艾诺蒂·朱迪斯著，林荧译. 脉轮全书［M］. 台北：积木文化，2014.

7. 钵颠阇利著，黄宝生译. 瑜伽经［M］. 北京：商务印书馆，2016.

8. 柏忠言、张蕙兰编著. 瑜伽——气功与冥想［M］. 北京：人民体育出版社，1986.

9. 巢巍著. 瑜伽：文化小史［M］. 北京：中国青年出版社，2017.

10. 迪帕克·杜德曼德著，汪永红译. 手印［M］. 西安：世界图书出版公司，2014.

11. 福田稔著，谢江、金晶译. 自律神经免疫疗法入门［M］. 上海：东华大学出版社，2013.

12. 黄心川著. 印度哲学通史［M］. 郑州：大象出版社，2014.

13. 李瑾伯著. 呼吸之间［M］. 北京：华夏出版社，2016.

14. 李建欣著. 印度古典瑜伽哲学思想研究［M］. 北京：北京大学出版社，2000.

15. 廖育群著，阿育吠陀：印度的传统医学［M］. 沈阳：辽宁教育出版社，2002.

16. 罗摩南达·普拉萨德英译，王志成、灵海汉译. 九种奥义书［M］. 北京：商务印书馆，2017.

17. 玛丽·贝尔斯登著，陈璐译. 瑜伽：身心的冥想与修习［M］. 合肥：黄山书社，2012.

18. 米歇尔·S.芳汀著，刑彬译. 阿育吠陀疗法［M］. 海口：海南出版社，2017.

19. 帕谭佳里著，霍华德·雷斯尼克英译，嘉娜娃中译. 瑜伽经［M］. 北京：中国社会科学出版社，2017.

20. 毗耶娑著，罗摩南达·普拉萨德英译并注释，王志成、灵海汉译. 薄伽梵歌［M］（注释本）. 成都：四川人民出版社，2017.

21. 毗耶娑著，金克木、赵国华、席必庄译. 摩诃婆罗多［M］. 北京：中国社会科学出版社，2005.

22. 乔荼波陀著，巫白慧译释. 圣教论［M］. 北京：商务印书馆，1999.

23. 清河新藏译著. 无上瑜伽密——〈哈达瑜伽经〉5部［M］. 台北：经史子集出版社，2011.

24. 邱显峰翻译讲述. 胜王瑜伽经（详解）［M］. 台北：喜悦之路静坐协会，2007.

25. 邱永辉著. 印度教概论［M］. 北京：社会科学文献出版社，2012.

26. 斯瓦米·阿迪斯瓦阿南达著，王志成、梁燕敏、周晓微译. 冥想的力量（第二版）［M］. 杭州：浙江大学出版社，2015.

27. 斯瓦米·辨喜著，闻中译. 行动瑜伽［M］. 北京：商务印书馆，2017.

28. 斯瓦米·库瓦雷阳南达著，常虹译. 瑜伽体位法［M］. 长春：北方妇女儿童出版社，2009.

29. 斯瓦米·库瓦雷阳南达著，蔡孟梅译. 瑜伽呼吸控制法［M］. 长春：北方妇女儿童出版社，2009.

30. 斯瓦米·拉玛著，刘海凝译. 冥想［M］. 天津：天津人民出版社，2016.

31. 斯瓦米·帕拉伯瓦南达、克里斯多夫·伊舍伍德著，王志成、杨柳译. 帕坦伽利〈瑜伽经〉及其权威阐释［M］. 北京：商务印书馆，2017.

32. 斯瓦米·萨特亚南达·萨拉斯瓦提著，沙金、张议丹译. 体位法 调息法 契合法 收束法［M］. 沈阳：东北大学出版社，2015.

33. 斯瓦米·萨特亚南达·萨拉斯瓦提著，叶平译. 瑜伽休息术［M］. 北京：华夏出版社，2014.

34. 斯瓦特玛拉摩著，G. S. 萨海、苏尼尔·夏尔马英译并注释，王志成、灵海译. 哈达瑜伽之光［M］. 成都：四川人民出版社，2017年第三版.

35. 室利·维迪安拉涅·斯瓦米著，斯瓦米·斯瓦哈南达英译，王志成汉译并释论. 瑜伽喜乐之光［M］. 成都：四川人民出版社，2015.

36. 孙晶著. 印度六派哲学［M］. 北京：中国社会科学出版社，2015.

37. 维桑特·赖德著，缪静芬译. 阿育吠陀疗法［M］. 台北：橡宝文化ACORN Publishing，2017.

38. 王慕龄著. 印度瑜伽经与佛教［M］. 北京：宗教文化出版社，2012.

39. 王志成著. 瑜伽之海（第二版）［M］. 成都：四川人民出版社，2016.

40. 王志成著. 瑜伽是一场冒险［M］. 成都：四川人民出版社，2017.

41. 王志成演讲，王东旭整理，乌小鱼绘画. 喜乐瑜伽［M］. 成都：

四川人民出版社，2015.

42. 王志成译释. 直抵瑜伽圣境——《八曲仙人之歌》义疏［M］. 成都：商务印书馆，2018.

43. 韦达著, 石宏等译. 夜行的鸟：喜马拉雅传承瑜伽禅修［M］. 北京：中央编译出版社，2014.

44. 威廉·沃克·阿特金森著, 邱宏译. 呼吸的科学［M］. 天津：天津人民出版社，2012.

45. 威廉·布罗德著, 杨琇玲、蔡依莹译. 瑜伽的科学［M］. 台北：时报文化出版企业股份有限公司，2013.

46. 巫白慧译解.《梨俱吠陀》神曲选［M］. 北京：商务印书馆，2010.

47. 西川真知子著, 蔡伊伦译. 阿育吠陀：神奇的身心灵养生术［M］. 新北市：养沛文化馆，2013.

48. 徐远和、李甡平、周贵华、孙晶主编. 东方哲学史［M］. 北京：人民出版社，2010.

49. 姚春鹏译注. 黄帝内经［M］. 北京：中华书局，2010.

50. 蚁垤著, 斯瓦米·维卡特萨南达英译, 王志成、灵海汉译. 至上瑜伽——瓦希斯塔瑜伽（第二版）［M］. 杭州：浙江大学出版社，2016.

英文部分

1. Arewa, Caroline Shola, *Way of Chakras*, London: Thorsons, 2001.

2. Bachman, Nicolai, *The Path of the Yoga Sutras*, Boulder: Sounds True, 2011.

3. Bharati, Swami Veda, *Yoga Sutras of Patanjali with the Exposition of Vyasa*, vol 2., Delhi: Motilal Banarsidass Publishers, 2009 (2001).

4. Bryant, Edwin F., *The Yoga Sutras of Patanjali with Insights from the traditional commentators*, New York: North Pint Press, 2009.

5. Carrera，Reverend Jaganath, *Inside the Yoga Sutras*, Virginia: Integral

Yoga Publications, 2006.

6. Chow, Kam Thye and Emily Moody, *Thai Yoga Therapy for Your Body Type,* Rochester: Healing Arts Press, 2006.

7. Desikachar, T. K., *The Heart of Yoga,* Rochester: Inner Traditions India, 1995.

8. Dev, His Divine Grace Acharya Keshav, *Mudras for Healing,* New Delhi: Aacharya Shri Enterprises, 2001.

9. Feuerstein, George, *Yoga Tradition,* Prescott: Hohm Press, 2008.

10. Fererstein, Georg, *Tantra: The Path of Ecstasy,* Boston: Shambhala Publications, Inc., 1998.

11. Frawley, David, *Ayurveda and the Mind,* Twin Lakes: Lotus Press, 1997.

12. Frawley, David, *Soma in Yoga and Ayurveda,* Twin Lakes: Lotus Press, 2012.

13. Frawley, David, *Yoga and Ayurveda,* Twin Lakes: Lotus Press, 1999.

14. Frawley, David, *Yoga and the Sacred Fire: Self-Realization and Planetary Transformation,* Twin Lakes: Lotus Press, 2004.

15. Frawley, David, *Vedic Yoga: The Path of the Rishi,* Twin Lakes: Lotus Press, 2014.

16. Frawley, David, *Ayurvedic Healing* (2nd revised and enlarged edition), Twin Lakes: Lotus Press, 2000.

17. Frawley, David, *Vedantic Meditation,* Berkeley: North Atlantic Books, 2000.

18. Frawley, David, *Tantric Yoga,* Twin Lakes: Lotus Press, 1994.

19. Frawley, David and Sandra Summerfield Rozak, *Yoga for Your Type,* Twin Lakes: Lotus Press, 2001.

20. Frawley, David, Subhash Ranade and Avinash Lele, *Ayurveda and Marma Therapy,* Twin Lakes: Lotus Press, 2003.

21. Frawley, David and Subhash Ranade, *Ayurveda, Nature's Medicine,*

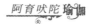

Twin Lakes: Lotus Press, 2000.

22. Frawley, David and Suhas Kshirsagar, *The Art and Science of Vedic Counseling*, Twin Lakes: Lotus Press, 2016.

23. Griffith, Ralph T. H. (trans.), *The Rig Veda*, Forgotten Books, 2008.

24. Halpern, Marc, *Healing Your Life*, Twin Lakes: Lotus Press, 2011.

25. Harshananda, Swami, *A Concise Encyclopaedia of Hinduism*, Bangalore: Ramakrishna Math, 2012.

26. Hingori, *Aatma Sutra: Unveiling the Soul*, Mumbai: Pali Hills Tourist Hotel Pvt. Ltd., 2015.

27. Horovitz, Ellen G. and Staffan Elgelid (eds.), *Yoga Therapy: Theory and Practice*, Routledge, 2015.

28. Jayaraman, M., *Yoga Yajnavalkya Samhita*, Chennai: Krishnamacharya Yoga Mandiram, 2015.

29. Judith, Anodea, *Wheels of Life*, Woodbury: Llewellyn Publications, 2nd. 2014.

30. Kaivalya, Alanna, *Sacred Sound*, California: New World Library, 2014.

31. Ketabi, Sahara Rose, *Ayurveda*, Indianapolis: Dorling Kindersley Limited, 2017.

32. Kuvalayananda, Swami & S. A. Shukla, *Goraksasatakam* (with Introduction, Text, English Translation, Notes etc.), Lonavla: Kaivalyadhama S. M. Y. M. Samiti, 2006.

33. Lad, Vasant, *Ayurveda: The Science of Self Healing*, Twin Lakes: Lotus Press, 1985.

34. Mams, Manisha Kshirsagar and Cristina R. Magno, *Ayurveda: A Quick Beference Handbook*, Twin Lakes: Lotus Press, 2011.

35. Mohan, A. G. and Indra Mohan, *Yoga Therapy*, Boston & London: Shambhala, 2004.

36. Nithyananada, Paramahamsa Sri, *Six Days to Total Transformation*,

Bangalore: W. Q. Judge Press, 2005.

37. Payne, Larry, Terra Gold and Eden Goldman (eds.), *Yoga Therapy & Integrative Medicine,* Basic Health Publications, Inc., 2015.

38. Ranganathan, Shyam, *Patanjali's Yoga Sutra with An Introduction and Commentary,* India: Penguin Books, 2008.

39. Raphael, *The Regeal Way to Realization (Yogadarsana),* New York: Aurea Vidya, 2012.

40. Saraswati, Swami Satyananda, *Asana Pranayama Mudra Bandha,* Munger: Yoga Publications Trust, 1996.

41. Saraswati, Swami Satyananda, *Four Chapters on Freedom: Commentary on the Yoga Sutras of Sage Patanjali,* Bihar: Yoga Publications Trust, 1976.

42. Satchidananda, Sri Swami, *The Yoga Sutras of Patanjali with Translation and Commentary,* Virginia: Integral Yoga Publications, 2013.

43. Sharamon, Shalila and Bodo J. Baginski, *The Chakra Handbook: from basic understanding to practical application,* Delhi: Motilal Banarsidass Publishers, 2003.

44. Sivananda, Swami, *Japa Yoga,* Himalayas: The Divine Life Society, 2005.

45. Stiles, Mukunda, *Ayurvedic Yoga Therapy,* Twin Lakes: Lotus Press, 2007.

46. Sunirmalananda, Swami (translation and commentary), *Insights into Vedanta,* Chennai: Ramakrishna Math, 2005.

47. Svoboda, Robert E., *Prakriti,* Twin Lakes: Lotus Press, 1998.

48. Virupakshananda, Swami(trans.), *Samkhya Karika of Isvara Krsna,* Chennai: Ramakrishna Math, 2012.

49. Vivekananda, Swami, *The Complete Works of Swami Vivekananda* (vol. 1), Kolkata: Advaita Ahrama, 2002.

50. Warrier, Gopi, *Ayurveda,* London: Carton Books Limited, 2013.

后　记

　　卷入瑜伽界已有多年。一路见证了中国瑜伽的快速成长，也看到了其中存在的问题。有人问我，每天修习瑜伽多长时间。该如何回答这样的问题呢？因为，提问者所提问的几乎是你每天练习体位的时间有多长，而我所理解的瑜伽和提问者所理解的瑜伽差别很大。

　　我尊重各种类型的瑜伽修习者，我也尝试从不同的瑜伽道路上汲取各种营养。在某种意义上，我每天都安住在瑜伽中，一天24小时都安处在瑜伽中。但这样的话需要解释才能理解。这本书就可以被理解为是一种解释。

　　在这本书中，我尝试把当代人的身体诉求和心灵诉求结合起来。个人认为，既然瑜伽关注我们整体的健康，那么我们就不能把瑜伽局限于某个片段或者某个维度——尤其不能只是局限在体位法上。基于这样的信念，我尝试一种新的整合。最终奉献给读者的就是这一本可以用于瑜伽指导和实践的"教程"。本书中很多内容需要瑜伽行者深入学习。

　　这本书之所以能够顺利展现在读者您面前，是因为很多瑜伽人的助缘。初稿完成后，我不断在"阿育吠陀瑜伽公众号"上推送文章，在不同的微信群中交流，在千聊、随心瑜、瑜伽大会上发表有关阿育吠陀瑜伽的演说，很多瑜伽人奉献了他们的智慧、意见和建议，这些对这本书的完善十分有益。感恩你们，无论是见过面的还是没有见过的瑜伽行者！感恩这个伟大的时代！我们当下这个伟大的时代让瑜伽的一切皆有可能！书稿完成后，我也不断补充一些内容。在这一过程中，菊三宝女士提供了很多帮助，她为苏磨瑜伽的发展付出了巨大的努力。感谢王东旭、Lisa的无私帮助。感谢许多朋友、学生提供各种形式的帮助，必须提及的名字：周昀洛、易达、马菁、Ranjay（岚吉）、戴京焦、刘从容、陈俏娥、琨琨。书稿完成后，灵海校对了稿子，提供了不少修订意见，特此感谢。书中精美的图片均出自陆圆圆小姐之手，特此感谢。

最后，感谢编辑何朝霞女士。何女士从开始策划到最后的出版提供了很多支持。

瑜伽是开放的，我们的讨论依然在路上。我们期待您个人瑜伽的实际经验，来打造并扩展您个人的瑜伽版本。

本书的写作得到浙江大学文科专项基金的支持，特此感谢。本书也是国家社科基金项目"印度瑜伽派哲学研究"的前期成果之一，特此感谢国家社科基金的支持。

王志成
2018年5月1日
于浙江大学（三稿）